Kim Lock

WEISST DU, WARUM ICH TOT BIN

Das Buch

An einem ganz normalen Nachmittag erhält Fairlie Winter eine schockierende Nachricht: Ihre beste Freundin ist tot. Jenna Rudolf war eine hingebungsvolle Mutter und Ehefrau, sie hinterlässt ihren kleinen Sohn Henry und ihren tieftrauernden Ehemann Ark. Die Umstände um Jennas Tod sind tragisch, doch eindeutig. Und dennoch kann Fairlie das Gefühl nicht abschütteln, dass Jenna etwas vor ihr verheimlichte. Als Fairlie einen Brief erhält, den Jenna wenige Tage vor ihrem Tod an sie adressierte, nehmen die offenen Fragen in ihrem Kopf überhand. Sie muss die Wahrheit über Jenna herausfinden. Stück für Stück enthüllt Fairlie die Vergangenheit zweier verzweifelter Mütter und die folgenschweren Entscheidungen, die sie für ihre Kinder trafen. Und am Ende muss Fairlie sich selbst fragen, ob es möglich ist, sein Kind zu sehr zu lieben.

Über die Autorin

Kim Lock wurde 1981 in Australien geboren. Sie arbeitet als Grafikdesignerin und als Stillberaterin. Außerdem schreibt sie für verschiedene Zeitschriften, darunter *The Guardian* und *Daily Life*. Die Autorin lebt mit ihrer Familie im Barossa Valley in Süd-Australien. *Weißt du, warum ich tot* bin ist ihr erster Roman im Diana Verlag.

Kim Lock

WEISST DU, WARUM ICH TOT BIN

Roman

Aus dem Englischen
von Andrea Brandl

DIANA

MIX
Papier aus verantwortungsvollen Quellen
FSC www.fsc.org
FSC® C014496

Verlagsgruppe Random House FSC® N001967

Deutsche Erstausgabe 8/2018

Die Originalausgabe erschien 2016 unter dem Titel
Like I Can Love bei Pan Macmillan Australia.

Redaktion: Friederike Arnold
Umschlaggestaltung: t.mutzenbach design, München
Umschlagmotive: © Shelley Richmond/Trevillion Images
Satz: Leingärtner, Nabburg
Druck und Bindung: GGP Media GmbH, Pößneck
Printed in Germany

ISBN 978-3-453-35983-3

www.diana-verlag.de
Besuchen Sie uns auch auf www.herzenszeilen.de
Dieses Buch ist auch als E-Book lieferbar.

Für Stace, die mein Leben auf den Kopf gestellt hat

KAPITEL 1

Heute

I.

Gerade als Fairlie Winter die Haustür aufschließen will, klingelt ihr Handy.

Sie stößt einen leisen Fluch aus, stemmt das Knie gegen die Tür, die sich in der Hitze verzogen hat und klemmt, und wühlt hektisch in ihrer Handtasche. Seit drei Tagen will sie Katzenfutter kaufen und hat es jedes Mal vergessen. Mit der Lebensmitteltüte im Arm kramt sie nach ihren Schlüsseln und hofft, dass es Yodel nichts ausmacht, schon wieder Cornflakes serviert zu bekommen.

Schwer atmend versucht sie, die Fliegentür mit dem Hintern zu öffnen. In ihrer Handtasche läutet es weiter. Die Stoffhenkel der Tüte schneiden ihr in die Finger, die Fliegentür prallt gegen ihr Hinterteil. Ächzend stößt sie die Haustür mit ihrem Fuß auf. Einen Augenblick lang verliert sie das Gleichgewicht, und die Schlüssel landen klirrend auf der Schwelle. Eine Schachtel mit Zimt-Donuts macht sich selbstständig und purzelt zu Boden – Puderzucker stäubt aus der Packung, und ein dicker Donut kullert die Stufen herunter. Im selben Moment hört das Handy auf zu klingeln.

»Mist!«, zischt Fairlie.

Obwohl es bereits nach sechs ist, sind die Wände aufgeheizt von der Januarsonne, die den ganzen Tag auf das braune Backsteinhaus geschienen hat. Fairlie riecht den Schweiß unter ihren Armen, seufzt leise, als ihr ein Riss im Saum ihrer marineblauen Stretchhose ins Auge springt; ihre Mutter wird ihr garantiert eine Standpauke halten und missbilligend mit der Zunge schnalzen, wenn sie die Hose ausbessert.

»Sechsundzwanzig Jahre alt, aber mit deinen Sachen gehst du immer noch um wie ein Kleinkind«, äfft Fairlie sie nach.

Auf der gegenüberliegenden Straßenseite blöken ein paar frisch geschorene Schafe, scharren mit den Hufen im staubigen Erdboden. Ein Hund bellt zweimal gelangweilt.

»Tja, Yodel«, sagt sie zu dem fetten roten Kater, der mit einem Plumps vom Sofa gesprungen ist, aufgestört durch das Getöse an der Haustür. »Sieht so aus, als gäbe es bloß wieder Cornflakes zum Abendessen.« Sie streicht sich eine schlaffe braune Locke aus der Stirn. »Warum stellt einem Mrs. Soblieski eigentlich keinen Auflauf vor die Tür, wenn man gerade einen braucht?« Sie lässt die Donuts liegen und stolpert über die Schwelle. Der Knall der zuschlagenden Fliegentür hallt laut in dem engen Innenhof der Sechs-Apartment-Anlage wider.

Wieder beginnt ihr Handy zu klingeln.

»Wo ist das verdammte Ding?«, murmelt Fairlie, fegt eine zusammengerollte Ausgabe des *Penola Pennant* beiseite, hievt die Einkaufstüten auf den Küchentresen und beginnt abermals in ihrer Handtasche zu wühlen.

Beim Anblick der Nummer auf dem Display zögert sie einen Moment lang – es ist, als würde der Takt der Zeit einen Sekundenbruchteil aussetzen. Aber dann geht sie doch ran: »Megamuckis & Waschbrettbauch, Dominic am Apparat.«

Ein seltsames Knirschen dringt an ihr Ohr, dann herrscht Stille.

»Hallo?«, sagt Fairlie. »Jen? Ich bin's. War bloß ein Witz.« Hektisch reißt sie einen Küchenschrank nach dem anderen auf, um etwas Essbares für den Stubentiger zu finden, der um ihre Beine herumstreicht. »Hast du dein Handy fallen lassen oder was?«

Am anderen Ende räuspert sich jemand, als sie gerade die Speisekammertür öffnet. »Ich bin's, Ark.«

Überrascht hält Fairlie inne, zwingt sich, presst ein lockeres »Oh, hi« hervor, um die verlegene Stille zu überbrücken. »Ist lange her.« Das kann sie sich nicht verkneifen.

»Es geht um Jenna«, sagt Ark. »Sie ...«

»Was?« Fairlie greift nach einer offenen Packung Cornflakes. »Was ist mit ihr?«

Im selben Moment fällt ihr die Packung aus der Hand, und der gesamte Inhalt verteilt sich auf dem Linoleumboden, während Arks Worte in ihren Ohren widerhallen: »Sie ist tot.«

*

Fairlies Zunge fühlt sich an, als hätte sie Schmirgelpapier im Mund. Es ist über ein Jahr her, dass sie zuletzt hier war, aber auf den ersten Blick hat sich nichts verändert.

Das schwindende Abendlicht erhellt schwach die Fassade des langen Sandsteinhauses mit dem rotbraunen Wellblechdach; der Schatten zweier uralter Roter Eukalyptusbäume fällt über die Schuppen hinter dem Haus. Orangefarbenes Sonnenlicht stiehlt sich durch die Reihen der Rebstöcke, die das Haus und die Auffahrt säumen, schimmert auf den üppigen violetten Trauben; die knorrigen Weinreben erinnern an verkrümmte Greisenfinger, die nach einem Ausweg suchen. Neben dem Haus befindet sich ein Schuppen mit Rolltor, und die Zufahrt ist längst zugewachsen und unter einem Rasen verschwunden. Nun steht da ein blaues Trampolin mit blauem Netz, und neben der Trampolinleiter liegt ein gelber Spielzeuglaster.

Ein fremder Wagen – ein in die Jahre gekommener, schmutzig weißer Holden Commodore – parkt am Ende der breiten Kiesauffahrt, halb auf dem ausgedörrten Gras unter einer Goldakazie.

Wie in Trance steigt Fairlie aus dem Auto. Sie hört ihre Schritte, als sie über die Holzbohlen der großen, düsteren Veranda geht. Der zarte Duft des jungen Jasmins steigt ihr in die Nase, der sich um die Verandapfosten rankt – im letzten Frühling haben sie und Jenna ihn in ein altes Weinfass gepflanzt und mit einem Zwei-Dollar-Sack Hühnermist gedüngt. Sie erinnert sich noch, wie sie den Sack aus Jennas Kombi auf die Veranda geschleppt haben. Der süße Duft macht sie benommen. All das scheint so lange her.

Die Haustür steht halb offen, und gedämpftes Licht fällt auf die Veranda. Fairlie klopft zögernd an, ehe sie die Tür ganz öffnet und eintritt. Die Dielen knarren.

»Ark?«

Aus dem Wohnzimmer hört sie leise Stimmen. Männerstimmen. Als sie hineingeht, fällt ihr Blick zuerst auf Ark, der mit dem Rücken zu ihr steht und aus dem Fenster in die Dämmerung starrt. Ein anderer Mann sitzt auf dem Sofa, die Hände zwischen den Knien. Er hält mitten im Satz inne, als er Fairlie erblickt.

»Ark«, sagt Fairlie.

Sie bemerkt, wie Ark sich versteift. Seine Arme, dick wie Birkenstämme, hält er hinter dem Rücken, als trage er Handschellen. Die Hände hat er so fest umklammert, dass die Knöchel weiß hervortreten. Doch so angespannt er auch sein mag, beherrscht er den Raum wie ein Planet, der seine eigene Schwerkraft besitzt. Er dreht sich weder um noch gibt er zu verstehen, dass er sie wahrgenommen hat.

»Sie sind bestimmt Fairlie.« Der andere Mann erhebt sich. Als er auf sie zutritt, bemerkt sie, dass er leicht hinkt – keine frische Wunde, die ihm Schmerzen bereitet, sondern eine längst verheilte Verletzung, an die er sich gewöhnt hat. Die dunklen Locken an seinen Schläfen sind von silbrigen Streifen durchzogen. Er hat markante, weit auseinanderstehende, freundliche Augen, die von feinen Linien umgeben sind. Er mustert sie eingehend.

»Ich bin Detective Dallas Morgan«, stellt er sich vor. »Von der Mordkommission Mount Gambier.« Er schüttelt ihr die Hand; seine Haut ist sogar noch dunkler als ihre.

Mordkommission? Fairlie zieht abrupt ihre Hand weg.

»Mein aufrichtiges Beileid.«

»Moment mal.« Fairlie runzelt die Stirn. »Was?«

Jetzt dreht sich auch Ark um und blickt sie mit zusammengepressten Lippen an. Seine rot geränderten Augen verraten, dass er geweint hat; das feuchte Haar klebt an seinem Nacken. Seltsamerweise trägt er sein T-Shirt verkehrt herum, und sie überkommt eine leise Scham, als hätte sie einen Blick auf eine entblößte Brustwarze erhascht. Verkehrt. Alles hier ist verkehrt.

Sie stehen sich verlegen gegenüber. Die nächsten Worte des Detectives kommen wie aus weiter Ferne.

Unmöglich. Jenna kann nicht tot sein. Fairlies Gedanken überschlagen sich. Nein, Jenna kann nicht tot sein. Sie schaut Ark in die Augen, doch sein Blick ist starr vor Schmerz.

Niemals. Jenna ist nicht tot.

Ihre Brust zieht sich zusammen, als wäre sie plötzlich zu klein für ihr Herz, das ihr bis zum Hals schlägt. Arks Schulter zuckt kaum merklich. Das betretene Schweigen zwischen ihnen dehnt sich weiter und weiter aus, und in diesem schier endlos erscheinenden Moment wird Fairlie schlagartig klar, dass sie nicht träumt.

»Nein«, flüstert sie. »O nein.«

In der Stimme des Detectives liegt eine kaum merkliche

Autorität, aber noch etwas anderes, das sie nicht richtig einordnen kann. Bedauern? Resignation? Er spricht langsam, fast bedächtig, während er ihr erklärt, dass er mit seiner Tatortbesichtigung fertig ist, aber noch Fairlies Aussage benötigt, bevor er der Gerichtsmedizin seinen Bericht übermitteln kann.

Aussage? Gerichtsmedizin? Fairlie schüttelt den Kopf. »Ich kann das alles nicht glauben.«

»Jenna hat sich umgebracht«, sagt Ark so emotionslos, als würde er ihr die Uhrzeit nennen.

»Aber das kann nicht sein«, gibt Fairlie zurück. »Ich habe ihr heute Morgen vor der Arbeit noch eine SMS geschickt, und sie hat mir sogar geantwortet. Es ging um Aufläufe – meine Nachbarin, Mrs. Soblieski ...« Sie wirft dem Detective einen entschuldigenden Blick zu, er kennt schließlich den Insiderwitz nicht. »Sie glaubt, ich kriege nichts auf die Reihe, weil ich mit sechsundzwanzig immer noch Single bin und allein lebe.« Allein, bei dem Wort muss sie kurz schlucken. »Es ... es muss sich um einen Irrtum handeln.« Sechsundzwanzig. Wir sind doch erst sechsundzwanzig.

»Es tut mir leid«, sagt Detective Morgan. »Sie standen sich offenbar sehr nahe.«

»Ja.« Sie blickt einen Moment lang auf ihre Hände, ehe sie fortfährt. »Na ja, in letzter Zeit haben wir uns nicht mehr so oft ... Aber wir kennen uns schon seit einer Ewigkeit.« Fairlie sieht, wie Ark sein unrasiertes Kinn reckt. »Sie war meine beste Freundin, daran hat sich nie etwas geändert.« Sie blickt zwischen den Männern hin und her. »Was ist passiert?«

Ark tritt zum Wohnzimmertisch und greift nach einem Glas, in dem sich ein Rest brauner Flüssigkeit befindet. »Sie ... sie hat sich die Pulsadern aufgeschnitten. Im Badezimmer.« Er kippt das Glas auf einen Zug hinunter.

Das Bad liegt am anderen Ende des Flurs.

Sie verlässt die Küche und geht zögernd darauf zu. Was würde sie jetzt vorfinden? Vor gar nicht so langer Zeit hatte sie auf dem Boden des Badezimmers gehockt und Jenna die Fußnägel in knalligem Violett lackiert, weil sie es wegen ihres dicken Bauchs nicht mehr selbst machen konnte. Damals, als sie sich noch so gut wie jeden Tag gesehen haben.

Ist die Wanne noch mit Jennas Blut besudelt, wie ein weißer Knochen, an dem noch Fetzen frisches Fleisch hängen?

Wo ist Jenna überhaupt? Wo haben sie ihre Leiche hingebracht? Vor Fairlies innerem Auge blitzen die kalten Stahlfächer im Leichenschauhaus auf.

Urplötzlich scheint sich eine eisige Hand um ihr Inneres zu legen und drückt ihr die Luft ab. Ihre Beine geben unter ihr nach, und der Fußboden rast auf sie zu. Ihr wird schwarz vor den Augen.

»Miss Winter?«

Eine ferne Stimme dringt an ihr Ohr wie in einem Traum. Sie liegt auf dem knarrenden Deck eines Schiffs, über ihr kreischen die Möwen am Himmel. Alles sieht so friedlich aus, die anmutigen Seevögel mit ihren gespreizten Schwingen vor den watteweichen Wölkchen. Abermals hört sie die Stimme, eine Männerstimme, und plötzlich bewegt sich ihr Körper von einer Seite zur anderen, während sie die warmen Planken unter sich spürt.

»Miss Winter? Können Sie mich hören?«

Wessen Stimme ist das?

»Komm, Fairlie, steh auf.«

Wieso ist Ark Rudolph auf dem Boot?

Eine Hand umfasst ihren Ellbogen, und als sie sich mühsam aufsetzt, kehrt sie langsam in die Wirklichkeit zurück.

Arks Atem riecht nach Alkohol. Jenna ist tot. Ein leises Stöhnen dringt aus ihrem Mund.

»Warten Sie, ich helfe Ihnen auf.«

Der Detective ergreift ihren anderen Arm, und mit vereinten Kräften hieven die beiden Männer Fairlie auf die Beine. Ark grunzt und schnauft wie ein Gewichtheber, wohingegen der Detective höflicherweise keinen Ton von sich gibt. Als Fairlie wieder aufrecht steht, kommt ihr die Galle hoch, und einen Augenblick später erbricht sie sich auf den Läufer in der Diele. Ark springt beiseite und stößt einen unterdrückten Fluch aus.

»Es tut mir leid«, sagt Fairlie mit schwacher Stimme.

»Machen Sie sich keine Gedanken.« Im Beschwichtigen scheint der Detective reichlich Erfahrung zu besitzen. Er legt ihren Arm um seine Schultern und bugsiert sie zurück ins Wohnzimmer. »Setzen Sie sich«, sagt er und führt sie zur Couch. »Beugen Sie sich nach vorn und atmen Sie ruhig und tief durch. Ich bin gleich wieder da.«

Fairlie gehorcht. Tief sinkt sie in die Lederpolster, spürt ihren Herzschlag in den Beinen, als sie sich vorbeugt und den Kopf zwischen den Knien hängen lässt. Der Detective legt ein frisches Handtuch auf das Sofa, drückt ihr ein Glas Wasser in die Hand und stellt einen Eimer neben sie.

Als sie den Kopf hebt, sieht sie Ark, der wieder am Fenster steht, reglos wie ein Baumstumpf, die Hände hinter dem Rücken verschränkt – die Hände, mit denen er Jennas leblosen, triefnassen Körper aus dem blutroten Wasser gehoben hat.

Jenna ist tot. Jenna hat sich umgebracht.

Aber die Worte wollen keinen Sinn ergeben. Ihr ist immer noch übel. Sie fühlt sich so benommen, als hätte ihr jemand Morphium gespritzt.

Jenna ist tot. Sie hat sich die Pulsadern aufgeschnitten.

Ihre Leiche ist bereits mit einem Notarztwagen abtransportiert worden. Ohne blinkende Scheinwerfer, ohne Sirenengeheul, ohne Eile – wozu noch Kurven schneiden und die Straßen entlangrasen, wenn jemand sein Leben wie Seifenschaum durch den Abfluss gespült hat und ohnehin nicht mehr zu retten ist.

»Und was jetzt?«, hört Fairlie sich krächzen. Spielt das überhaupt eine Rolle? Es ist doch sowieso zu spät.

»Wie gesagt.« Der Detective hat sich auf einen Sessel gesetzt. »Sie müssten noch mit aufs Revier kommen, damit wir Ihre Aussage aufnehmen können.« Er beugt sich vor und mustert sie besorgt. »Es wird nicht lange dauern. Nur ein paar Fragen, mehr nicht.«

Nackte Angst ergreift Besitz von ihr. »Was für Fragen?«

»Reine Routinefragen, versprochen. Ich möchte nur ein wenig mehr über Jenna erfahren. Auch über ihre psychische Verfassung«, fügt er vorsichtig hinzu.

Fairlie presst die Fingerspitzen auf ihre Lider, bis schmerzhafte Sterne vor ihren Augen tanzen.

Sie hätte es ahnen müssen.

Ark schweigt. Er ist ein Bild des Jammers und der Resignation. Fairlie erträgt es nicht, ihn anzusehen, und richtet den Blick auf die pfirsichfarbenen Wände, die Jenna butterblumengelb streichen wollte, auf das breite Regal mit den fein säuberlich aufgereihten Büchern und die hübsch arrangierten, getrockneten Banksien an dem unbenutzten offenen Kamin. Rechts von Fairlie steht ein Klavier an der Wand; das lackierte Holz glänzt, der Deckel über den Tasten, die sonst wie eine makellose Reihe von Zähnen schimmern. Einmal hat Jenna ihr den Flohwalzer vorgespielt – okay, mit drei Gläschen Apfelwein intus, keine wirklich virtuose Darbietung.

Hastig wendet Fairlie den Blick ab. Unter dem Erkerfenster stehen ein paar Weidenkörbe mit Henrys Spielzeug. Bunte Bauklötze und ein umgekippter Plastiklaster liegen auf dem Boden. Abrupt setzt Fairlie sich auf. »Wo ist Henry?« Hat er etwa vor dem Badezimmer ausgeharrt, in dem seine Mutter sich eingeschlossen hatte? Hat er vor der Tür geweint, während Jenna ...

»Er schläft«, antwortet der Detective.

»Aber wo war er, als ...«

Ark dreht sich um. »Ich weiß es nicht, Fairlie. Das alles ist Stunden her. Ich war arbeiten. Henry war bester Dinge, als ich nach Hause kam. Anscheinend hat er mit seinen Bauklötzen gespielt, während sie ...« Er beißt die Zähne zusammen und blickt wieder zum Fenster hinaus. »Ich weiß genauso wenig wie du.«

Fairlie springt auf, stolpert hinaus in den Flur zum Kinderzimmer. Sie hält den Atem an. Wo früher die Wiege stand, befindet sich jetzt ein Kinderbett mit pastellfarbener Biberbettwäsche. Im Dämmerlicht kniet sich Fairlie hin. Neben Henry liegen eine kuschelige Spielzeuggiraffe und ein großer bunter Legostein.

Wie groß er geworden ist.

Henry schläft tief und fest, die Ärmchen weit von sich gestreckt, seine Pausbacken schimmern rosig, rötlich-blonde Löckchen kräuseln sich auf seinem Kopf. Er trägt einen lindgrünen Schlafanzug mit aufgedruckten blauen Elefanten, der sich über seiner Windel beult. Als sie aufsteht, vernimmt sie die verhaltene Stimme des Detectives. Er möchte wissen, wie Jenna mit ihrem Kind zurechtgekommen ist.

Der Zweijährige stöhnt leise und regt sich im Schlaf.

»Sie hat ihn geliebt«, flüstert Fairlie und schluckt. In ihrer Kehle hat sich ein Kloß gebildet, der ihr beinahe die Luft abschnürt. Und dann wiederholt sie es noch einmal, als müsse sie sich selbst davon überzeugen: »Sie hat ihn über alles geliebt.«

Detective Morgan entschuldigt sich erneut, und Fairlie fragt sich, wann sie endlich aus diesem bizarren Albtraum erwachen wird. Das ergibt doch alles keinen Sinn. Erst neulich hat Jenna stolz erzählt, wie Henry die Welt der Wörter für sich entdeckt, ganz selbstbewusst vollständige, wenn auch noch ein wenig unbeholfene Sätze formuliert, eine unbändige Freude am Sprechen entwickelt hat. Und schon allein deshalb, schießt Fairlie durch den Kopf, kann Jenna sich nicht umgebracht haben. Henry braucht sie doch, um mit ihr reden zu können.

Henry spürt ihre Gegenwart, bewegt unruhig die zarten Ärmchen, blinzelt ein paar Mal und beginnt, leise zu wimmern, dann zu plärren. Mit zitternden Händen hebt Fairlie den Kleinen aus dem Bett und nimmt ihn in die Arme. Henry beruhigt sich wieder und betrachtet aufmerksam ihr Gesicht. Eine Art atemloses Schweigen breitet sich im Zimmer aus, als er sie einen Moment lang argwöhnisch anstarrt, doch dann entspannt er sich, schenkt Fairlie sogar ein zaghaftes Lächeln.

Ark steht in der Tür, und Fairlie hält ihm den Kleinen hin, Henry gähnt und sagt: »Mummy?«

»Ark?«

Teilnahmslos blickt Ark seinen Sohn an. Henry berührt Fairlies Gesicht mit seinen Patschhändchen, als müsse er sich erst wieder mit ihren Zügen vertraut machen. Fairlie wirft dem Detective einen Blick zu.

»Wie konnte das nur passieren?«, sagt Ark tonlos. Mit hängenden Schultern steht er da. »Sie war mein Ein und Alles. Erst durch sie hat mein Leben richtig angefangen. Was soll ich jetzt nur machen?« Er sieht das Kind einen langen Augenblick an, ehe er schließlich sagt: »Ich kann das jetzt nicht. Nimm du ihn erst mal.« Abrupt dreht er sich um und verlässt das Zimmer.

*

Henry erstarrt in Fairlies Armen, als Ark die Haustür hinter sich zuknallt.

Der Polizist fährt herum. »Mr. Rudolph!«, ruft er und läuft hinter Ark her; seine Schritte poltern über die Veranda. »Mr. Rudolph!« Seine Stimme wird vom Röhren des Landcruisers übertönt, dem jähen Aufheulen des Dieselmotors, als Ark den Rückwärtsgang einlegt und die Auffahrt hinunterdonnert.

Der Detective kehrt ins Kinderzimmer zurück und blickt Fairlie an, die hilflos mit dem Kleinen neben dem Bett steht.

»Mummy?«, fragt Henry, und dann spricht er das Wort ohne Fragezeichen aus: »Mummy.« Strahlend sieht er sich nach ihr um.

Fairlie gibt sich alle Mühe, sich ihre Verzweiflung nicht anmerken zu lassen. »Mummy ist nicht da.« Sie sieht Henry in die Augen und zwingt sich zu lächeln. »Magst du etwas essen?«

Henry schaukelt von einer Seite zur anderen und spielt mit den Knöpfen ihrer Bluse. »Magst du eine Banane?«

Ein nachdrückliches Nicken. »Nane.«

In der Küche setzt Fairlie den Kleinen in seinen gepolsterten Hochstuhl. Die Bananen im Früchtekorb sind reif, süß duftende goldgelbe Halbmonde inmitten von Mandarinen und grünen Äpfeln. Neben dem Früchtekorb liegt ein in Frischhaltefolie eingeschlagenes Brot, daneben eine Schale mit Weintrauben und ein Glas Erdbeermarmelade.

Der Anblick hat etwas leicht Abstoßendes – wer soll das alles essen?

Nachdem sie Henry seine Banane geschält hat, bittet Fairlie den Detective, einen Moment auf ihn aufzupassen. »Das ist Mr. Morgan«, erklärt sie Henry. »Er ist ein Freund von Mummy. Ich bin gleich wieder da, okay? Ich muss nur etwas aus meinem Auto holen.«

Leise, um ihn nicht unnötig in Aufregung zu versetzen, schlüpft Fairlie aus der Küche, läuft den Flur hinunter und stößt mit beiden Händen die Fliegentür auf, die gegen den Rahmen knallt. Sie rennt über den Kiesweg zu ihrem Wagen. Stickige Luft schlägt ihr aus dem Auto entgegen. Sie kramt auf dem Beifahrersitz herum und findet schließlich das Handy.

Die Sonne ist mittlerweile nur noch ein grellorangener Strich am Horizont. Die Trauben an den im Schatten liegenden Weinstöcken schaukeln sanft in der milden Brise. Es klingelt sieben Mal, dann springt Arks Voicemail an.

»Scheiße«, murmelt sie und drückt auf Wahlwiederholung. Abermals ertönt Arks Stimme, die sie freundlich auffordert, eine Nachricht zu hinterlassen, und er verspricht, dass er so bald wie möglich zurückruft.

»Ark, ich bin's, Fairlie. Wo zum Teufel steckst du? Komm sofort zurück!«

Das Handy fest umklammert, eilt sie wieder ins Haus, wo Henry gerade seine Finger auf dem Küchentisch abwischt. Detective Morgan lehnt sich gegen die Kücheninsel. »Haben Sie ihn erreicht?«

Fairlie schüttelt den Kopf. »Voicemail.« Abermals drückt sie auf Wahlwiederholung, doch Ark geht immer noch nicht ran.

Während Henry eine weitere Banane vertilgt und ein Glas

Saft nach dem anderen trinkt, versucht Fairlie weiter, Ark zu erreichen. Sieben Mal vergebens, und beim achten Mal springt die Voicemail sofort an. »Ark, bitte«, fleht sie hinter vorgehaltener Hand, mit dem Rücken zu dem Kleinen. »Wann kommst du wieder nach Hause? Melde dich doch, damit ich mich wenigstens um Henry kümmern kann.«

»Er hat sein Handy abgeschaltet«, erklärt sie dem Detective. »Verdammter Mist.« Sie starrt auf das dunkle Display.

Schier endlose Sekunden lang herrscht Stille, lediglich durchbrochen von Henrys leisem Schmatzen, der sich die zweite Banane schmecken lässt, und dem Geräusch von Fairlies Schritten, während sie ruhelos auf und ab geht.

Schließlich ergreift der Detective das Wort. »So leid es mir tut, ich muss gehen«, entschuldigt er sich und deutet mit einer Kopfbewegung auf den Kleinen, der sich gähnend die Augen reibt. »Haben Sie jemanden, der Ihnen zur Seite steht?«

Plötzlich fühlt sich Fairlie völlig erschöpft. »Meine Eltern wohnen in Mount Gambier.« Doch beim Gedanken an ihre Eltern sieht sie unvermittelt Jennas Mutter vor sich. Evelyn. Jenna und Evelyn werden sich nie mehr aussöhnen, für immer zerstritten bleiben. Die Vorstellung trifft sie wie ein Faustschlag in die Magengrube.

Schlüssel klirren in der Hand des Polizisten. »Können Sie über Nacht bei ihnen unterkommen?«

Unvermittelt sieht Fairlie Jenna vor sich, ihr Blut, das in den Abfluss läuft, jetzt in den Rohren irgendwo unter dem Fußboden. Das Badezimmer, das Jenna nicht mehr lebend verlassen hat. Das riesige Haus inmitten der Weinberge, Pilgerstätte von Weinkennern und Touristen, in das Jenna mit dem Mann gezogen ist, der ihr geben konnte, wozu sie nicht imstande war.

»Mummy?«

Durch einen Tränenschleier lächelt sie Henry an. »Ich nehme ihn mit zu mir.«

II.

Am nächsten Morgen steht Fairlie mit Henry auf dem Arm an ihrem Briefkasten. Sie ignoriert das geschäftige Summen der Bienen in den nahe gelegenen Lavendelsträuchern und greift in den Briefkastenschlitz. Benommen fragt sie sich, ob sie den Stich einer Biene, ihre Nerven das Eindringen des Stachels, das Gift überhaupt wahrnehmen würden.

Die rauen Steinplatten unter ihren Füßen sind bereits warm. Als sie den Arm fester um den Kleinen schlingt, fällt ihr das Handy aus den Pyjamashorts und landet auf den Platten. Ächzend setzt sie Henry ab, hebt das Handy auf und stößt einen leisen Fluch aus, als sie bemerkt, dass das Display gesplittert ist.

Mit dem Saum ihres Unterhemds reibt sie darüber. Es scheint noch zu funktionieren, und nachdem sie Ark eine weitere ebenso deftige wie unmissverständliche SMS geschrieben hat, steckt sie es wieder ein – gerade rechtzeitig, um zu sehen, wie Henry auf die Lavendelsträucher zustolpert, die Händchen nach den lila Blüten ausgestreckt, unbeirrt von den Bienen, die ihn wie eine summende Wolke umgeben. Zu Tode erschrocken, reißt Fairlie ihn zurück. »Sorry, mein Lieber. Das ist keine gute Idee.«

Als sie ihn am Abend zuvor auf den Rücksitz ihres Autos gesetzt hat, wollte Henry erst nicht mit ihr kommen, sondern hat wieder und wieder nach seiner Mummy gefragt. Es war nicht leicht, ihn zu beschwichtigen, doch schließlich ist es ihr gelungen, mit ihm nach Hause zu fahren und ihn in ihr Bett zu packen, auch wenn seine Unterlippe verdächtig gezittert hat. Im Dunkeln hat er seine Ärmchen an ihren Hals gelegt und ist eingeschlafen, während Fairlie die ganze Nacht im Halbschlaf verbracht hat, irgendwo zwischen Albtraum und Wirklichkeit.

Die Sonne brennt erbarmungslos auf sie herab, als sie zur Haustür zurückgeht. Auf der von Unkraut überwucherten Wiese nebenan strecken zwei Alpakas ihre langen, giraffenartigen Hälse über den Zaun und glotzen sie an. Das winzige Örtchen Penola liegt still und schläfrig da. Vögel zwitschern in den Bäumen, eine Autotür schlägt zu, eine Kuh muht mürrisch. Am strahlend blauen Himmel zieht ein Flugzeug einen Kondensstreifen hinter sich her. Die Welt weiß nichts von der gestrigen Tragödie, sondern dreht sich einfach weiter. Doch Fairlie ist gefangen in einem Stillleben aus Schmerz, Verwirrung, will einfach nicht wahrhaben, was geschehen ist.

Drinnen sind die Vorhänge zugezogen, und es dauert einen Moment, bis sich ihre Augen daran gewöhnt haben. Henry klammert sich an ihr Bein, und sie muss ihm erst einmal gut zureden und eine Belohnung versprechen, ehe er sie schließlich loslässt und die Katze zu fangen versucht, die unter dem Sofa lautstark protestiert.

Das Klingeln ihres Handys erschreckt Fairlie zu Tode. Ark, schießt ihr durch den Kopf. Aber es ist ihre Mutter.

»Ist Henry noch bei dir?«, fragt sie.

»Ja.« Fairlie wirft die Post auf die Arbeitsplatte und öffnet den Kühlschrank. »Der arme Kleine.«

Ihre Mutter stößt einen tiefen Seufzer aus. »Ich packe

noch ein paar Sachen ein, dann fahre ich los. In spätestens einer Stunde bin ich da.«

»Okay«, sagt Fairlie. Im Kühlschrank stehen die Reste eines drei Tage alten Fertigkuchens. »Danke.«

»Was macht Ark?«

Ein billiger Magnetpapagei fällt zu Boden, als sie die Kühlschranktür zuschlägt. »Keine Ahnung, wo der Scheißtyp steckt.«

»Fairlie!«

»Tut mir leid.«

»Nur mit der Ruhe. Bis gleich.«

Sie durchforstet die Küchenschubladen, findet aber keine saubere Gabel, erspäht eine in der Spüle und wischt sie mit einem Geschirrtuch ab. Der Kuchen ist ein bisschen trocken, aber kalt und herrlich schokoladig. Sie stellt die Kuchenplatte neben die ungeöffnete Post und bricht ein kleines Stück für Henry ab. Gerade als sie sich ein drittes Stück in den Mund steckt, läutet ihr Handy erneut.

»Miss Winter, hier spricht Detective Dallas Morgan, Mordkommission Mount Gambier.«

Fairlie braucht einen Moment, bis der Groschen fällt. Unwillkürlich beißt sie die Zähne zusammen, als die Bilder des gestrigen Nachmittags wieder auf sie einströmen: das gelbe Licht im Wohnzimmer, ihre Schreckensvision des leeren, blutbesudelten Badezimmers, der kleine Henry, wie er aus dem Schlaf erwacht und nach seiner Mummy fragt.

»Hat sich Mr. Rudolph inzwischen bei Ihnen gemeldet?« Im Hintergrund hört sie Stimmen und Rascheln, irgendwo klingelt ein Telefon.

»Leider nein«, antwortet Fairlie, noch immer kauend. »Ich weiß nicht, wo er steckt.«

Ein leises Seufzen. »Versuchen Sie es weiter.« Er zögert

einen Moment, hüstelt. »Haben Sie jemanden, der Sie unterstützt? Ihre Eltern?«

»Ach, das mit Henry kriege ich schon hin«, sagt Fairlie. »Über kurz oder lang taucht Ark bestimmt wieder auf. Wahrscheinlich hat er im Pub ein paar Bier getrunken und in seinem Auto geschlafen.« Während sie mit der Hand über Henrys Löckchen streicht, erfüllt sie die Vorstellung, den Kleinen – Jennas Fleisch und Blut – wieder seinem Vater übergeben zu müssen, mit einer seltsamen Traurigkeit.

»Danke, Miss Winter«, sagt Detective Morgan. »Wir bleiben in Verbindung.« Nach einer kurzen Pause fügt er hinzu: »Ist wirklich alles so weit okay bei Ihnen?«

»Nein«, erwidert Fairlie leise. »Aber ich habe ja keine andere Wahl.«

Sie beendet das Gespräch. Ganz oben auf dem Stapel Post liegt ein Schreiben von Telstra, ihrem Handy-Provider. Ein blauer Umschlag – sie hat ihre Rechnung wieder mal nicht bezahlt. Als sie noch zusammenwohnten, hat Jenna sich immer um solche Dinge gekümmert. Sie haben oft darüber gewitzelt, dass Jenna der Mann in ihrer Beziehung war, bestens organisiert, in finanziellen Belangen sowieso, während Fairlie nichts geregelt bekam, ein echt hoffnungsloser Fall. Du kannst mich nicht erziehen, hat Fairlie immer gesagt. Ich habe keine Wurzeln, Baby.

Der Mahnbrief scheint sie regelrecht zu verspotten mit seinem himmelblauen Umschlag, eine Farbe, die offenbar dafür sorgen soll, dass der Empfänger nicht sauer wird. Aber was für eine Arschgeige schickt einem eine Mahnung über 48,50 Dollar, wenn sich gerade eine Frau das Leben genommen hat, die einem nahestand? Mehr noch: Mutter. Tochter. Ehefrau. Beste Freundin.

Fairlie fegt die Post vom Küchentresen, die wie Herbstlaub zu Boden flattert. Tränen laufen ihr über das Gesicht, als sie die Briefe zornig mit dem Fuß unter das Sofa befördert.

Weil ihr Blick von Tränen verschleiert ist, sieht sie nicht den Brief, die Adresse geschrieben mit grüner Tinte, in einer Handschrift, die ihr so vertraut ist wie ihre eigene.

KAPITEL 2

Damals

1.

Er war blass. Selbst im schummrigen Licht des proppenvollen Pubs wirkte seine Haut weiß wie Schnee. Er trug eine Jeans mit breitem Gürtel, hatte den Hemdkragen hochgeschlagen und strahlte ein geradezu unbändiges Selbstbewusstsein aus, vor allem, wenn er den Kopf zurückwarf und sein siegessicheres Lachen erklang. Im Licht der Bar hinter ihm schimmerten seine abstehenden Haare rotgolden, doch aus der Nähe betrachtet stellte Jenna fest, dass sie in einem tiefen Kastanienbraun leuchteten.

Zuerst hatte sie den Blick des Fremden gar nicht bemerkt, als sie ein wenig zögernd hinter Fairlie den Pub betrat. Fairlie hakte sich bei Jenna ein und zog sie sanft an ihren üppigen Körper.

»Nur ein, zwei Drinks«, sagte sie und zerrte sie zur Bar. »Damit du auf andere Gedanken kommst.«

Als Jenna nach rechts gesehen hatte, war er ihr aufgefallen. Er beobachtete sie. Der Typ, der einen halben Kopf größer war als die Kerle um ihn herum, hatte eindeutig ein Auge auf sie geworfen. Er starrte sie an, doch es war kein Glotzen; er wirkte eher neugierig. Als Jenna seinen Blick erwiderte, hob er unmerklich das Kinn und lächelte. Zwischen ihnen taumelten, johlten, drängten sich einige mehr oder minder betrunkene Gäste wie eine Horde Pinguine auf einer Eisscholle, doch einen Moment lang bekam sie von alldem nichts mit.

Fairlie, der ihr kurzer, wortloser Austausch nicht entgangen war, musterte Jenna mit hochgezogener Augenbraue, worauf diese aus ihrer Trance erwachte.

»Das ging aber schnell«, bemerkte sie.

»Wir sind ja wohl nicht extra nach Mount Gambier gefahren, um bloß ein paar Drinks zu kippen«, gab Jenna zurück.

»Tu dir keinen Zwang an«, sagte Fairlie. »Ich genehmige mir ein paar Drinks, und du schaust dich ein bisschen um.«

Ein paar andere Gesichter, den einen oder anderen Cocktail und ein bisschen Partystimmung, genau das brauche Jenna jetzt, hatte Fairlie beharrlich erklärt. Und obwohl Jenna wusste, dass es sinnlos war, mit ihr zu diskutieren, hatte sie ihr während der vierzigminütigen Fahrt von Penola nach Mount Gambier deutlich zu verstehen gegeben, dass sie nicht in Feierlaune war. Starr hatte sie aus dem Fenster geblickt, ohne die weißgrauen Stämme der vorbeihuschenden Eukalyptusbäume wahrzunehmen. Unablässig sah sie das Gesicht ihrer Mutter vor ihrem inneren Auge. Und während Fairlie alle möglichen Tricks und Kniffe angewendet hatte, um Jenna aufzumuntern, waren ihr die Worte ihrer Mutter nicht aus dem Sinn gegangen.

Der Mann lächelte sie breit an und nickte ihr über die Köpfe der Umstehenden hinweg zu.

An der Bar herrschte Hochbetrieb, doch es gelang ihnen, zum Barkeeper vorzudringen, einem jungen Typen mit tätowierten Unterarmen. Fairlie grinste ihn an, klimperte mit ihren dick getuschten Wimpern und presste die Ellbogen in die Seiten, um ihr Dekolleté zur Geltung zu bringen, aber seine Miene blieb ausdruckslos, als er ihnen die Drinks herüberschob und zwölf Dollar verlangte.

»Verdammt, Jen, das kann doch alles nicht so schlimm ...«, begann Fairlie.

Plötzlich stand er neben ihnen. Im selben Moment fielen sich zwei Frauen hinter ihm mit einer derart penetranten Hysterie in die Arme, dass alle Umstehenden zurückwichen wie bei einer Explosion und Ark jäh gegen Jenna gedrückt wurde.

»Oh, tut mir leid«, sagte er.

Jenna errötete. Er stand so dicht neben ihr, dass sie den Kopf heben musste, und einen Moment lang strich sein feuchter Atem über ihren Hals. Sie bekam eine Gänsehaut.

Er beugte sich zu ihr und griff über ihre Schulter. Jenna hielt die Luft an, als er den Kragen ihrer Bluse zwischen zwei Finger nahm. Er beugte sich noch ein Stück weiter vor, und nun spürte sie seinen Atem an ihrem Ohr, während er das Etikett in Augenschein nahm. Ihre Muskeln spannten sich an, und sie ballte die Hände unwillkürlich zu Fäusten.

»Kann ich Ihnen irgendwie helfen?« Hätte sie seine unmittelbare Nähe nicht völlig gefangen genommen, hätte sie gesehen, wie Fairlie die Kinnlade herunterfiel.

Ein spöttisches Lächeln spielte um seine Lippen. »Wollte nur mal sehen«, sagte er achselzuckend.

»Was denn?« Jenna fasste sich in den Nacken.

Er lehnte sich wieder vor. »Ob da *Made in Heaven* steht.«

»Oh, bitte!«, platzte Fairlie heraus, kippte ihren Wodka hinunter und gab dem Barkeeper ein Zeichen.

Jenna war drauf und dran, die Augen zu verdrehen und sich mit Fairlie darüber kaputtzulachen, dass manche Männer offenbar nur mit dem Schwanz dachten. Doch aus irgendeinem Grund zögerte sie; etwas hinderte sie daran, ihm eine Abfuhr zu erteilen. Es schien, als wäre sie mit all ihren erprobten Reaktionen aus den bewährten Bahnen geworfen worden wie eine Nadel aus der Plattenrille.

Und so lächelte sie wider Willen. »Was war denn das für eine unterirdische Nummer?«

Sein Lachen war so selbstironisch und gleichzeitig ansteckend, dass Jenna gleich noch einmal lächeln musste. Er schüttelte den Kopf und hielt trotz der wogenden Menge respektvoll Abstand.

»Ich bitte aufrichtig um Entschuldigung«, sagte er und wandte sich zum Gehen. »Schönen Abend noch.«

Und im selben Moment berührte Jenna ihn aus einem Impuls heraus am Arm.

Er hielt inne, musterte sie mit seinen ozeanblauen Augen. Sie beugte sich zu ihm. »Nächster Versuch.«

Seine Schultern bebten, als er abermals lachte.

»Okay.« Er streckte die Hand aus. »Hi. Ich heiße Ark, Ark Rudolph. Sorry, aber sobald mich eine schöne Frau anlächelt, verwandele ich mich in ein echtes Arschloch.«

Jenna schüttelte ihm die Hand. »Jenna«, stellte sie sich vor. »Ich bin Krankenschwester und weiß genau, dass du morgen einen ganz fiesen Kater haben wirst.«

Ark Rudolph grinste, hielt ihr sein Bierglas hin, und sie zögerte einen Moment, bevor sie mit ihm anstieß. Er sah ihr tief in die Augen, während er einen großen Schluck trank.

Die Menge um sie herum schien förmlich zu verschwimmen, als Jenna dem rätselhaften Blick des Mannes begegnete. Sie wusste, dass Fairlie ihr nicht von der Seite weichen, sie beinhart abfüllen und später versuchen würde, ihr die Wahrheit zu entlocken. Im selben Augenblick traf sie die kalte, nackte Erkenntnis: Was war schon Wahrheit? Gab es so etwas überhaupt?

Christina Aguileras *Dirty* dröhnte aus den Lautsprechern. Um sie herum bewegten sich Leiber, und der Raum lud sich mit Hitze, Alkohol und Hormonen auf. Fairlie pflanzte sich auf einen Barhocker, starrte in ihr Glas und machte zwischendurch den tätowierten Barkeeper mit Sprüchen an, die mit jedem Drink billiger wurden. Ab und zu warf sie einen neugierigen Blick zu Jenna hinüber, setzte dabei eine Miene auf, als wollte sie sagen: Na, das ist aber eine Überraschung. Und in der Tat war es erstaunlich, höchst ungewöhnlich, wie Jenna ranging – sich treiben ließ wie in einem schäumenden Fluss, einfach wissen wollte, wohin die Reise führte.

Ark sagte ihr etwas ins Ohr. Jenna schien alles überdeutlich wahrzunehmen – die Hitze seines Körpers, seinen alkoholgeschwängerten Atem, die Bässe, die den Boden unter ihren Füßen vibrieren ließen. Wenn sie ihn zum Lachen brachte, spürte sie das Beben in seiner Brust, und später, als er mit seiner Hand in die Gesäßtasche ihrer Jeans glitt und sie noch enger an sich zog, ein jähes Verlangen zwischen ihren Schenkeln. Als er sich von ihr löste – noch immer waren kaum mehr als ein paar Zentimeter Platz zwischen ihnen –, bemerkte sie eine Begierde in seinem Lächeln, die ihr den Atem verschlug.

Nach einer Weile wandte sich Jenna nach Fairlie um, die bereits reichlich angetrunken war und kichernd bündelweise Strohhalme in ihr leeres Glas stopfte. Der ganze Tresen war mit schwarzen Plastikröhrchen übersät, und Fairlie beugte sich vor, um den letzten verbliebenen Strohhalm aus dem Halter zu nehmen, wobei ihre üppigen Brüste sich gegen die Tresenkante drückten. Der Barkeeper stieß einen Fluch aus, und Jenna versuchte, ihn mit einer entschuldigenden Geste zu beschwichtigen. »Los, wir gehen jetzt mal für kleine Mädchen«, rief Jenna ihrer Freundin zu und nahm ihr vorsichtig die Strohhalme aus den Fingern.

»He, Süßer!«, rief Fairlie dem Barkeeper zu, der ihr einen Blick zuwarf und den Kopf schüttelte. »Du passt solange auf meine Skulptur auf, okay?« Sie deutete auf ihr Glas. »Das ist Kunst. Wird ein Vermögen wert sein, wenn ich mal tot bin. So wie bei Van Gogh.« Als sie sich von ihrem Barhocker hievte, verrutschte ihr Ausschnitt und gab den Blick auf einen breiten, beigefarbenen BH-Träger frei, der in ihr weiches braunes Fleisch schnitt. Sie grinste Ark breit an. »Schreibt sich G-O-G-H, spricht sich aber wie ›Koch‹. Merkwürdig, oder? Aber egal. Wir sind gleich wieder zurück, Schätzchen.« Sie strich mit den Fingern über Arks Schulter.

Sie drängten sich durch die Gästeschar, stolperten über den grell gemusterten, klebrigen Teppichboden. Bier, Parfüm, Zigarettendunst – die Luft war zum Schneiden. Die Toilette war in weißes Kunstlicht getaucht. Jenna betrat eine Kabine und zog sich die Jeans herunter, ohne sich die Mühe zu machen, die Tür zu schließen.

Fairlie lehnte sich an den Türrahmen. »Heißt der Typ wirklich ›Ark‹?«

Achselzuckend riss Jenna einen Streifen Klopapier ab. »Warum nicht?« Sie grinste. »Ist das wichtig?«

Fairlie musterte sie skeptisch. »Willst du ihn abschleppen? Du?«

Wieder zuckte Jenna mit den Schultern. Sie schwieg, doch ein Lächeln huschte über ihr Gesicht.

»Wird auch langsam mal wieder Zeit«, sagte Fairlie. »Ich bearbeite den Burschen hinter der Bar jetzt schon den ganzen Abend, aber leider zieht er so gar nicht mit. Aber du ... mal im Ernst. Sonst baggerst du doch auch nie jemanden an.«

»Du tust ja grad so, als wäre ich eine Nonne.« Jenna stand auf und zog ihre Jeans hoch; der hellblaue Stoff schmiegte sich wie eine zweite Haut um ihre Hüften.

»So kommt es mir manchmal vor.« Fairlie trat vor den Spiegel. Das schwarze Baumwollshirt spannte sich über ihren Brüsten; an einer Seite war es hochgerutscht, und ein Speckröllchen hing über ihren Gürtel. Sie klatschte mit der Hand darauf und zog das T-Shirt wieder herunter. »Du hattest zwei feste Freunde. Beide hast du bei der Arbeit kennengelernt, und keiner hat dich von den Socken gehauen.«

»Ich trage auch lieber Strümpfe.«

»Und erinnerst du dich an den Typen in der Tavern? Dem hast du in die Eier getreten.«

»Das war ein Versehen.«

»Ach ja? Mit dem Knie? Gegen die Schwerkraft?«

»Er hat mir an die Titten gefasst.«

»Mehr Sex hast du im ganzen Jahr nicht gehabt.«

»Aber so wollte ich das nun mal nicht.«

»Dieser Ark hat es dir ja ziemlich angetan. Also, ran an den Speck. Am besten gleich. Geh doch einfach mit ihm raus, treib es auf der Straße mit ihm, *al fresco*, dann sagst du *ciao* und hilfst mir, den Barkeeper klarzumachen.« Fairlie begutachtete ihr Gesicht in dem trüben Spiegel, wo in einer Ecke eine verdächtige, schmierige Substanz klebte. »Ark Rudolph.« Fairlie betonte jede einzelne Silbe. »Klingt wie ausgedacht.« Blinzelnd nahm sie ihre kurzen, nach allen Seiten abstehenden Locken in Augenschein. »Meine Haut ist echt schlimm«, sagte sie dann. »Sieht aus wie kalt gewordener Kaffee, oder?«

Jenna wusch sich die Hände, ohne zu antworten.

»Die ganzen Nachtschichten diese Woche – ich sehe todmüde aus.« Fairlie zog die Lider mit den Fingerspitzen hoch. »Schon besser.« Sie drehte sich zu Jenna um und wiederholte: »Ark Rudolph. Gehört er irgendeiner Sekte an oder was?«

Jenna wischte sich die Hände an ihrer Jeans ab. »Er betreibt ein Weingut. Ganz in der Nähe.«

»Und wie heißt es? Noahs Weindepot?«

Jenna lachte. »ArkAcres. Na, klingelt's?« Sie nahm Lippenbalsam aus ihrer Handtasche und strich sich über ihre

Lippen. »Da, wo früher der Stone-Block-Estate war. Der ist doch vor ein paar Jahren verkauft worden, weißt du noch?«

Fairlie pfiff durch die Zähne. »ArkAcres, ja, klar. Erinnerst du dich an die Gerüchte, was das Gelände gekostet haben soll?« Sie warf noch einen Blick in den Spiegel und kniff sich in die Wangen. »Tja, hoffentlich will er mit der pompösen Auffahrt kein Defizit in seiner Hose kaschieren.«

Verstohlen betrachtete Jenna sich im Spiegel: hohe Wangenknochen, spitze, schmale Nase, ein dunkler Pony, der ihr in die runden blauen Augen fiel. Knochige Schultern, mehr Nippel als Brust, deutlich hervortretende Schlüsselbeine und ein blasser Teint, der einen deutlichen Kontrast zum Rot ihres ärmellosen Tops bildete. Rasch wandte sie den Blick ab.

Fairlie drehte sich um, ergriff Jenna an den Schultern und blickte ihr ernst ins Gesicht.

»Sei doch mal ehrlich. Der Typ wäre dir doch völlig egal, wenn du nicht ...«

Jenna spannte sich an, doch sagte nichts.

Fairlie ließ sie los. »Wahrscheinlich stehst du einfach ein bisschen neben dir, weil deine Mutter ...«

»Lass gut sein, Süße.« Jenna hob abrupt die Hand, wandte das Gesicht ab.

»Trotz allem ist sie deine Mutter, Jen. Sie ist alles, was du hast.«

Jenna sah sie irritiert an. »Nur weil mein Dad uns verlassen hat, als ich klein war, heißt das noch lange nicht, dass ich ihr irgendwas schuldig wäre.« Sie straffte sich und warf ihr Haar zurück. »Mal abgesehen davon, dass du das am besten wissen solltest.«

»Was?«

»Dass Blut eben nicht dicker als Wasser ist.«

Unwillkürlich biss Fairlie die Zähne zusammen. »Mag sein. Aber du weißt wenigstens, wo deins herkommt.«

Der Bass wummerte durch die Wände, und es stank nach Desinfektionsmittel. Im grellen Licht starrten sie einander an.

»Entschuldige«, sagte Jenna schließlich. Sie massierte ihren Nasenrücken und schüttelte den Kopf. »Ich weiß nicht, was in mich gefahren ist. Ich wollte das nicht sagen.«

»Mir tut es auch leid«, erwiderte Fairlie. »Du hast recht. Natürlich kannst du auf deine Mutter so sauer sein, wie du willst. Ich bin weiß Gott nicht das Maß aller Dinge.« Seufzend wandte sie sich zur Tür und streckte die Hand nach der Klinke aus, griff aber ins Leere. »Scheißtür!«, lallte sie. »Sind das aufgemalte Türklinken hier?«

Jennas schallendes Gelächter hallte durch die Toilette; sie legte den Arm um Fairlies Schultern, öffnete die Tür und führte ihre sichtlich angeschlagene Freundin zurück zur Bar. Das Herz schlug Jenna bis zum Hals, als sie Ark entdeckte, der bereits Ausschau nach ihr hielt.

»Wir müssen los«, rief Jenna über den Lärm. Fairlie schien im Stehen zu schlafen. Sie lächelte Ark an. »Wir haben morgen eine Menge vor.«

»Schade«, gab er zurück. »Kann man wohl nichts machen. Kommst du so weit klar mit ihr?«

Murmelnd ließ Fairlie sich gegen Jenna sinken, die alle Mühe hatte, sich aufrecht zu halten.

»Kann ich helfen?« Ark streckte die Hand aus, und nach kurzem Zögern hakte sich Fairlie bei ihm ein. Sie steuerten mit ihr durch die Menge nach draußen.

Die Luft war feucht und kühl. Nebelfetzen waberten um die Straßenlaternen, und der Asphalt vibrierte leicht vom Wummern der Musik. Die kühle Mitternachtsbrise ließ Jenna erschauern, als sie zu dem dunklen Parkplatz auf der Rückseite der Kneipe gingen, wo nur noch wenige Wagen standen. Die frische Nachtluft schien Fairlie ein wenig wiederzubeleben, jedenfalls hob sie den Blick und sah Ark an, als sie bei ihrem Auto angekommen waren.

»Heilige Scheiße!« Sie sackte gegen den Wagen. »Fährst du jetzt bei uns mit oder was?« Als Jenna ihr die Handtasche abnahm und nach dem Autoschlüssel kramte, schloss Fairlie die Augen und murmelte: »Nonne.«

Die Bemerkung – zwei gelallte Silben aus dem Mund einer Betrunkenen – wurmte Jenna aus irgendeinem unerfindlichen Grund. Wie gemein von ihr. Sie trat einen Schritt zurück, als Ark ihre Freundin behutsam auf den Beifahrersitz bugsierte. Er hatte kräftige, muskulöse Arme und lange Beine. Sein Hemd spannte sich über seinem Rücken, als er sich bei Fairlie entschuldigte und um sie herum griff, um sie anzuschnallen. Augenblicklich sackte Fairlies Kinn auf ihre Brust, und sie schlief ein. Ark schlug die Beifahrertür zu und wandte sich zu Jenna, um etwas zu sagen, doch Jenna verschloss ihm den Mund mit einem Kuss.

Sie stand auf Zehenspitzen und presste sich an ihn, während ihre Finger über seinen warmen Hals wanderten. Er erwiderte ihren Kuss ebenso heftig, und sie ließ die Hand über seinen Bauch und unter seinen Gürtel gleiten.

Ark stieß ein leises Lachen aus. »Nicht so hastig«, sagte er, doch im selben Moment umfasste er sanft, aber fest ihre Brust und eroberte ihren Mund abermals mit seiner Zunge. Sie glitt mit ihrer Hand tiefer; er war steinhart, und sein Schamhaar strich über ihre Knöchel. Sein Atem ging schneller, und sie biss ihn in den Hals, spürte den Puls, bis er erschauderte und sich warm über ihre Hand ergoss.

Jenna lehnte sich seitlich an den Wagen. Ark vergrub das

Gesicht an ihrem Hals und lachte atemlos. Sie schüttelte ihre Hand und wischte sie an seiner Jeans ab. Er packte ihr Handgelenk, mit der anderen Hand zog er sein Handy aus der Tasche.

»Gibst du mir deine Nummer?«, fragte er. »Bitte.«

Jenna sah ihn an. Seine Pupillen waren so geweitet, dass seine Augen samtig schwarz glänzten; seine leicht geöffneten Lippen schimmerten rot. Sie nahm sein Handy und gab ihre Nummer ein.

Im selben Moment öffnete sich die Beifahrertür. Fairlie beugte sich aus dem Wagen. »Jen, ich glaube, ich muss …«

Und dann kotzte sie auf das Trittbrett von Arks schwarzem RM Williams.

*

Ihr Handy summte. Schlaftrunken griff Jenna danach, klappte es auf und blinzelte; das grelle Licht des Displays stach ihr schmerzhaft in die Augen. Eine Nummer, die sie nicht kannte. Sie überlegte, ob sie warten sollte, bis sich die Voicemail einschaltete, aber vielleicht war es ja jemand von der Arbeit.

»Hey.« Eine leise Männerstimme. »Habe ich dich geweckt?«

Ein Flattern im Bauch. »Ähm … ja.«

»Oh, tut mir leid.« Aber das klang eher nach einem Lippenbekenntnis. Er sprach noch leiser. »Erinnerst du dich? Vor anderthalb Stunden waren wir noch zusammen im Pub.«

Jenna ließ den Kopf auf das Kissen zurücksinken; aus dem Zimmer nebenan drang Fairlies Schnarchen herüber. Tiefe Scham überkam sie, als sie sich an ihre dicht gedrängten Leiber erinnerte, den wummernden Bass, daran, wie er seinen durchtrainierten Körper an den ihren gepresst hatte, an sein klebriges Sperma an ihren Fingern.

»Ich musste erst mal meine Freundin ins Bett bringen.« Sie warf einen kurzen Blick auf ihr Handy. »Und seitdem habe ich ungefähr eine halbe Stunde geschlafen.«

»Ich konnte es einfach nicht abwarten«, sagte er.

»Was?«

»Na ja, acht Stunden sind eine echte Ewigkeit.«

Jenna hielt inne. »Wieso acht Stunden?«

»Da treffen wir uns. Am Valley Lake. Zum Picknick.«

»Ach ja?«

»Bring mit, wen immer du magst.«

Ein freches Grinsen spielte um Jennas Mund, während sie spürte, wie sich ganze Schwärme von Schmetterlingen in ihrem Bauch ausbreiteten.

II.

Träges Nachmittagslicht drang durch das Laub der Eichen. Vom Spielplatz wehten Kinderstimmen herüber, und eine schwüle Hitze umfing sie, als sie zusammen auf der fadenscheinigen Karodecke saßen.

Ark lachte. »Noch einen Schluck Wasser, Fairlie?«

Fairlie trug ein wallendes Maxikleid, einen riesigen Schlapphut und eine fast ebenso große Sonnenbrille. Sie zuckte zusammen, als der markerschütternde Schrei eines Kleinkinds von den Schaukeln zu ihnen herüberdrang.

»Alles bestens«, gab Fairlie zurück und ließ sich auf die Seite sinken. »Mach dir da mal keine Sorgen, Sonnenschein.«

»Fairlie Winter, die Optimistin vom Dienst«, bemerkte Abbey Manfried, die zusammen mit Jenna und Fairlie am College gewesen war. Sie trug eine schwarze Brille auf der

Stupsnase und griff über die Überreste des Picknicks hinweg nach dem letzten halb zerlaufenen Stück Brie.

»Nur die Miete zahlt sie nie pünktlich«, sagte Jenna. »Wenn überhaupt.«

»Blödsinn.« Fairlie versuchte, sich den Schlapphut tiefer in die Stirn zu ziehen, doch ihre Locken drückten ihn wieder nach oben. »Das Leben ist zu kurz, um sich mit der blöden Miete rumzuärgern«, verkündete sie, resignierte und schleuderte den Hut auf die Decke.

Abbey steckte das Stück Brie ihrem Freund Damon in den Mund. »Dein Vermieter sieht das wahrscheinlich ein bisschen anders.« Sie gab ihm einen innigen Kuss.

Fairlie rümpfte angewidert die Nase. »Dafür habe ich ja Jenna. Sie hat immer alles im Griff.«

Während sie die Ameisen beobachtete, die über die letzten Reste Tsatsiki krabbelten, spürte Jenna Arks Blick, seine Finger, die beiläufig über ihr Knie strichen, seinen Körper, der ihren streifte, wenn er sich ein Häppchen nahm oder sich lachend zurücklehnte. Seine Gegenwart vertrieb das Bild ihrer Mutter, die schlimmen Worte, die am Vortag zwischen ihnen gefallen waren. Sie schloss die Augen und erinnerte sich an das Beben seines Körpers, als sie seine Lust genossen hatte. Ein glühend heißes Verlangen durchströmte sie, das sie alles um sie herum vergessen ließ.

Jenna stand auf. »Ich gehe mal ein paar Schritte«, sagte sie. »Mir schlafen die Beine ein.«

Ark sprang auf. »Ich komme mit.«

»Also, ich mach erst mal ein Nickerchen.« Fairlie rollte sich auf den Rücken und schirmte die Augen mit dem Unterarm ab.

Der Rasen erstreckte sich bis hinunter zum Kratersee. Jenna schlug rhythmisch mit der flachen Hand gegen ihren

Oberschenkel, während sie und Ark gemächlich unter den Eichen entlangschlenderten. Das Sonnenlicht brach sich auf der flaschengrünen Wasseroberfläche, Stockenten dümpelten im Schilf, und drei schwarze Schwäne näherten sich dem halbmondförmigen, von grauem Sand bedeckten Ufer. Ein schmaler Holzsteg führte durch das Schilf und verschwand hinter den tief hängenden Zweigen einer Weide, die über das Wasser strichen.

Jenna deutete auf die Schwäne. »Wusstest du, dass es wild lebende schwarze Schwäne nur hier in Australien gibt?«

»Wirklich?«, sagte Ark. »Ich dachte immer, die aggressiven Biester gäbe es überall. Einer ist mal auf mich losgegangen und hat mir mein Sandwich geklaut.« Argwöhnisch blickte er zu den Vögeln hinüber.

»Sie stehen unter Naturschutz«, erwiderte Jenna. »Also haben sie wohl ein Recht auf dein Sandwich.«

Als sie den Steg betraten, berührten Arks Finger ihre Hand, und die Härchen auf ihren Armen richteten sich auf. Ihre Schritte klangen hohl auf den von der Sonne ausgebleichten Planken. Das Röhricht schlug sanft gegen den Steg, hin und her getrieben von der Dünung.

»Schau mal!« Ark deutete zu einem Wasserskiläufer am anderen Ende des Sees hinüber, wo der im Schatten liegende Felskrater in den Himmel ragte. Er holperte über weiß glitzernde Schaumkronen, und das Boot machte einen kleinen Satz, ehe es weiter das Wasser durchpflügte.

»Amateur.« Ark lachte.

»Hast du's schon mal selbst versucht? Es ist völlig unmöglich, sich auf den Dingern zu halten«, sagte Jenna. »Ich bin jedenfalls nur auf dem Hintern hinterhergeschlittert.«

Als sie die Weide passiert hatten und außer Sicht waren, wandte Ark sich ihr zu. Die schwüle Luft war erfüllt vom

Zirpen der Insekten, und vom Wasser stieg ein schwerer, schlammiger Geruch auf.

»Unmöglich ist gar nichts.« Er legte ihr die Hand auf den Rücken.

»Wegen gestern Abend …«, sagte Jenna. »Na ja, das Ganze ist mir ziemlich peinlich.«

Ein Grinsen huschte über sein Gesicht. »Warum?«

»So halb in aller Öffentlichkeit. Normalerweise mache ich so was nicht.«

Ark lachte leise. »Und ich komme normalerweise nicht schon nach fünfzehn Sekunden.« Jenna errötete, und er nahm ihre Hand. »Schön war es trotzdem«, sagte er. »Sehr schön. Ich bin mit einem Lächeln eingeschlafen.«

Jenna wusste nicht, was sie sagen sollte, und blickte hinaus aufs Wasser.

»Hey.« Sanft berührte er den Träger ihres Kleids. »Wieso hast du dir einen Elefanten tätowieren lassen?«

Jennas Blick wanderte zu ihrem Brustansatz, wo das Tattoo unter dem Träger hervorblitzte. »Ich mochte Elefanten schon immer. Es sind so gewaltige und gleichzeitig so friedliche Geschöpfe – sanft und majestätisch. Wusstest du, dass eine Elefantenherde nicht wie bei den meisten anderen Spezies von einem Bullen, sondern von einer Leitkuh angeführt wird?«

»Tatsächlich?« Lächelnd fuhr er mit den Fingerspitzen über ihre Haut.

»Ja«, erwiderte sie. »Meist ist es die älteste, erfahrenste Kuh. Elefantenherden sind absolut unglaublich – alle halten zusammen, begegnen sich gegenseitig mit Respekt und Mitgefühl. Diese Sozialkompetenz geben sie an die jüngeren Elefanten – ihre Töchter – weiter, und so werden ihre Fähigkeiten von Generation zu Generation weitervererbt.« Sie zuckte mit den Schultern. »Ich glaube, wir Menschen könnten eine Menge von ihnen lernen. Dann würden wir wahrscheinlich ein paar Kriege weniger anzetteln.«

Er betrachtete sie, und sie spürte, wie ihre Wangen regelrecht glühten.

»Nun ja, wie auch immer.« Sanft berührte sie seine Brust. »Du wolltest wissen, warum ich das Tattoo ...«

Irgendetwas flog gegen ihre Wange, und es fühlte sich an, als sei sie gestochen worden. Sie schrak zusammen, fuchtelte mit den Händen, als sie das Insekt abermals an der Stirn spürte, stieß einen Schrei aus und wich erschrocken einen Schritt zurück.

»Jenna!«

Im selben Moment hatte sie keinen Boden mehr unter den Füßen. Sie ruderte mit den Armen und landete im Wasser. Es rauschte in ihren Ohren, Schilf zerkratzte ihr die Beine, und der muffige Geruch von Algen umgab sie. Hustend kam sie wieder an die Oberfläche und versuchte, bis zur Hüfte im brackigen Wasser, im schlammigen Boden Halt zu finden.

Ein lautes Platschen ertönte neben ihr, und um ein Haar hätte sie das Gleichgewicht verloren.

»Alles okay«, prustete sie, während sie abermals Halt zu finden versuchte.

In diesem Moment wurde sie von starken Armen hochgehoben, die sie behutsam zurück auf den Steg hievten. Völlig durchnässt kletterte Ark aus dem Wasser.

»Alles in Ordnung?« Stirnrunzelnd wischte er sich über das Gesicht.

»Ja«, erwiderte sie atemlos. Am liebsten wäre sie vor Scham im Boden versunken, während sie gleichzeitig hysterisch loslachen wollte. Ihr Kleid war hochgerutscht und triefnass; grünlicher Schlamm klebte an ihren Unterschenkeln.

Bei seinem Anblick konnte sie sich nicht länger beherrschen und brach in schallendes Gelächter aus.

Arks besorgte Miene entspannte sich, und er stimmte in ihr Lachen ein. Unter ihnen sammelte sich das Wasser, sickerte in die trockenen Planken, während sie lachten, bis sie keine Luft mehr bekamen. Schließlich ergriff Ark ihre Hand, verschränkte seine Finger mit ihren und küsste sie. Er beugte sich zu ihr, und einen Moment lang sah es so aus, als wolle er ihr über die Wange streichen, doch stattdessen zupfte er ihr nur ein Stück Wassergras aus dem Gesicht.

Dann nahm er sie in die Arme und küsste sie. Er zog sie eng an sich, und seine Lippen schmeckten wie ein Versprechen, warm und verheißungsvoll.

III.

»Fast fertig, Mr. Ryland«, flötete Jenna, während sie die aufgeschürfte Wange des Mannes verarztete und einen Verband anlegte.

»Danke, Frau Doktor.«

»Jenna, Mr. Ryland.« Sie lächelte. »Außerdem bin ich bloß Krankenschwester.«

Ihre Schicht war fast um. Noch eine Dreiviertelstunde, bis Ark sie abholen würde. Sie spürte, wie sich ihr Puls beschleunigte. Sie warf die Einweghandschuhe in den Mülleimer, drehte den Wasserhahn auf und wusch sich gründlich die Hände.

»Schwester?«

Jenna wandte den Kopf. »Ja?«

»Ich sagte, ich muss pinkeln.« Joe Ryland pfiff durch die

Zähne und deutete mit der Hand eine Fontäne an, als hätte er sich noch nicht klar genug ausgedrückt.

»Oh, tut mir leid.« Jenna schüttelte den Kopf. »Die Toilette ist da vorne.«

»Sie sind ja völlig woanders mit Ihrem Kopf. Was ist los?« Er musterte sie. »Verliebt?«

»So was Ähnliches«, sagte Jenna.

*

Sie konnte ihre Ohrringe nicht finden. Fairlie war bei der Arbeit und konnte ihr nicht bei der Suche helfen.

Böses Omen? Blödsinn! Jenna kramte überall herum, schleuderte Bücher, DVD-Hüllen und Pumps beiseite; die großen Kreolen hatte sie während eines feuchtfröhlichen Wochenendausflugs mit Fairlie in Ballarat bei einem Straßenhändler gekauft.

»Mist«, fluchte Jenna. Sie eilte in die Küche. »Verdammter Mist!«

Sie spähte in das Gewürzregal, schob zwei Kochbücher beiseite und rümpfte die Nase, als ihr Blick auf die schmutzigen Teller in der Spüle fiel. Sie tastete sogar zwischen den Blättern des feuchten Frauenhaarfarns auf dem Fensterbrett herum, der zu groß für seinen Topf geworden war und auf die Arbeitsplatte herabhing.

»Diese Wohnung ist ein einziger Saustall!«

Im Wohnzimmer kniete sie sich hin und durchforstete zwei vollbehängte Kleiderständer, strich über den Teppich. Verdammt, sobald Fairlie morgen aufgestanden war, würden sie hier endlich klar Schiff machen.

»Ja, liebe Fro«, sagte Jenna laut zu sich selbst, während sie ins Badezimmer marschierte. »Putzen ist echt blöd, aber wenn das hier so weitergeht, holt sich eine von uns noch das Ebola-Virus.«

Ah, da waren sie ja! Triumphierend holte sie die Kreolen aus dem Becher, in dem ihre Zahnbürste stand. Kaum hatte sie die Ohrringe angelegt, klopfte es an der Tür. Mit klopfendem Herzen durchquerte sie die Küche und öffnete.

Vor der Fliegentür stand eine hochgewachsene Gestalt im Nachmittagslicht.

»Hey, Jenna.«

»Hi«, erwiderte sie. »Ich würde dich ja reinbitten, aber es ist mir zu peinlich, so wie es hier aussieht.«

Er spähte über ihre Schulter und lachte. »Ich bin nicht hier, um deinen Ordnungssinn zu überprüfen.«

»Da habe ich ja noch mal Glück gehabt.« Sie wollte über die Schwelle treten, doch er nahm ihre Hand.

»Ich habe dir was mitgebracht.« Er reichte ihr eine kleine weiße Schachtel mit pastellblauen Satinschleifen.

Jenna bekam ein schlechtes Gewissen. »Das wäre doch nicht nötig gewesen.«

»Ich wollte nicht mit leeren Händen zu unserem zweiten Date erscheinen«, sagte er. »Glaub mir, es gibt noch Kavaliere, egal was die Leute erzählen.«

Jenna verfluchte sich innerlich dafür, dass sie schon wieder knallrot geworden war. Sie zog die Schleifen auf und öffnete die Schachtel. Darin lag ein exquisiter weißer Schal mit weichen Fransen, der sanft durch ihre Finger glitt, als sie ihn herausnahm.

»Echte Seide«, sagte Ark. »Hat jedenfalls die Verkäuferin gesagt.«

»Danke«, sagte sie gerührt. »Er ist wunderschön.« Sie legte sich den Schal um, der sich wie ein Lufthauch auf ihrer Haut anfühlte.

Ark lächelte und vergrub mit einer jungenhaften Geste die Hände in den Hosentaschen. Er hatte sich mit Gel die Haare gestylt, war glatt rasiert und duftete frisch wie das Wasser eines Gebirgsbachs. Er sah zu Boden, auf seine blank polierten Schuhe, und trat verlegen von einem Fuß auf den anderen.

»Sieht genauso toll an dir aus, wie ich mir dachte.«

Jenna griff nach ihrer Handtasche, und Ark hielt ihr die Tür auf. Es war ein heiterer, friedlicher Tag; in der Luft lag der würzige Geruch von trockenem Gras, in den Bäumen lärmten Elstern, ab und zu drang von der einen Block weit entfernten Hauptstraße Motorengeräusch herüber. Am Randstein stand ein Mercedes im Schatten der Eukalyptusbäume. Jennas Nervosität wuchs mit jeder Sekunde.

»Ich fand unseren Ausflug am Sonntag wirklich toll«, sagte Ark. »Du hast wirklich nette Freundinnen.« Er startete den Motor. »Fairlie und du, ihr steht euch ziemlich nahe, oder?«

»Solange ich zurückdenken kann«, erwiderte sie. »Unsere Mütter waren schon befreundet, als wir noch gar nicht geboren waren.«

»Tja, Kleinstadt«, sagte er. »Das begrenzt die freundschaftlichen Optionen natürlich ziemlich.«

Sie runzelte die Stirn. Wollte er sie aufziehen?

»Du hast in Adelaide gelebt, das heißt, du hast Tausende von Freunden, ja?«

Er warf den Kopf zurück und lachte, ehe er den Blick wieder auf die Straße richtete. »Aufgewachsen bin ich in Tanunda, im Barossa Valley. Nach Adelaide bin ich erst mit achtzehn gezogen.« Er räusperte sich kurz. »Meine Eltern hatten ein Weingut, und ich hatte eine ziemlich privilegierte Kindheit – ich war auf einem teuren Internat, was mich allerdings nicht davor bewahrt hat, die eine oder andere Dummheit zu begehen.«

»Hast du Geschwister?«

»Eine jüngere Schwester.« Er lächelte. »Sehr viel jünger. Manchmal würde ich am liebsten wieder nach Hause zurückziehen, mich mit einer Schrotflinte auf die Veranda setzen – du weißt schon, die ganzen Idioten verjagen, die ihr an die Wäsche wollen.« Er lachte. »Aber erzähl bloß meiner Mutter nichts davon, sonst heult sie mir am Telefon die Ohren voll, wann ich denn endlich komme.« Licht und Schatten huschten über sein Gesicht, während er beschleunigte. »Und du?«

Sie wollte das Thema wechseln. »Einzelkind«, erwiderte sie rasch.

»Du bist mehr als genug.«

Erstaunt blickte sie ihn an; seine Worte waren seltsam faszinierend. Er schwieg, lächelte nur, und sie lehnte sich zurück, fuhr über ihren Rock. Der Motor brummte leise. Ark hatte die eine Hand entspannt auf das Lenkrad gelegt, die andere Hand lag im Schoß. Unter seinem Hemd zeichnete sich sein ausgeprägter Bizeps ab. Am liebsten hätte sie mit den Fingerspitzen über die Venen an seinem Unterarm gestrichen. Es war heiß im Wagen, und sie lockerte den Schal um ihren Hals.

»Warum bist du nach Adelaide gezogen?«, fragte sie.

»Mein Vater ist gestorben, als ich vierzehn war, und ich brauchte einfach einen Tapetenwechsel.«

»Oh, das tut mir leid.«

»Ach was.« Er warf ihr ein Lächeln zu, ehe er sich wieder auf die Straße konzentrierte. »Das ist lange her. Tja, ansonsten gibt es über mich nicht viel zu erzählen. Ich würde lieber mehr über dich erfahren.«

»Aber so langweilig kann es ja wohl nicht sein, auf einem Weingut aufzuwachsen.«

»Weit langweiliger, als einen Fernsehstar als Mutter zu haben.«

Jenna umfasste ihre Knie. »Das ist nicht so aufregend, wie du glaubst. Und das mit deinem Vater tut mir wirklich leid. Das muss schlimm für dich gewesen sein.«

»Ja, schon. Aber du weißt ja, die Zeit heilt alle Wunden.« Diesmal schenkte er ihr ein Lächeln, und einen Moment lang setzte ihr Herz aus.

»Wo fahren wir überhaupt hin?«, versuchte sie das Thema zu wechseln.

»Ich habe alles genau geplant«, sagte er. »Ich hoffe, das macht dir nichts aus.« Er beschleunigte und überholte einen Holztransporter, von dem Holzschnitzel stoben. »Wir gehen erst mal im Wooden Spoon Pizza essen, und dann habe ich noch Kinokarten für *Avatar*.«

Sie lehnte den Kopf zurück und betrachtete ihn aus dem Augenwinkel. Es kam ihr vor, als könnte sie den Puls an seinem Hals schlagen sehen, und sie malte sich aus, das salzige Aroma seiner Haut auf ihrer Zunge zu schmecken. Er hatte ihr Date genau geplant – höfliche Konversation, Pizza essen und Kino –, doch Jenna wollte nur noch eins: sich mit ihm die Seele aus dem Leib vögeln. Was war bloß mit ihr los?

IV.

Von den roten Eukalyptusbäumen, die so hoch aufragten, dass ihre Zweige die Wolken zu berühren schienen, regneten Borkenstückchen auf die weiß gekieste Einfahrt. ArkAcres stand auf den Kalksteinmauern links und rechts des Tors in Lettern aus gebürstetem Stahl.

Jenna blinkte, ging vom Gas und bog in die Einfahrt ein. Die Reifen knirschten auf dem Kies, und jenseits der Bäume kamen die Weinberge in Sicht. Sie fuhr das Fenster herunter und sog den süß-würzigen Duft von Eukalyptus und fruchtbarer Erde tief in ihre Lungen. Auf sanften Hügeln erstreckten sich die Weingärten vor ihr, auf den leuchtend grünen Grasflächen dazwischen grasten Schafe. Und das gehörte alles Ark? Es war unglaublich, dachte Jenna.

Sie bog um eine Kurve und erblickte ein großes Sandsteinhaus mit rotbraunem Wellblechdach, mächtigen Trägerpfosten und einer umlaufenden, schattigen Veranda. Von einer Cootamundra-Akazie fielen welke, braun gewordene Blüten auf den Rasen. Das Haus war umgeben von diversen Schuppen und Nebengebäuden. Sie hielt neben einem nagelneuen Schuppen, zog die Handbremse an und stieg aus dem Wagen. Die Sonne brach durch die Wolken.

»Hey«, rief Ark von der Veranda.

»Gehört das alles dir?«

»Dreiunddreißig Hektar«, sagte er, kam ihr entgegen und küsste sie auf die Wange. »Von hier aus sieht man nichts als Weinberge, weshalb es auf den ersten Blick so wirkt, als wäre das Gelände mehrere Hundert Hektar groß – aber egal, jedenfalls gehört das alles mir.« Er beugte sich zu ihr, sie bekam weiche Knie, und deutete zur Einfahrt. »Siehst du die Kiefern da hinten? Das ist die Nordgrenze meines Anwesens. Eine weitere Grenze bildet die Straße, und im Süden erstreckt sich das Gelände bis hinüber zu Hollicks Weingut.« Sein Atem roch nach Pfefferminz.

»Und den Weinberg hat dir deine Großmutter hinterlassen?«

Er schüttelte den Kopf. »Grandma hat mir eine Erbschaft hinterlassen. Und davon habe ich mir das hier gekauft.«

»Nicht schlecht, so eine Erbschaft.«

Er lachte. »Stimmt. Da habe ich wohl ganz schön Glück gehabt.«

»Und du lebst hier allein?«

»Ja, aber erst seit ein paar Monaten.«

»Entschuldige.« Jenna spürte, wie sie errötete. »Ich sollte nicht so neugierig sein.«

Er winkte ab und ergriff ihre Hand. »Komm, ich führe dich herum.«

*

Irgendwann konnte Jenna ihre Neugier nicht länger zügeln.

»Wie lange ist es her? Dass sie ausgezogen ist, meine ich.«

Innen war das Haus genauso schön, wie es das Äußere versprach – hell, luftig und weitläufig, mit Dielenböden und dicken Teppichen. Trotzdem strahlte alles eine gewisse Leere aus, fand Jenna, und vor ihrem inneren Auge sah sie Ark, wie er allein durch die Zimmer streifte. Sie versuchte, sich nicht allzu genau umzusehen; in den Räumen hing die unbehagliche Präsenz einer Frau, die noch nicht lange fort war. Wenn sie tief genug einatmete, roch sie wahrscheinlich noch einen Hauch ihres Parfüms.

Sie machten Tee und setzten sich an einen Tisch auf der Veranda. Sie blickten auf Weinberge, Eukalyptusbäume und Rasenflächen. Etwa einen halben Kilometer entfernt fuhr jemand auf einem Traktor durch den Weinberg; ein Arbeiter brachte Mulch rings um die Rebstöcke aus.

Ark sah nachdenklich aus. »Ich weiß nicht mehr genau, wann sie ihre Sachen gepackt hat. Ich versuche, das alles zu vergessen. Drei, vier Monate ist es jetzt her.«

Jenna wartete, ob er noch mehr offenbaren würde.

»Es war ein Riesenfehler«, fuhr er fort. »Keine Sorge – sie kommt nicht wieder. Ihre Familie hat sie abgeholt, die hat sich sowieso ständig in alles eingemischt. Sie lebt jetzt wieder in Perth. Sie hat mich sogar aus ihrer Facebook-Liste gelöscht.« Er zuckte mit den Schultern. »Ich habe mich in ihr getäuscht, aber es hat nicht lange gedauert, bis ihr wahres Gesicht zum Vorschein kam.« Er schüttelte den Kopf. »Keine Ahnung, was in mich gefahren war. Aber Gott sei Dank ist mir doch noch rechtzeitig ein Licht aufgegangen.«

Jenna lachte nervös und starrte in ihre Teetasse. Verglich er die andere mit ihr? Plötzlich überkamen sie Selbstzweifel, und gleichzeitig packte sie leise Wut, weil sie solche Gefühle gar nicht erst zulassen wollte.

Langsam sah sie auf.

Er verschlang sie regelrecht mit den Augen, legte den Kopf leicht schief und lächelte zurückhaltend, als wüsste er etwas über sie, was ihr selbst nicht bewusst war, als könne er in sie hineinsehen, als würde er sie ganz langsam ausziehen. Das tiefe, warme Gefühl in ihrer Brust breitete sich bis in ihren Bauch aus.

Ark umfasste die Armlehne ihres Stuhls und zog sie zu sich, bis sich ihre Knie berührten.

Sie fragte sich, was sie da gerade tat. Es war unüberlegt, überstürzt, unbesonnen. Sie kannte ihn doch kaum, kämpfte mit ihrer Unsicherheit und ihrem Schmerz, und er hatte mit seiner Vergangenheit noch nicht abgeschlossen. Sie spürte, wie er über ihre Oberschenkel strich, die Lippen an ihren Hals presste. Und doch wollte sie an die Hände glauben, die sie hielten, an den Mund, der sie gleichsam zu verschlingen schien.

»Ich bin total verliebt in dich.« Seine Worte gingen ihr tief unter die Haut, und als er sie mühelos zu sich zog und sie rittlings auf ihm saß, spürte sie seine wunderbare Wärme an ihren Armen, ihren Knien, ihren Schenkeln.

Er war ihr Schmerzmittel, ihre Buße, ihr Geschenk, und sie konnte es nicht erwarten, ihre Gier zu stillen.

V.

Es war Mitternacht, als Fairlie von ihrer Schicht kam. Jenna lag wach im Dunkeln. Das Laken hatte sie weggestrampelt. Sie hörte, wie die Haustür geöffnet und leise geschlossen wurde, wie Fairlie ihre Schlüssel auf die Kommode warf und sich die Schuhe von den Füßen trat. Dann setzte sie Wasser auf. Durch den Spalt unter der Tür fiel Licht.

Jenna setzte sich auf. Blinzelnd öffnete sie die Schlafzimmertür und schlurfte in die Küche.

Fairlie gab gerade heißes Wasser in eine Tasse. »Hey, du bist ja wach.«

»Kein Wunder bei dem Lärm, den du hier veranstaltest.«

»Tut mir leid.« Fairlie nahm einen Schluck. »Ich habe nicht gemerkt, dass ich laut war.«

Jenna wollte sich setzen, doch Fairlie hatte ihre Jacke und Handtasche auf dem Stuhl abgelegt. Als Jenna die Sachen nahm, kippte die Tasche um, und ihr gesamter Inhalt purzelte heraus – Portemonnaie, zusammengeknüllte Taschentücher, Lippenstifte, zerknitterte Quittungen.

»Verdammt«, rief Jenna. »Wieso kannst du nicht Ordnung halten?«

Fairlie, die Tasse halb auf dem Weg zum Mund, zog die Brauen hoch. »Was?«

»Ich meine es ernst, Fro. Ich kann nicht in einem Schweinestall leben!«

Fairlie ließ den Blick durch die Küche und das Wohnzimmer schweifen. »So schlimm sieht es nun auch wieder nicht aus. Was ist dir denn über die Leber gelaufen?«

»Dieses verdammte Chaos! Überall deine Klamotten, das dreckige Geschirr in der Spüle, alles! Das hält doch kein Mensch aus!«

»Jen ...«

Jenna wich ihrem Blick aus. »So geht das einfach nicht.«

Verdattert stellte Fairlie ihre Tasse auf den Tisch. »Und? Was soll das jetzt heißen?«

»Nichts. Ich kann bloß dieses Chaos nicht mehr ertragen.«

»Wir wohnen jetzt seit einem Jahr zusammen. Und so hat es hier schon immer ausgesehen. Bewohnt eben.« Sie hockte sich hin und sammelte ihre Sachen zusammen. »Na schön, hier sieht es vielleicht nicht geleckt aus, aber ein Schweinestall ist es nun auch wieder nicht, oder?«

Als Jenna ihre Freundin beobachtete, wie sie den ganzen Kram zurück in ihre Handtasche steckte, hatte sie das Gefühl, als würde sie durch ein Kameraobjektiv sehen und alles plötzlich vor ihren Augen verschwimmen. Jenna blinzelte und sah Fairlie wieder klar vor sich, ihre Freundin, die wohlbehütet in stabilen, sicheren Verhältnissen mit Mutter und Vater aufgewachsen war, die sich einen Teufel darum scherte, ob andere sich über ihre Unordnung aufregten. Und neben ihr sah Jenna sich selbst: ein Mauerblümchen, verbittert, unsicher, einsam, bedürftig. Die bloße Vorstellung widerte sie an.

»Ich mag dich sehr.« Jennas Stimme brach. »Aber wir sind einfach zu verschieden.«

»Ach, und das fällt dir jetzt ein?«, schäumte Fairlie und stellte ihre Tasche auf den Stuhl. »In den letzten zwanzig

Jahren ist dir nicht zufälligerweise aufgefallen, dass ich fett und schwarz bin und du dürr und weiß?«

Jenna beruhigte sich wieder. »Du bist nicht fett.« Sie seufzte, nahm Fairlies Tasche vom Stuhl und stellte sie auf den Tisch. »Vielleicht ein bisschen pummelig, mehr nicht.« Sie ließ sich auf den Stuhl sinken und rieb sich die Augen, versuchte, die Bilder in ihrem Kopf zu vertreiben, die sie nicht loslassen wollten.

»Gut, dann bin ich eben ein schön aufgegangenes Soufflé.« Fairlie setzte sich neben sie und runzelte die Stirn. »So sauer warst du noch nie auf mich.«

Jenna hob den Blick zur Decke und erspähte prompt ein Spinnennetz an der Gardinenstange. Plötzlich kam ihr die Küche wie ein Gefängnis vor; sie wünschte sich, die Decke würde verschwinden, damit sie hinaus in die Nacht schweben konnte.

»Jen?«, fragte Fairlie leise. »Was ist denn los?«

»Wenn ich das wüsste«, sagte Jenna. »Wenn ich das nur wüsste.«

Liebe Jenna,

ich weiß nicht, ob Du diese Zeilen lesen wirst. Vielleicht bist Du immer noch sehr wütend oder einfach nur verwirrt und verletzt. Was ich verstehe – ehrlich. Aber ich möchte Dir alles erzählen. Alles, was Du noch nicht weißt. Allerdings kann ich Dir momentan nur schreiben und hoffen, dass ich irgendwann den Mut aufbringe, Dir diesen Brief zu schicken.

Im Lauf der Jahre habe ich mich immer wieder gefragt, wann eigentlich alles aus dem Ruder lief, ab wann genau ich keinen Einfluss mehr auf die Dinge hatte, die um mich herum geschahen.

Nein. Das stimmt so nicht. Verzeih mir. Das klingt ja, als würde ich jede Verantwortung von mir weisen. Natürlich kann ich nicht so tun, als hätte ich nur danebengestanden; alles, was damals passiert ist, war ein unmittelbares Resultat meines Tuns. Heute weiß ich das, und Du offensichtlich auch, weil Du schon seit über einem Jahr nicht mehr mit mir gesprochen hast.

Aber irgendwo muss ich schließlich anfangen. Warum also nicht bei dem Tag, nach dem nichts mehr wie früher war?

Es war ein Tag Ende Mai, und ich war außer mir vor Freude. Ich wollte so schnell wie möglich nach Hause, doch die Produktion zog sich ewig hin – der Kameramann war neu, und ich musste die Headlines x-mal einsprechen, bevor er es richtig hinbekam. Als wir die Abendnachrichten endlich im Kasten hatten, flitzte ich aus dem Studio.

Ich musste es ihm unbedingt erzählen.

Ich stellte mir vor, wie er reagieren würde. Die Kanzlei hatte gerade einen lukrativen neuen Klienten an Land gezogen, und Dein Vater war bis über beide Ohren mit Arbeit eingedeckt. Normalerweise ging er schon frühmorgens joggen, wenn ich noch im Bett lag, und kam erst spät aus dem Büro nach Hause. Damals gingen wir stets freundlich miteinander um, selbst wenn es bereits fast Mitternacht war und wir uns nicht mehr erinnern konnten, wann wir zuletzt so etwas Einfaches und Normales gemacht hatten, wie etwa zusammen das Geschirr abzuwaschen.

Das war natürlich alles vor Deiner Zeit. Diese Leichtigkeit, dieses Gefühl, wunschlos zufrieden zu sein – all das war lange vorbei, als sich Deine ersten Erinnerungen zu formen begannen. Aber glaub mir, Jenna, es gab eine Zeit, als es zwischen mir und Deinem Vater … ja, prima funktionierte.

Ich schwebte regelrecht durch unser Haus – durch die acht Zimmer und die Diele. In meinen kühnsten Träumen hätte ich nicht geglaubt, dass ich je in einer solchen Villa leben würde. An jenem Tag sehnte ich mich nach Wärme, nach Behaglichkeit. Ich wollte meine Seele zum Singen bringen, mein Hochgefühl ganz und gar auskosten. Ich legte frischen Lippenstift auf und toupierte mein dunkelbraunes dauergewelltes Haar, wie man es in den Achtzigern trug.

Und ich jubelte innerlich, weil sich meine Beharrlichkeit an jenem Morgen ausgezahlt und Stephen sein Versprechen gehalten hatte – er war rechtzeitig zum Abendessen zu Hause.

Stephen Walker strotzte nur so vor Lebenslust. Er war nicht groß, aber durchtrainiert, charismatisch, herzlich und redegewandt, hatte einen akkuraten Schnauzbart, der seine Worte noch zu unterstreichen schien. Und genau das hatte fünf Jahre zuvor mein Interesse an ihm geweckt: dass der dezente Oberlippenbart der Überzeugungskraft seiner Worte zusätzliches Gewicht verlieh.

Wie soll ich Dir erklären, was mich so zu ihm hinzog? Man könnte sagen, dass ich so eine Art Blumenkind war, das es mit fünfzehn nach Mount Gambier verschlagen hatte, in einem klapprigen bananengelben Kombi, zusammen mit Deinen Großeltern und unseren zwei Wellensittichen. Wie hätte ich Stephen, seinen Charme und sein souveränes Auftreten nicht unwiderstehlich finden können? Auf sein Geld hatte ich es nicht abgesehen, auch wenn mir das oft unterstellt wurde. Es gefiel mir, dass er nicht in das

Speditionsunternehmen seiner Eltern eingestiegen war, sondern sich entschlossen hatte, Jurist zu werden. Nein, Jenna, um Geld ging es mir nie. Das musst Du mir einfach glauben.

Als wir schließlich beim Abendessen saßen, lächelte Stephen und sagte: »Du verbirgst doch etwas vor mir. Was ist los?«

Ich zuckte zusammen.

Und dann sagte ich es ihm: »Ich bin schwanger.«

Und ab diesem Moment war nichts mehr so wie vorher.

Für heute will ich es dabei belassen. Aber es gibt so viel mehr, Jenna. Wenn ich nur wüsste, ob ich Dir je alles erzähle.

Ich schreibe Dir wieder.

Alles Liebe,
Mum

KAPITEL 3

Heute

1.

Es ist schier unerträglich, einer jener sengend heißen Sommertage, an dem sich alle Lebewesen nur noch mühsam dahinschleppen, sich der Körper wie gelähmt anfühlt und die Eukalyptusbäume ermattet ihre Blätter wie Kleidungsstücke abwerfen.

Fairlie hebt den Gazevorhang. Die Rasenflächen auf der gegenüberliegenden Straßenseite sind gelbbraun von der Dürre. Die Hitze dringt durch die Fensterscheibe. Der Ort liegt still da; auf der Straße ist kein Mensch, die Nachbarn haben sich in ihren Häusern verkrochen. Nicht dass in Penola sonst der Bär los wäre – fünf Minuten zu Fuß, dann hat man die zweispurige Hauptstraße hinter sich gelassen, die zum Highway zwischen Mount Gambier und Adelaide wird.

Henry kauert zu Fairlies Füßen, nimmt sich einen weiteren Buntstift und malt fröhlich vor sich hin. Zwischen dem Sofa und dem Fernseher liegen verschiedenfarbige Buntstifte. Yodel, inzwischen nicht mehr beleidigt, hockt auf einem ungefalteten Stapel Wäsche auf der Couch und blinzelt gleichgültig. Fairlies Blick fällt auf einen kometenförmigen Fleck auf dem Teppich, der sich vom Sofa fast bis in die Mitte des Zimmers erstreckt. Der Fleck ist erst ein paar Wochen alt und stammt von einer umgestoßenen Tasse Kaffee, als Jenna aus dem Zimmer gestürzt ist. Ein Schluchzer droht aus Fairlies Kehle zu dringen, und sie presst sich rasch die Hand auf den Mund.

Draußen fährt ein Wagen vor. Als er das Motorgeräusch hört, hält Henry inne und fragt hoffnungsvoll: »Mummy?«

Fairlie streicht ihm über den Kopf. »Nein, Schatz, das ist nicht Mummy.«

Die Haustür wird geöffnet, und Pattie Winters rundes Mondgesicht linst ins Wohnzimmer. »Vor der Tür steht ein Topf mit Saltimbocca und eine Maracuja-Torte.« Ihre Perlenkette klickert leise, als sie über die Schwelle tritt.

»Hallo, Mum«, sagt Fairlie und steigt über Buntstifte, Rosinenverpackungen und zusammengeknülltes Papier hinweg. »Anscheinend war Mrs. Soblieski mal wieder da.« Fairlie späht zur Haustür hinaus in den sonnendurchfluteten Innenhof. »Sonst klopft sie aber zumindest an.«

Pattie schleppt eine Einkaufstüte herein, die zum Bersten voll ist, und dann die duftenden Leckereien von Mrs. Soblieski.

»Das reicht ja für ein halbes Regiment!«, ruft Pattie.

»Allerdings«, gibt Fairlie abwesend zurück und lobt Henry überschwänglich für sein Meisterwerk. Die Tüte stellt sie auf die Arbeitsplatte.

Sofort macht Pattie sich daran, alles auszupacken. Reiscracker und Instantnudeln wandern in die Speisekammer, Milch, Käse, Eier und Toastbrot in den Kühlschrank.

»Danke«, murmelt Fairlie.

»Dad lässt dich grüßen«, sagt Pattie. »Er steckt bis über beide Ohren in Arbeit, aber sobald er ein bisschen Luft hat, kommt er auch mal wieder bei dir vorbei. Er muss sich gerade um ein paar unbefestigte Straßen in OB Flat kümmern. Der Wahnsinn hört offenbar nie auf.« Zerknirscht sieht sie Fairlie an. Dann richtet sie den Blick auf Henry und faltet die Hände – ehrerbietig sieht sie aus, als würde sie vor einem Kriegerdenkmal stehen. Ihre dünnen, von Sommersprossen und feinem Haarflaum bedeckten Arme heben sich deutlich von ihrem ärmellosen, geblümten Kleid ab. Obwohl sie 1961 geboren ist, strahlt sie die propere Gelassenheit einer Hausfrau aus den Fünfzigerjahren aus. Sie hat noch kein Pfund zu viel auf den Rippen. Einen Moment lang herrscht angespanntes Schweigen.

»Es tut mir leid, dass ich nicht schneller hier sein konnte«, sagt sie. »Ich habe mich wirklich beeilt.«

»Bisher lief eigentlich alles glatt«, erwidert Fairlie, während sie dem Kleinen zusehen, der Wäsche von dem Stapel auf dem Sofa auf den Boden zerrt. »Es ist ja noch nicht mal einen Tag her, und wahrscheinlich wartet er auf sie. Zuerst dachte ich, er würde mich für eine Fremde halten, aber er ist ziemlich zutraulich.« Sie senkt die Stimme. »Trotzdem fragt er immer wieder nach ihr.«

»Hat Ark sich inzwischen gemeldet?«

»Nein.« Fairlie seufzt. »Was soll ich ihm nur sagen?«

»Dem Kleinen?« Ihre Mutter runzelt die Stirn. »Gar nichts – das würde ich Ark überlassen. Ich kann es bloß …« Schockiert verstummt sie. »Ich fasse es immer noch nicht. Was hat sie sich nur dabei gedacht?«

Vor ihrem inneren Auge sieht Fairlie plötzlich Blut. Blut, das sich mit dem Wasser in einer Wanne vermengt. Jenna muss unbeschreibliche Schmerzen gehabt haben, als sie sich die Pulsadern aufgeschlitzt hat.

»Wer weiß«, sagt Fairlie. »Vielleicht hat sie sich gar nichts dabei gedacht.«

Henry stürzt auf den Kater zu, der wie ein geölter Blitz davonflitzt. Dann verschmiert er den Fernsehbildschirm mit seinen Patschhändchen. Fairlie nimmt die Fernbedienung und schaltet auf ABC2, wo *Peppa Wutz* läuft.

»Trotzdem frage ich mich«, sagt Pattie, »ob das wirklich so unerwartet kam?«

Wortlos blickt Fairlie ihre Mutter an.

»Es tut mir leid, Schatz, aber ich muss dir die Frage stellen«, fährt ihre Mutter fort. »Hast du je irgendein Anzeichen bemerkt, dass sie …«

Fairlie bekommt Gewissensbisse. »Nein«, sagt sie, aber es kommt ihr wie eine Lüge vor. »Nein«, wiederholt sie mit einem Anflug von Verzweiflung. »Auch wenn sie im letzten Jahr nur noch ein Schatten ihrer selbst war, hätte ich nie geglaubt, dass es so schlimm ist. Natürlich wusste ich, dass sie an manchen Tagen am Limit war – das Baby und dass Ark immer nur arbeitete. Aber …« Sie blickt zur Zimmerdecke und lässt die Schultern hängen. »Ich habe versagt.«

»Fairlie …«

»Ich hätte etwas unternehmen müssen, irgendwas.«

»Wie denn, wenn sie dir nichts gesagt hat?«, gibt Pattie zurück und sortiert die Wäsche. »Vielleicht …« Ihre Mutter hält inne, sieht sie eindringlich an. »Vielleicht war es ja eine Kurzschlusshandlung.«

»Ich glaube einfach nicht, dass sie so impulsiv war, verdammte Scheiße noch mal!«

»Fairlie!«

»Entschuldigung.«

Pattie nimmt ein Unterhemd und faltet es sorgfältig zusammen. »Jenna hat immer schon ein wenig dazu geneigt, alles zu überstürzen. Rational war sie nicht gerade.«

Fairlie zieht die Stirn in Falten. »Ich glaube eher, sie war …« Was? Einsam?

»Sie hat den Kontakt zu Evelyn abgebrochen und kein Wort mehr mit ihr gesprochen«, fährt ihre Mutter fort. »Dann hat sie den erstbesten Kerl geheiratet, der ihr über den Weg gelaufen ist, und du hast selbst gesagt, dass sie im vergangenen Jahr praktisch komplett abgetaucht ist.«

»Genug jetzt«, unterbricht Fairlie sie. »Ich werde Jenna

jedenfalls nicht verurteilen, nur weil wir nicht verstehen, was mit ihr los war. Tatsache ist, dass es ihr nicht gut ging und sich niemand um sie gekümmert hat.« Die Sofakissen geben ein beleidigtes Geräusch von sich, als Fairlie sich auf die Couch fallen lässt. »Wenn jemand schuld ist, dann doch diejenigen, die Jenna im Stich gelassen haben. Angefangen bei mir. Warum habe ich nur nicht gemerkt, wie verzweifelt sie war?«

»Weil sie dich sehr gernhatte.« Pattie weicht ihrem Blick aus und legt ein Handtuch zusammen. »Wenn sie das geplant hat, hättest du es als Allerletzte erfahren, weil du nämlich etwas unternommen hättest.«

»Es ist meine Schuld.«

»Von wegen. So was darfst du nicht mal denken.«

Henry fängt an zu quengeln. »Mummy«, sagt er mit einem sehnsüchtigen Blick zur Tür. »Wo ist Mummy?«

»Ist ja gut, ist ja gut.« Fairlie will ihn auf den Schoß nehmen, doch der Kleine wehrt sich und fängt an zu kreischen: »Nein! Mummy!«

Fairlie setzt ihn auf ihre Knie, murmelt beschwichtigende, leere Worte, die nur einem Zweck dienen: die Wahrheit zu verschleiern. »Mummy ist gerade nicht da«, sagt sie. »Keine Sorge, Daddy kommt bald.« Sie lässt Henry wieder los, worauf er von ihren Knien rutscht, zur Tür geht und zum Fenster hinaussieht, als wolle er sich versichern, dass Fairlie keine leeren Versprechungen gemacht hat.

Ein paar Sekunden lang herrscht Schweigen; das Unausgesprochene hängt bleischwer zwischen ihnen in der Luft. Dann öffnet Pattie den Mund, doch bevor die erste Silbe über ihre Lippen kommt, weiß Fairlie bereits, was sie sagen wird.

»Keine Mutter der Welt würde ihr Kind freiwillig im

Stich lassen«, erklärt Pattie. »Aber manchmal bleibt ihr nun mal keine andere Wahl.« Sie streicht ein zerknittertes T-Shirt glatt. »Manchmal können wir die Motive einer Mutter nicht verstehen und wollen sie vielleicht auch nicht gutheißen, aber wir sollten ihr vergeben. Außerdem ...« – Pattie tätschelt die Hand ihrer Tochter – »... entwickeln sich daraus zuweilen die wunderbarsten Sachen.«

Fairlie weiß nicht, ob sie lächeln oder sauer sein soll. »Jennas Selbstmord kann man wohl kaum mit meiner Adoption vergleichen.«

Ein undefinierbarer Ausdruck huscht über Patties Gesicht. Wüsste Fairlie es nicht besser, würde sie glauben, ihre Mutter hat Angst. Doch diesen Gesichtsausdruck sieht sie nicht zum ersten Mal. Es scheint, als halte ihre Mutter Zwiesprache mit einer inneren Stimme, als führe sie ein stilles Gespräch, das nicht für andere Ohren bestimmt ist.

Schließlich entspannt sich Patties Miene wieder, und sie lächelt Fairlie erschöpft an. »Wir haben immer versucht, dir gegenüber ehrlich zu sein«, sagt sie. »Aber es gibt immer Dinge, die uns verschlossen bleiben.«

Derart vage Weisheiten kennt Fairlie zur Genüge, und sie hakt nicht weiter nach. Sie breitet die Arme aus, und Henry klettert auf ihren Schoß. Er reibt sich die Augen mit den Fäustchen. Kekskrümel kleben in seinen Wimpern.

»Manchmal müssen wir eben einfach akzeptieren, dass Menschen bestimmte Entscheidungen treffen.«

»Schon klar.«

»Das Leben ist kompliziert. Menschen sind kompliziert.«

»Ja, ich weiß.«

»Manchmal bleibt einem nur ...«

»Mum«, fällt Fairlie ihr ins Wort. »Kannst du jetzt endlich damit aufhören?«

»Fairlie …«

»Jetzt hörst du mir mal zu!«, faucht Fairlie. »Was soll das Ganze? Weil ich dir leidtue, versetzt du dich ausnahmsweise mal in meine Lage?«

»Das habe ich immer getan.«

»Ach ja? Als könntest du dich in meine Hautfarbe versetzen! Ich bin schwarz, und ihr seid weiß!«

»Ich …« Pattie öffnet den Mund, schüttelt aber nur den Kopf.

»Ja, ich weiß schon. Ich sollte dankbar sein. Ich kann mich glücklich schätzen.«

»Das solltest du auch!« Ein scharfer Unterton hat sich in die Stimme ihrer Mutter geschlichen.

Seufzend lässt Fairlie den Kopf an die Sofalehne sinken. Ihre Unterhaltung ist beendet, wie ihre Mutter mit einem Nicken unterstreicht. Sie legt die gefaltete Wäsche beiseite und steht auf.

»Ich spüle jetzt erst mal ab. Der Abwasch steht da ja offenbar schon seit Wochen.« Im Vorübergehen beugt sie sich vor und küsst Fairlie auf die Stirn. Sie deutet auf den Kaffeefleck auf dem Teppich. »Du lieber Himmel, was ist denn da passiert?«

»Ich habe versehentlich ein Glas umgestoßen.« Fairlie wundert sich, wie leicht ihr die Lüge über die Lippen kommt.

Missbilligend sieht Pattie sie an. »Du hättest sofort Natron draufstreuen sollen.« Fairlie starrt auf den Fleck, als hielte er eine Antwort für sie parat, als könne er sie von ihren Schuldgefühlen befreien. Schließlich hat sie es versucht, oder? Aber Jenna hat sich einfach aus dem Staub gemacht.

»Es tut mir leid«, sagt ihre Mutter leise. Fairlie nimmt das Friedensangebot an und murmelt ihrerseits eine Entschuldigung. Pattie drückt ihre Schulter, streicht Henry über den Kopf und geht in die Küche.

Fairlie sinkt noch tiefer in das Sofa. Nie wieder wird sie Jennas ansteckendes Lachen hören, nie mehr werden sie wie aus einem Mund Sprüche aus Filmen zitieren oder der anderen das richtige Getränk hinstellen, ohne vorher fragen zu müssen. Während Henry sichtlich geknickt neben ihr sitzt und leise zu wimmern beginnt, fühlt sich Fairlie, als würde sich ein bodenloser schwarzer Abgrund vor ihr auftun.

O Gott, Jenna. Was hast du nur getan?

II.

Diffuses goldenes Spätnachmittagslicht fällt auf den Wohnzimmerteppich, als Fairlie endlich das Röhren von Arks Landcruiser hört.

Vierundzwanzig Stunden sind seit Jennas Tod vergangen. Fairlie hat die ganze Zeit auf Ark gewartet, den jammernden Henry auf dem Arm, der sich in seiner endlosen Verzweiflung an sie geklammert hat. Irgendwann hat sie sich gefragt, ob es in Wahrheit nicht sie ist, die sich an den Kleinen klammert, als könne sein Gewicht ihre Schuldgefühle wettmachen.

Jennas Mann geht in gebückter Haltung und mit düsterer Miene über den Hof, und am liebsten möchte sie ihn in die Arme nehmen und trösten. Doch gleichzeitig ist sie auf der Hut, blinder Hass erfüllt sie – ein Zwiespalt, der ihre Ängste noch weiter befeuert.

Fairlie öffnet die Tür und legt den Finger an den Mund, ehe Ark etwas sagen kann.

»Er ist gerade eingeschlafen«, flüstert sie. »Er war so unruhig, dass ich mich über eine Stunde zu ihm legen musste.«

Ark betritt das Wohnzimmer, scheint es fast ganz auszufüllen mit seiner Statur. Er wirft ihr einen Blick zu, taxiert sie mit seinen blauen Augen. Keine Frage, Ark Rudolph ist eine beeindruckende Erscheinung. Dennoch hat Fairlie nie wirklich verstanden, was Jenna in ihm sah. Er ist groß, aber kein echter Hüne. Kräftig und muskulös, aber kein Bodybuilder, allerdings ein Mann, der automatisch die Blicke auf sich zieht. Jetzt dagegen wirkt er völlig abgerissen in seinem verblichenen orangefarbenen T-Shirt, den Flipflops und dem ungekämmten Haar, das ihm in alle Richtungen vom Kopf absteht.

Fairlie lässt ihrer Wut freien Lauf, um wenigstens ihrer Trauer Luft zu machen. »Wo hast du gesteckt?«, zischt sie und stemmt die Hände in die Hüften.

»Meine Frau ist tot, da habe ich ja wohl das Recht, ein wenig zu trauern«, gibt er zurück.

»Du hast deinen Sohn allein gelassen, Ark!«

»Ich weiß.« Er sieht wirklich fertig aus. »Ich hab's einfach nicht ...« Er macht ein paar unsichere Schritte. Sein Blick wandert über die Buntstifte und die Kekse auf dem beigefarbenen Teppich, das Bücherregal mit den zerfledderten Taschenbüchern, bis er an der Wand hängen bleibt, die Küche und Wohnzimmer trennt. Dort hängen unzählige Fotos. Auf vielen ist Jenna abgebildet: jubelnd, ernst, lachend, mit zufriedenem Lächeln. Ein Selfie von ihnen beiden auf einer Düne im Coorong-Nationalpark, im Hintergrund der Südliche Ozean, der auf den Strand donnert. Wange an Wange, mit windzerzausten Haaren, blinzeln sie in die Kamera – ein unheimlicher voyeuristischer Blick in die Vergangenheit.

»Danke, dass du dich um ihn gekümmert hast«, sagt Ark. »Wo ist er?«

»Wie gesagt, er schläft. Aber …« – sie zögert einen Moment – »… meinst du nicht, wir sollten erst mal reden?« Sein hilfloser Blick trifft sie bis ins Mark, und sie verspürt plötzlich das Bedürfnis, seine Hand zu ergreifen. Ja, sie hat Mitgefühl, denn sie weiß selbst nur allzu genau, wie es sich anfühlt, auf einmal ohne Jenna dazustehen.

Er starrt sie an. »Worüber?«

»Ich möchte wissen, warum sie das getan hat.«

»Da gibt es nichts zu reden, Fairlie. Meine Frau ist gerade gestorben. Du verstehst sicher, dass ich nicht in der Stimmung für Diskussionen bin.«

Reglos steht er in der Mitte des Zimmers, nur seine linke Schulter zuckt unmerklich, hebt und senkt sich, als hinge sie an einem unsichtbaren Faden. Einmal hat sie Jenna gefragt, was es damit auf sich habe. Ein nervöser Tick? Eine alte Verletzung? Jenna hat bloß gelacht und gemeint, es halte ihn nicht davon ab, sein Ding durchzuziehen. Damals hat Fairlie sogar nachgehakt, doch Jenna hat nur gezwinkert und ist nicht weiter darauf eingegangen.

»Ich … ich hätte etwas merken müssen«, sagt Fairlie schließlich. »Vielleicht hätte ich ihr ja helfen können.« Sie hält den Blick gesenkt, und als ihr ein neuer Fleck auf dem Teppich – verschmierte Erdnussbutter – ins Auge springt, dreht sich ihr der Magen um. »Ich wünschte, sie wäre ehrlicher zu mir gewesen. Aber sie hat nichts gesagt.«

Es scheint, als wolle Ark etwas erwidern, doch dann gibt er nur ein leises Schnauben von sich.

»Wir hätten ihr helfen können«, fährt Fairlie fort, aber im selben Moment geht ihr auf, dass sie nur Klischees von sich gibt, die genauso gut aus einer Trauerbroschüre stammen könnten. Es frustriert sie, macht sie wütend. Sie wendet sich ab und lässt sich auf die Couch fallen. »Wir müssen es ihrer Mutter sagen. Wir müssen Evelyn anrufen.«

Er schweigt. Aus der Ferne ist das Kreischen eines Rosakakadus zu hören.

»Hätten wir uns vielleicht mehr um sie kümmern müssen? Ist es unsere Schuld?«

Ark antwortet nicht, und Fairlie überlegt, ob sie die Frage überhaupt laut gestellt hat.

»Nein«, sagt er dann. »Nein. Ich habe mir nichts vorzuwerfen.« Er schüttelt den Kopf. »Typisch Jenna, immer nur an sich selbst zu denken.« Ark tritt auf Fairlie zu. »Hör endlich mit diesem Schuldgefasel auf! Ich halte das nicht länger aus!«

»Wir wissen, dass es ihr nicht gut ging, und …«

»Und nein, ich rufe ihre Mutter nicht an. Hast du schon vergessen, was sie Jenna angetan hat?«

»Ich habe keine Ahnung, was zwischen ihnen …«

»Schluss jetzt!«, knurrt er. »Ich will nichts mehr hören. Lass mich einfach in Ruhe trauern, okay?«

»Ark, es tut mir leid. Ich weiß, wie schlimm das alles für dich ist.« Wieso entschuldigte sie sich jetzt auch noch bei ihm?

»Lass es bleiben«, sagt er mit flehentlicher Stimme. »Wenn du dich weiter selbst kasteien willst, von mir aus. Ja, und vielleicht solltest du dir tatsächlich mal ein paar ernste Fragen stellen, aber lass mich da raus. Meine Frau ist tot, wann kapierst du das endlich?«

»Sag mir nur eins: Hast du irgendetwas bemerkt?«

»*Du* vielleicht?« Seine Miene ist hart wie Glas.

Fairlie spürt, wie ihre Wangen glühen. »Sie hat nichts gesagt, außer dass ihr gestritten hättet. Sie war nur zwei Tage hier, dann ist sie wieder gefahren.«

Seufzend steckt Ark die Hände in die Hosentaschen. »Ich habe doch versucht, ihr zu helfen. Aber gegen ihre postnatale Depression war ich einfach machtlos.«

»Moment mal!«, stößt Fairlie hervor. »Ihre was!?«

Postnatale Depression? Fairlies Gedanken schweifen zurück. Szenen, Gespräche, Momentaufnahmen. Jennas Schwangerschaft war nicht einfach, und nach der Geburt hatte sie ein wenig Angst vor der neuen Aufgabe, aber auch nicht mehr als andere frischgebackene Mütter. Fairlie erinnert sich an so manche Unterhaltung beim Kaffee, Jennas SMS zu allen Tages- und Nachtzeiten und die üblichen banalen Facebook-Einträge.

»Sie war depressiv?«, wiederholt Fairlie mit dünner Stimme. »Sie hat zwar mal erwähnt, sie wäre beim Arzt gewesen, aber ...« Sie sieht ihn wieder an. »Sie hat gelacht, es abgetan. Sie wäre nur müde, und der Arzt würde ihr wegen jedem kleinen Wehwehchen irgendwas verschreiben. Und es stimmt, ich kenne den Arzt. Und deshalb habe ich nicht weiter ...« Fairlie verstummt.

Ark reibt sich über den Nasenrücken. »Fairlie, ich kenne meine Frau. Wir waren mehrere Jahre zusammen, wie du weißt.« Er tritt einen Schritt zurück und schaut sich um. »Danke, dass du auf Henry aufgepasst hast. Aber jetzt muss ich gehen. Henry und ich brauchen erst mal Zeit für uns. Zeit zum Trauern. Meine Familie unterstützt mich in dieser schweren Zeit.«

Wie bitte?, denkt Fairlie. Und das war's? Jenna begeht Selbstmord, Ark verschwindet und speist mich mit ein paar dürftigen Worten ab? Sie zögert. Der Kleine ist drüben im Gästezimmer völlig erschöpft in einen unruhigen Schlaf gefallen. Am späten Nachmittag, nachdem ihre Mutter auf Fairlies Drängen nach Hause zurückgefahren ist, hat Henry immer wieder frustriert zu weinen angefangen. Hat er sich nach der sanften Stimme seiner Mummy gesehnt, ihrem vertrauten Geruch, dem tröstlichen Pochen ihres Herzens?

Er darf Henry nicht mitnehmen.

Der Gedanke trifft sie mit der Wucht eines Hammerschlags, und Panik erfasst sie. Ark wird ihr Henry nehmen, ihre einzige Verbindung zu Jenna – das wird ihr jetzt klar, als stünde es auf seiner Stirn geschrieben.

Fairlie räuspert sich. »Brauchst du nicht noch … ein bisschen mehr Zeit für dich?«

»Nicht nötig, danke.«

»Äh«, stammelt sie. Wenn er den Kleinen mitnimmt, ist Jenna für immer fort – und du auf ewig allein. »Ich kann nachfühlen, wie schwer das alles für dich sein muss. Henry kann gern noch eine Weile bleiben, kein Problem.«

»Hör zu, Fairlie.« Er atmet tief aus. »Ich bin dir sehr dankbar, dass du dich um ihn gekümmert hast, während ich ein paar Kleinigkeiten in die Wege leiten musste. Ich möchte nicht, dass er mitbekommt, was passiert ist. Er ist noch ein Kind.«

Fairlie fragt sich insgeheim, was sie seiner Meinung nach den ganzen Tag getan hat. Mary Poppins gespielt?

»Jedenfalls muss ich jetzt los.« Plötzlich wirkt er größer als zuvor. »Meine Familie und ich brauchen Zeit zum Trauern, das verstehst du sicher.«

»Henry schläft drüben«, sagt Fairlie zögernd. »In Jennas altem Zimmer.«

Es bricht ihr das Herz, als Ark zurückkommt. Henry liegt schlafend an Arks Schulter, sein kleiner Körper ist völlig entspannt. Abermals verspürt Fairlie beim Anblick seines Gesichtchens einen Anflug von Panik.

»Also, bis dann, Fairlie«, sagt Ark. Er hält inne. »Wirklich, ich bin dir sehr dankbar.« Tränen treten ihm in die Augen.

Sie bringt es nicht über sich, etwas zu antworten. Stattdessen lächelt sie matt und hebt die Hand, als wolle sie nach dem Kind greifen, das in diesem Moment wie seine Mutter aussieht mit seiner sahnigen Haut, den halbmondförmigen Lidern mit den dichten dunklen Wimpern, dem kleinen, runden Kinn. Wie unschuldig er schläft. Mit ausgestreckter Hand steht sie da, als die Tür zugeht, und dann sind sie fort.

III.

Die Frau am anderen Ende hat einen ausgeprägten Akzent; im Hintergrund sind Stimmen und klingelnde Telefone zu hören.

»Könnte ich bitte mit Miss Winter sprechen?«

Diese verdammten Telemarketing-Typen. Fairlie steckt sich zwei Chips in den Mund. »Am Apparat«, sagt sie kauend.

»Ich rufe im Auftrag von Telstra an. Wegen der noch ausstehenden zweiundfünfzig Dollar und achtundneunzig Cent.«

»Oh, Mist. Scheiße. Tut mir echt leid.« Eigentlich tut es ihr kein bisschen leid. Sie dreht die Lautstärke des Fernsehers auf und mampft weiter.

»Bitte bezahlen Sie die Summe innerhalb der nächsten vierundzwanzig Stunden, sonst sehen wir uns bedauerlicherweise gezwungen, Ihr Handy zu sperren.«

»Okay, verstanden. Schönen Dank.«

Fairlie legt auf. Anschließend futtert sie die Chips in acht Minuten auf – ihr persönlicher Rekord.

IV.

Obwohl sie fast jeden Tag am Polizeirevier von Penola vorbeikommt, ist Fairlie noch nie dort gewesen. Es ist ein renovierter Altbau mit cremefarbenen Wänden, einem spitzen Dach und dem unverkennbaren blauweißen Schild über dem Eingang, sodass Autofahrer mit Bleifuß unwillkürlich vom Gas gehen.

Ihre Flipflops klatschen gegen ihre Fersen, und der Saum ihres Kleids streift ihre Knöchel. Ein schmaler, von Coleonema-Büschen gesäumter gepflasterter Weg führt zum Eingang. Ein Vogel scheint sie aus luftiger Höhe zu verspotten. Sie blickt zur Straße. Was wohl die Leute von ihr denken, die gerade vorbeifahren? Fairlie Winter, von den Cops mal wieder betrunken in der Öffentlichkeit erwischt? Oder: He, ist das nicht die Krankenschwester, die mir neulich den Arsch abgewischt hat, als ich mit Magen-Darm-Grippe im Krankenhaus lag? Tja, Schwestern sind wohl auch nicht mehr das, was sie mal waren. Oder, was wahrscheinlicher war: Die arme Fairlie – ihre beste Freundin hat sich umgebracht, wie man hört.

Auf dem Revier ist es still, es riecht nach Papier, Klimaanlage und gestärkten Hemden. Ein junger Beamter mit Hakennase und rötlicher Nasenspitze kommt zum Empfangstresen. »Kann ich Ihnen helfen?«

»Detective Dallas Morgan hat mich gebeten vorbeizuschauen«, sagt Fairlie.

»Und Sie sind?«

»Fairlie Winter.«

»Erwartet er Sie?«

Nervös tritt sie von einem Fuß auf den anderen, als hätte sie ein Verbrechen begangen. »Ich denke schon.«

»Okay, nehmen Sie bitte kurz Platz.« Er verlässt den Raum, und Fairlie setzt sich auf einen rissigen Kunstledersessel. Schweiß läuft ihr den Rücken hinab, und sie zupft an ihrem Kleid.

Postnatale Depression. Die Worte verfolgen sie, seit Ark sie gestern ausgesprochen hat. Wie oft hat sie Jenna in den letzten Monaten am Telefon, beim Kaffeetrinken, spätabends, wenn Ark nicht da war, versichert, dass sie nichts falsch machte? Wie oft hat sie die Stirn gerunzelt, wenn Jenna wieder einmal erzählte, was Ark ihr gerade während eines seiner Wutausbrüche an den Kopf geworfen hat? »Henry ist gesund, es ist völlig normal, sich auch mal müde zu fühlen, du machst alles richtig.« All das hat sie Jenna so häufig gesagt.

Aber ihr Zustand schien sich rapide verschlechtert zu haben.

»Fairlie.« Detective Dallas Morgans Stimme reißt Fairlie aus ihren Gedanken. Sie springt auf und ergreift seine ausgestreckte Hand. Irgendwie kommt ihr der Polizist heute entspannter, umgänglicher vor. Vielleicht liegt es an der Umgebung.

»Kommen Sie«, sagt er. »Wie geht es Ihnen?«

Der Detective lächelt sie warm und mitfühlend an, und ein Kloß bildet sich in ihrem Hals. Gestern hat er neben Ark gestanden und zugesehen, wie Jennas Leiche abtransportiert worden ist. Er hat sich um sie gekümmert, als ihr in Jennas Küche schwarz vor Augen wurde, und nicht einmal mit der Wimper gezuckt, als sie sich übergeben musste.

»Danke, dass Sie gleich hergekommen sind.« Er hält ihr die Tür auf. »Es wird nicht lange dauern.«

Fairlie folgt Detective Morgan durch einen Korridor. Am

Rücken ist sein Hemd leicht zerknittert, und er belastet sein rechtes Bein nicht richtig, als hätte er ein steifes Knie, doch es scheint ihn nicht zu beeinträchtigen: Seine Schritte sind sicher und zielbewusst. Er führt sie in ein kleines, beengtes Zimmer am anderen Ende des Flurs.

»Nehmen Sie Platz«, sagt er und setzt sich ihr gegenüber hinter den Schreibtisch. Rechts von ihm steht ein großer Aktenschrank, auf dem Schreibtisch stapeln sich Berge von Unterlagen. An der Wand hängt ein mit Buntstiften gemaltes Bild eines Polizeitransporters.

Fairlie deutet auf das Bild. »Ist das von Ihren Enkeln?«

»Nein.« Er lächelt. »Das haben ein paar Schulkinder für mich gemalt. Enkel habe ich noch keine.«

Der Detective fragt sie zunächst nach ihrem vollen Namen, nach Alter, Adresse und Familienstand, und alles beginnt so harmlos nach Schema F, dass sie die nächste Frage völlig unvorbereitet trifft.

»Erzählen Sie mir bitte von Ihrem Verhältnis zu Jenna.«

Fairlie starrt ihn an. Er mustert sie kurz durch seine Lesebrille, die Finger über der Computertastatur. »Ich kenne sie schon mein ganzes Leben«, antwortet sie. Dallas Morgan nickt freundlich lächelnd und beginnt zu tippen, während sie sechsundzwanzig Jahre in ein paar knappen Sätzen zu fassen versucht. »Unsere Mütter waren schon Freundinnen, als wir noch nicht geboren waren. Wir sind nur ein paar Häuser voneinander aufgewachsen.«

Der Detective sieht sie an. »Schön, wenn man so nah bei seiner Freundin wohnt.«

Fairlie blinzelt verzweifelt, fest entschlossen, unter keinen Umständen in Tränen auszubrechen. »Wir wohnten hundertvierzehn Schritte voneinander entfernt, und noch weniger, wenn wir die Abkürzung durch den Garten der Millers genommen haben, aber Mrs. Miller mochte das nicht – sie sagte, wir würden ihre Chihuahuas erschrecken.« Der Detective hat aufgehört zu tippen, hört ihr mit ehrlichem Interesse zu. »Aber wir wussten, dass es gar nichts mit den Hunden zu tun hatte. Denn Mrs. Miller hatte uns mal dabei erwischt, wie wir über ihre Monsterunterwäsche gelacht haben, die zum Trocknen an der Wäscheleine hing.« Sie errötet, weil ihr siedend heiß einfällt, dass sie mittlerweile so ziemlich die gleichen Übergrößen trägt – womöglich die karmische Quittung dafür, dass sie damals ein paar von Mrs. Millers Riesenschlüpfern geklaut hat. An jenem Tag hatte sie sich mit ihrer Mutter gestritten und wollte ein richtig böses Mädchen sein, etwas tun, um wahrgenommen zu werden, nachdem eine Lady im Einkaufszentrum sich zu ihr heruntergebeugt und »Du bist aber ein süßes Schokobaby!« geflötet hatte. Und die achtjährige Fairlie, die definitiv kein Kleinkind mehr und schon gar kein Praliné war, hatte eine Antwort heraustrompetet, die der Dame die Schamesröte ins Gesicht getrieben hatte, ehe sie entsetzt geflohen war.

»Wir sind zusammen zur Schule gegangen«, erzählt Fairlie weiter, »und dann aufs College. Außerdem haben wir ungefähr ein Jahr zusammengewohnt, hier in Penola, bevor sie Ark kennengelernt hat. Und dann …« Sie verstummt.

»Sie waren also sehr eng befreundet.«

»Ja«, erwidert Fairlie. »Das kann man wohl so sagen.« Sie senkt den Blick wieder auf ihre krampfhaft verschränkten Hände.

»Wann haben Sie Jenna zuletzt gesehen?«

Klar. Die Frage musste ja kommen. Die Schuldgefühle umschließen wie eine Faust ihre Eingeweide, drohen sie innerlich zu zerreißen.

»Vor ein paar Wochen.«

»Und wie ging es ihr da?«

Was soll sie antworten? Wenn sie mit der Wahrheit herausrückt, kann sie gleich ihre Mitschuld einräumen. Als wäre sie zusammen mit Jenna in dem Badezimmer gewesen und hätte ihr persönlich die Rasierklinge gereicht. Ihr Magen krampft sich noch mehr zusammen. »Wir hatten uns schon lange nicht mehr gesehen«, sagt sie ausweichend.

»Wieso nicht?«

»Sie hatte immer irgendwelche Ausreden parat – entweder war etwas mit Henry oder irgendwas mit Ark.«

»Was glauben Sie, warum sie die Ausreden vorgeschoben hat?«

»Ich habe keine Erklärung dafür.«

»Aber noch mal zurück«, sagt Detective Morgan. »Als Sie Jenna zuletzt gesehen haben, in welcher Verfassung war sie da?«

Fairlies Gedanken überschlagen sich. Anfangs hat sie gar nicht richtig gemerkt, wie Jenna ihr allmählich fremd geworden ist. Im Lauf der Jahre hat Fairlie immer wieder überlegt, an welchem Punkt Jenna nicht mehr … die alte Jenna war. Wann ist aus der Frau, die einer Horde hinter ihr her pfeifender Kerle den Stinkefinger gezeigt hatte, die Jenna geworden, die Arks Hand umklammert hielt und treu zu ihm aufblickte?

An dem Tag, an dem sie Ark in dem Pub begegnet ist.

Unwillig schüttelt Fairlie den Kopf. War das seltsam unbehagliche Gefühl, das sie von Anfang bei Ark hatte, letztlich nicht ein Zeichen ihrer Eifersucht, weil sie Jenna nicht loslassen wollte? War es nicht auch ihr Fehler, dass ihre beste Freundin sich immer weiter von ihr entfernt hat? Konnte sie sich womöglich nicht damit abfinden, dass Jenna nicht mehr ihre Jugendfreundin, sondern nun Ehefrau und Mutter geworden war?

Und als Jenna erst vor ein paar Wochen nach ihrem Streit das Haus verlassen hat ... was hat Fairlie getan, um sich wieder mit ihr zu versöhnen? Nichts, rein gar nichts. Kann sie das dem Polizisten anvertrauen, ihm beichten, dass sie nichts unternommen, sich letzten Endes wie eine Unbeteiligte verhalten hat, obwohl sie genau spürte, dass etwas nicht stimmte? Und davon abgesehen, will sie wirklich Jennas Andenken beschmutzen? Wenn sie die Wahrheit erzählt, wird dies unweigerlich sein Bild von Jenna beeinflussen. Sie weiß genau, der Detective wird traurig nicken. Armes Mädchen, eine weitere psychisch Kranke, die in die Statistiken eingeht.

»Es ging ihr gut.« Fairlie blickt dem Beamten in die Augen und lügt. »Sie war glücklich.«

Der Detective dankt ihr, und als er die Befragung für beendet erklärt, weiß Fairlie bereits, was in seinem Bericht an die Gerichtsmedizin stehen wird – dass Jenna Rudolph sich an einem sonnigen Donnerstag im Sommer in ihrem Badezimmer eingeschlossen, die Arme bis zu den Ellbogen mit geradezu chirurgischer Präzision aufgeschlitzt und Selbstmord begangen hat.

Als er sie zum Ausgang bringt, sagt Dallas Morgan: »Es tut mir leid, Fairlie, wirklich leid.«

Seine Worte treffen sie aus heiterem Himmel, ebenso sein Blick. Er sieht drein, als wisse er, was in ihr vorgeht. Als würde er tatsächlich mit ihr fühlen.

»Ja.« Fairlie schüttelt ihm die Hand. »Mir auch.«

Er hält ihre Hand einen Moment fest, ehe er sie loslässt. »Passen Sie auf sich auf.«

Sie wartet, bis sie draußen im Sonnenschein steht, ehe sie sich über das Gesicht wischt, weil ihr die Tränen über die Wangen laufen.

Liebe Jenna,

ich habe Dir nie erzählt, wann und wo ich die Teetassen gekauft habe. Du weißt schon, die Tassen, die oben im Flur auf der Kommode stehen. Als Kind wolltest Du immer daraus trinken. Und das haben wir bei besonderen Gelegenheiten ja auch getan, zum Beispiel, als wir zu Deinem Geburtstag unter der großen Eiche gepicknickt haben.

Sie stammten aus einem neuen Laden, der in einer kleinen Nebenstraße der Commercial Street eröffnet hatte. Er gehörte einer Frau, die zuvor zwanzig Jahre lang ein Damenbekleidungsgeschäft gehabt und die vornehmsten Ladys von Südaustralien ausstaffiert hatte. Ihr Mann hatte sie wegen einer sehr viel jüngeren Frau, einer Kindergärtnerin, verlassen, und die Scheidung hatte sie eine Menge Geld gekostet, weshalb sie ihr Geschäft schließen musste. Und so stand ich nun in ihrem neuen, viel kleineren Laden zwischen Duftkerzen, Glasfigürchen und affigen Damenhüten und empfand Mitleid mit ihr, weil dem Ganzen der Hauch eines Skandals anhaftete. Und wer wusste schon, ob alles stimmte, was man sich so erzählte? Aber das spielte keine Rolle. Die Leute kamen in den Laden, aber nicht nur, um zu stöbern, sondern vor allem in der Hoffnung, irgendetwas Neues zu erfahren, das sie dann weitertratschen konnten. So läuft das eben hier in unserem Städtchen, so sind Menschen eben – alle sind neugierig, gequatscht wird immer, und Privates ist alles andere als heilig, vor allem, wenn jemand bekannt oder erfolgreich ist.

Aber das weißt Du ja längst.

Und dann fiel mir etwas ins Auge. Eine Teetasse mit einem wunderschönen Motiv: einem Engel, der sich auf einer roten Rose ausruht. Das Bild war kunstvoll ausgearbeitet; eine fein schimmernde, goldene Umrandung schmückte die Flügel. Ich stellte mir vor, wie ich bei der Arbeit aus der Tasse trinken, den Cherub, der auf den Blütenblättern thronte, immer wieder ansehen würde, als wäre das ganze Leben ein Traum aus Rosen.

Die Inhaberin des Ladens war um die sechzig. Zwar kannte ich nicht mal ihren Namen, geschweige denn den ihres Exmanns, trotzdem flackerte ein Bild vor meinem inneren Auge auf: junge, feste, geschmeidige Schenkel, die sich um die Hüften eines Mannes schlangen, der seiner Frau das Herz gebrochen hatte.

»Die Tasse gefällt Ihnen?«, fragte sie. »Wir haben auch passende Teller dazu, in drei verschiedenen Größen.« Sie strahlte mich an. »Ich mache Ihnen einen Sonderpreis. Suchen Sie sonst etwas Bestimmtes?«

Im selben Moment ging mir auf, dass ich nicht wusste, was ich auf diese Frage antworten sollte, in der so viel mehr mitschwang, auch wenn sie das natürlich nicht beabsichtigt hatte. Ja, wonach suchte ich eigentlich? Und, noch wichtiger, wann wusste ich, dass ich es gefunden hatte?

Stephen war außer sich vor Freude gewesen, als ich ihm erzählt hatte, dass ich schwanger war. Er hatte übers ganze Gesicht gestrahlt und sich auf seine typisch reservierte Art gar nicht mehr eingekriegt, dass er Vater wurde. Er machte mir sogar erneut einen Heiratsantrag und lachte, als ich wie üblich zögerte. Damals verstanden die meisten Leute – speziell hier in unserer kleinen Stadt – diese Einstellung nicht, aber mir hat nie eingeleuchtet, weshalb man dieses Blatt Papier brauchte, eine Urkunde, die letztlich keinen Unterschied macht. Auch jetzt empfinde ich einen Anflug von Trauer, wenn ich an seine vielen Heiratsanträge und meine zärtlichen Zurückweisungen denke, weil du dieses verspielt-liebevolle Geplänkel zwischen Deinem Vater und mir nie erlebt hast. Es wird mir immer in der Seele wehtun, dass Du uns nie so kennengelernt hast, wie wir damals waren.

Aber gerade weil Dein Vater so außer sich vor Freude war, fühlte ich mich derart beklommen, als ich in dem Laden stand.

Ich hatte Angst, Jenna – was würde passieren, wenn alles in die Binsen ging?

Ich deutete auf die Teetasse mit dem Engel und die dazugehörigen Teller und sagte der Inhaberin, dass ich alles nehmen würde. »Das ganze Service.«

Als ich das Geschäft verließ, spürte ich den Blick der Frau im Rücken. Jetzt hatte sie etwas zu tratschen: Die Channel-8-Nachrichtenmoderatorin Evelyn Francis war heute bei mir im Laden und hat satte zweihundert Dollar für Teetassen ausgegeben! Ihre Freundinnen würden kichern und sich garantiert fragen, ob ich mir meinen Tee überhaupt selbst zubereitete oder ob ein Dienstmädchen das für mich erledigte. Mit der Gerüchteküche in unserer Kleinstadt war das so eine Sache. Sie konnte sich durchaus zu meinem Vorteil auswirken, doch meist ging mir das Gerede einfach nur auf die Nerven.

Doch selbst jetzt frage ich mich, ob Du mir das überhaupt glaubst.

Ich ging in ein nahe gelegenes Café und setzte mich an einen Fensterplatz. Ich nahm die Tasse mit dem Engel aus dem Karton mit dem Teegeschirr, stellte sie auf den Tisch und bat die Kellnerin, mir darin einen Cappuccino zu servieren. Ich sah ihr hinterher, wie sie zum Tresen ging und einer Kollegin etwas ins Ohr flüsterte, worauf beide

Frauen kurz in meine Richtung sahen und dann grinsend die Teetasse betrachteten.

Plötzlich hörte ich seine Stimme.

Wie soll ich Dir nur erklären, Jenna, was diese Stimme in mir auslöste? Dir begreiflich machen, was es für ein Gefühl ist, wenn man einerseits am liebsten vor Freude in die Luft springen, sich aber andererseits am liebsten in einem dunklen Loch verkriechen würde?

Hast Du Dich schon einmal so gefühlt? Wahrscheinlich nicht. Natürlich willst Du von mir keine mütterlichen Ratschläge, aber glaube mir eins, Schatz: Liebe sollte frei, ehrlich und offen gelebt werden, und genau so eine Liebe wünsche ich Dir. Wenn Du Deine Liebe verbergen, gegen sie ankämpfen musst, schmerzt sie am Ende nur noch.

»Musst du nicht bei der Arbeit sein?«, fragte ich.

»Und du?«

»Recherche«, erwiderte ich. »Die Kaffeepreise in den Cafés sind mittlerweile um fünfhundert Prozent gestiegen.«

Als er sich setzte, spürte ich den Blick der Kellnerin in meinem Rücken, als sie an den Tisch trat und die Engelstasse mit dem Cappuccino vor mich hinstellte. Auf der Untertasse lag ein Stück Zimtkuchen. Als ich sagte, dass ich keinen Kuchen bestellt hatte, antwortete sie, der ginge aufs Haus, und deutete mit einer Kopfbewegung zur Küche, von wo aus mir ein Mann freundlich zuwinkte.

Im selben Moment bemerkte ich eine Gruppe von Jugendlichen an einem anderen Tisch, die mein Gegenüber mit abfälligen Blicken bedachten. Einer von ihnen zischte leise zwei Worte: Dreckiges Schwein.

Mir wurde schlecht. Ich schob ihm das Stück Kuchen hin und fragte, warum er eigentlich hier sei.

Er lachte leise und entblößte seine makellos weißen Zähne, doch in seinen hinreißenden dunklen Augen lag ein kummervoller Ausdruck.

»Die Leute starren uns an«, sagte ich.

Er nickte, stand auf und legte kurz die Hand auf meine Schulter, und ich konnte nur mit Mühe widerstehen, meine Wange an seinen Handrücken zu schmiegen, während er mir sanft über den Nacken strich.

Er biss in den Zimtkuchen, als er hinausging. Die Jugendlichen zogen Grimassen hinter seinem Rücken.

Und dann war ich wieder allein mit dem Engel auf meiner Tasse und dem nutzlosen Rest des Teegeschirrs.

Ich überfliege die Zeilen noch einmal und hoffe, Du verstehst, worum es mir geht, Schatz. Um das Warum.

Bis demnächst und

Alles Liebe
Mum

KAPITEL 4

Damals

1.

Ark kniete sich zwischen den Rebstöcken hin und grub mit den Fingern in der Erde. Nach dem langen, trockenen Sommer hatten die einst so grünen Blätter ein stumpfes Braun angenommen, der herbstliche Rotton kam später. Eine kühle Brise ließ die Reben erzittern, blies Jenna das Haar aus dem Nacken.

»Hier.« Ark hielt ihr ein Häufchen roter Erde hin, die durch seine Finger wie Sand in einer Sanduhr rann. »Riech mal.«

Jenna musterte ihn verblüfft, ehe sie flüchtig daran roch.

»Na, was ist das für ein Duft?«, neckte er sie. »Versuch's noch mal. Saug ihn richtig tief in die Lungen. Und, kannst du es riechen?«

Jenna richtete sich auf und rieb sich die Nase. »Na ja, irgendwie riecht es nach Erde«, sagte sie zögernd. »Was meinst du?«

Ark leckte an seinem Zeigefinger und presste ihn auf seine mit Erde verschmierte Hand. »Mach den Mund auf.«

»Was?!« Lachend wehrte sie seine Hand ab. »Soll ich das etwa essen?«

»Los, mach schon.« Grinsend hielt er ihr den dunkelrot verfärbten Finger hin. Er leckte ihn ab und fuhr sich über die Lippen. »Los«, sagte er sanft und ließ die Erde in seiner anderen Hand auf den Boden rieseln. Dann ergriff er ihre Hand und führte sie an seine Lippen.

»Terra rossa«, sagte er. »So heißt ›rote Erde‹ auf Italienisch. Und jetzt probier mal.«

Jenna stockte der Atem, als er ihr die Fingerspitze auf die Lippen legte. Sie öffnete die Lippen und hatte plötzlich einen metallischen Geschmack im Mund.

»Es …« Sie lachte unsicher. »Es schmeckt irgendwie rostig.«

»Genau.« Er nickte. »Die Erde ist rostig.«

Sie wischte sich mit dem Handrücken über den Mund. »Wirklich?«

»Ja, gewissermaßen.« Er machte eine ausladende Geste und beschrieb einen Bogen. »Die Reben hier wachsen auf Ton-Kalkstein-Boden, der ideal für Cabernet-Sauvignon-Trauben ist, und diese Böden neigen zur Oxidation, also bildet sich Rost in der Erde, daher auch die auffällig rote Färbung.«

»Verstehe.« Jenna nickte und presste den Mund zusammen, da sie immer noch Erde zwischen den Zähnen hatte. »Und da ist unser Essen drin?« Sie deutete auf die Kühltasche zu seinen Füßen.

»Nein.« Zärtlich küsste Ark ihr die letzten Überreste Erde von den Lippen. »Da habe ich etwas Schmackhafteres im Sinn. Komm. Es ist nicht mehr weit.«

Er nahm ihre Hand und schwang beim Gehen sanft ihren Arm hin und her. Trockene Grasstoppeln knirschten unter ihren Füßen, und die Rebenranken strichen über ihre Schultern.

»Was für ein wunderschönes Anwesen.« Jenna wandte sich um und ließ den Blick über die sanft ansteigenden Hügel mit den Weinstöcken schweifen, deren rot-goldene Blätter in der von Nordost kommenden Brise raschelten.

Ark blinzelte. Die Sonne tauchte sein Gesicht in ein goldenes Licht. »Manchmal vergesse ich die Schönheit um mich herum. Gut, dass du mich daran erinnerst.«

Vorsichtig setzte Jenna einen Fuß vor den anderen, um nicht ins Stolpern zu geraten. Sie ignorierte die Stimme in ihrem Kopf, die sie fragte, wie blind sie gewesen war. Stattdessen konzentrierte sie sich auf Arks Stimme, spürte die Reben, die ihre Ellbogen streiften, betrachtete die bernsteinfarbenen Wolken am Horizont. Während sie den Hügel erklomm, kam es ihr so vor, als ließe sie ihr altes Leben Schritt für Schritt hinter sich. Sie ermahnte sich, ihre Gedanken auf das Hier und Jetzt zu richten, wo sie endlich Zuflucht finden würde.

»Ich bin Workaholic«, sagte Ark. »Ich kann gar nicht anders, sondern will jeden Tag aufs Neue sehen, was ich mir erarbeitet habe, verstehst du?« Ein Schauder ergriff sie, als er ihre Hand drückte. »Als ich ein Kind war, war mein Vater hier der Boss. Er hat mit eiserner Faust regiert, anders kann man es kaum sagen. Wenn ich meinen Teller nicht aufgegessen hatte, zu einem Freund wollte oder eine Fünf in der Schule bekommen hatte, konnte ich mich auf etwas gefasst machen. Jetzt habe ich endlich meine Freiheit, kann tun und lassen, was ich will.«

Jenna hatte ihn noch nie so nachdenklich gesehen.

»Grandma wollte, dass ich etwas Produktives mit meiner Erbschaft anstelle«, sagte er. »Und als ich dann dieses Anwesen entdeckt habe, wusste ich sofort, welchen Traum ich mir erfüllen würde. Außerdem«, er grinste schief, »erinnerte mich zu Hause doch nur alles an meinen Vater.«

»Mochtest du ihn nicht?«

»Doch, schon«, erwiderte er rasch. »Aber ich wollte mein eigenes Leben führen, etwas Eigenes aufbauen. Meine Mum jammert zwar immer, dass ich so weit weg wohne, aber …« Er schwieg einen Moment. »Irgendwann war der Punkt erreicht, an dem ich sie einfach nicht mehr …«

»Was?«

»… ertragen konnte.«

»Warum?«

»Versteh mich nicht falsch, sie ist eine tolle Frau«, sagte er. »Intelligent, fleißig, und sie hat sich immer rührend um uns gekümmert. Sie hätte alles, absolut alles für uns getan. Aber ich musste die Initiative ergreifen, sonst hätte sie mich niemals gehen lassen. Sie kann eine ziemliche Glucke sein. Mein Dad ist manchmal reichlich grob mit ihr umgesprungen. Er hat erwartet, dass alle strammstehen. Er konnte …« – er suchte nach dem richtigen Wort – »…ziemlich rücksichtslos sein. Besonders ihr gegenüber.«

»Haben sich deine Eltern oft gestritten?«, fragte Jenna. An ihren eigenen Vater hatte sie schöne Erinnerungen, auch wenn sich ihre Eltern getrennt hatten, als sie noch sehr klein gewesen war.

»Von wegen.« Ark lachte. »Mum hätte kein Widerwort riskiert.«

Abrupt blieb Jenna stehen. »Aber er hat sie doch nicht geschlagen, oder?«

Ark warf ihr einen Blick von der Seite zu. »Er hat keine Frauen geschlagen, sondern war eine Seele von Mensch. Und vor uns Kindern hat er sich sowieso meistens zusammengerissen. Erst später hat sie mir erzählt, dass er recht ungemütlich werden konnte. Er hat sie vielleicht ein paar Mal hart angefasst, aber das war's auch schon. Ob du es glaubst oder nicht, ich hatte eine schöne Kindheit.«

Sie wartete, dass er mehr erzählen würde, doch er schien sich in sich zurückgezogen zu haben.

Jenna wusste nicht, was sie sagen sollte, und drückte nur schweigend seine Hand.

Ein seltsamer Ausdruck trat in seine Augen. »Bleib genau

so stehen.« Er stellte die Kühltasche ab und zog sein Handy aus der Tasche. »Wie die Sonne dein Haar zum Leuchten bringt – du bist einfach wunderschön.«

Der Auslöser klickte, und Jenna lachte verlegen. Spielerisch verpasste sie ihm einen Schubs, nahm die Kühltasche und marschierte weiter den Hügel hinauf.

»Bis zum Ende der Reihe?«, rief sie.

»Ja, da oben. Toller Platz zum Ausruhen.« Er stieß einen Pfiff aus. »Wow! Aus der Perspektive siehst du absolut umwerfend aus!«

Die Röte stieg Jenna in die Wangen, und sie verfiel in Laufschritt, als das Ende der Rebstöcke in Sicht kam. Ein paar Grasschlüpfer tschilpten empört. Als sie den Hügelkamm fast erreicht hatte, blieb Jenna stehen und zog eine Grimasse. Die Brise trug den süßlichen, unverkennbaren Gestank von Tod und Verwesung zu ihr herüber.

»O Gott.« Sie wandte sich um. »Ich fürchte, wir müssen uns einen anderen Platz suchen.«

Ark holte sie ein. »Was ist los?«, rief er grinsend.

»Wir müssen uns einen anderen Platz suchen«, wiederholte sie lauter und wedelte unter ihrer Nase herum, als ein erneuter Schwall des Gestanks zu ihr herüberwehte. »Da liegt offenbar ein totes Känguru oder so!«

Ark wurde schlagartig kreidebleich.

Jennas Lächeln erstarb. Sie trat auf ihn zu. »Ark?«

Er ließ die Kühlbox fallen und taumelte ein paar Schritte zurück. Seine weit aufgerissenen Augen irrten ziellos umher.

»Was ist passiert?«

»Ich …« Er rang nach Luft. »Ich kann nicht.«

»Was ist denn los?« Stirnrunzelnd folgte sie seinem Blick, während ihr das Herz bis zum Hals schlug. Hatte er eine Schlange gesehen?

»Verdammt!«, krächzte er und griff sich an den Hals, immer noch rückwärts taumelnd.

»Ark? Stimmt irgendwas nicht?«

Er stolperte über einen Stein, fiel auf ein Knie und rappelte sich wieder auf.

»Hey!« Sie stürzte zu ihm, legte ihm besorgt die Hand auf den Arm. Ark war schweißnass.

»Es tut mir leid«, keuchte er panisch. »Ich muss zurück.«

*

In Arks Haus war es dunkel und kühl; draußen schwand bereits das Licht. Obwohl er abwinkte und sich über sie lustig machte, führte Jenna ihn ins Wohnzimmer, wo er sich mit einem übertriebenen Seufzer auf das Sofa fallen ließ.

»Ich hole dir erst mal ein Glas Wasser«, sagte sie. »Bleib einfach sitzen, okay?«

Er hob die Hände. »Mit gelernten Krankenschwestern sollte man wohl lieber nicht diskutieren.«

Der Klang ihrer Schritte wurde vom Läufer in der großen Diele verschluckt. Das matte Licht fiel durch das Fenster auf die alte Keramikspüle und die Arbeitsplatte aus Granit. Sie öffnete die Schränke, fand Gläser und füllte eins mit Leitungswasser, während sie aus dem Fenster sah. Rostrote Gehplatten führten über den bewässerten Kikuyu-Rasen hinab zu einer Reihe von hoch aufragenden Roten Eukalyptusbäumen. Die mächtigen hellbraunen Stämme trennten den Garten von den vorderen vierzehn Hektar Syrah- und Cabernet-Rebstöcken, die sich zwischen dem Highway und dem Haus erstreckten. Abendliche Schatten lagen auf dem Rasen. Jenna ließ den Blick durch die Küche schweifen, und sie überlief ein Frösteln, als sie sich vorstellte, hier auf dem

Anwesen zu leben ... wie es wohl wäre, wenn ihre eigenen Fotos an der Wand hingen, wo die Lücken der vor nicht allzu langer Zeit entfernten Bilder wie fehlende Zähne in einem aufgerissenen Mund klafften. Sie sah sich selbst, wie sie auf einem der Stühle mit den hohen Lehnen am Tisch saß und frühstückte. In den riesigen Zimmern, hinter den soliden Mauern würde sie frei sein.

Aber frei wovon? Ihren Schuldgefühlen? Dem unerklärlichen Kribbeln unter der Haut, das sie so quälte?

Jenna schluckte, stellte das Wasserglas auf die Arbeitsplatte und wischte sich die feuchten Hände an ihrer Jeans ab. Dann wandte sie sich vom Fenster ab und eilte zurück ins Wohnzimmer.

Ark saß auf dem Sofa und hatte den Kopf in die Hände gestützt. Unter den kurzen Ärmeln seines T-Shirts zeichneten sich seine Muskeln ab; rote Erde klebte am Saum seiner Jeans. In der Diele stand die Kühltasche mit ihrem Picknick – Beinschinken, frisches Weißbrot, Kartoffelsalat und eine Flasche trockener McLaren Vale Semillion.

Als er sie hörte, richtete er sich auf, wischte sich die Nase und schniefte.

»Alles okay?«, fragte sie.

»Ja.« Seine Fingerspitzen strichen über ihre Hand, als sie ihm das Glas reichte. »Tut mir leid«, sagte er. »Du lieber Himmel ...« – er lachte leise – »... wie peinlich.«

»Halb so wild. War das eine Panikattacke?«

Er ergriff ihre Hand, zog sie zu sich und nickte. »Ja. Aber Gott sei Dank hatte ich mich einigermaßen im Griff.«

»Was hat es ausgelöst? Hoffentlich nicht ich.«

Er schüttelte den Kopf. »Nein, mit dir hat es überhaupt nichts zu tun. Es ist bloß eine Phobie. Nichts Ernstes.«

Jenna nickte.

»Meistens habe ich es unter Kontrolle.« Er streichelte mit dem Daumen ihren Handrücken, und ein wohliger Schauder überlief sie. »Ich leide unter Nekrophobie.«

»Du hast Angst vor dem Tod?«

»So ähnlich. Vor toten Dingen und allem, was mit dem Tod zusammenhängt – vor Friedhöfen oder Beerdigungen zum Beispiel. Aber eben auch vor Tierkadavern. Ich hatte das schon als Jugendlicher.«

Jenna hätte gern mehr erfahren. Er hatte sich ihr geöffnet, und sie verspürte den plötzlichen Drang, durch diesen Spalt in seine wunde Seele vorzudringen, ihn von seinem Schmerz zu erlösen. Doch sein angespannter Gesichtsausdruck hielt sie davon ab nachzuhaken.

»Du bist perfekt, weißt du das?«, sagte er, leise und zögernd, als wolle er die Worte auf der Zunge schmecken.

Sie nahm ihre Hand weg. »Von wegen.«

»Du irrst dich«, sagte er, zog sie an sich und küsste sie.

»Du weißt gar nicht, wie gut wir uns tun«, flüsterte er, seine Lippen nur Millimeter von den ihren entfernt, als sie sich voneinander lösten.

Sie glaubte ihm.

II.

Als er sie zum ersten Mal danach fragte, kamen seine Worte so beiläufig, dass sie ihm beinahe die Wahrheit erzählte.

»Was ist eigentlich mit dir und deiner Mum?«

Sein Kopf ruhte auf ihrem Bauch; im Halbdunkel sah er zu ihr auf. Wegen der Spätsommersonne hatten sie die Vorhänge zugezogen. Die zerwühlten Laken waren feucht von ihrem Schweiß, und sie spürte seinen Atem an ihren nackten Brüsten.

Die vergangenen zwei Monate waren wie im Flug vergangen. Jenna fühlte sich, als würde ein Fieber in ihr brennen; es kam ihr alles so unwirklich vor. Von einem Tag auf den anderen war Ark in ihr Leben getreten, und sie konnte sich fast nicht mehr daran erinnern, wie ihr Leben davor gewesen war. Obwohl sie sich erst seit ein paar Wochen kannten, war alles anders als vorher – voller Euphorie und Glück. Sie fühlte sich unbesiegbar.

»Sie hat mich belogen.« Die Worte waren schon heraus, ehe Jenna es überhaupt merkte. Der Deckenventilator quirlte die heiße Nachmittagsluft wie flüssigen Zucker, und die Kerzen auf der Kommode flackerten träge.

»Inwiefern?«

»Das ist schwer zu erklären«, sagte Jenna. »Sie ist die größte Egoistin auf dem ganzen verdammten Planeten.«

Schweigend musterte er sie, während er ihren Arm streichelte.

Sie holte tief Luft. »Warst du schon einmal von etwas hundertprozentig überzeugt? Und dann stellt es sich plötzlich als ein Lügengebäude heraus.« Sie richtete den Blick auf die grauweiß gestreifte Bettdecke. »Alles, woran ich geglaubt habe – nichts davon hat gestimmt.«

»Wovon warst du so fest überzeugt?«

»Von allem«, sagte sie. »Mein ganzes Leben lang.«

»Ich weiß, was es bedeutet, von jemandem verletzt zu werden, dem man vertraut. Wenn es das war, was du sagen wolltest«, erwiderte er.

Jenna vergrub ihre Finger in seinem Haar. »So was Ähnliches.«

»Aber das muss dir doch wehtun. Du und deine Mutter, ihr habt euch doch sehr nahegestanden, oder?«

»Das war einmal.«

»Hast du versucht, mit ihr darüber zu reden?«

Jenna lauschte dem sich drehenden Ventilator, Arks leisem Atem, spürte den Frieden, der sie hier in dem Haus umgab. Es fühlte sich an, als wären sie die einzigen Menschen auf der ganzen Welt.

Was sollte sie ihm noch erzählen? Was konnte sie ihm geben, diesem Rätsel von einem Mann, der ihren Körper zum Lodern brachte und zart die Hände um ihr Herz zu schließen schien – was konnte sie ihm sagen, das ihn zufriedenstellen würde? Die Geschichte mit ihrer Mutter quälte sie, und am liebsten hätte sie ihm erklärt, dass sie anfangs viel zu zornig, zu durcheinander gewesen war und selbst erst einmal alles hatte begreifen müssen, um überhaupt die Kraft aufzubringen, mit anderen darüber zu reden oder ihrer Mutter wieder in die Augen sehen zu können. Doch in den vergangenen Wochen hatten die Enthüllungen ihrer Mutter nur noch ein Gefühl der Kälte in ihr hinterlassen – während sie in Arks Armen eine so große Wärme spürte. Eigentlich hatte sie nicht vorgehabt, den Kontakt zu ihrer Mutter völlig abzubrechen – es war einfach passiert. Konnte sie ihm offenbaren, dass sie sich am liebsten verkriechen und alles mit ihm vergessen wollte?

Ark stützte sich auf die Ellbogen. »Zieh zu mir.«

Da. Jetzt hatte er es gesagt. Und war das nicht, was sie sich in Wahrheit wünschte?

»Warum?«, fragte sie lächelnd. »Sag mir, warum du mich willst.«

»Ich will dich …« – seine Lippen strichen über ihre Brust – »… weil du es bist.«

»Und was ist so toll an mir?« Sie wollte es wissen.

Doch es brauchte keine Worte mehr. Ark legte sich auf sie und küsste sie, und sie spürte ihren eigenen Atem süß und heiß an seiner Halsbeuge. Seine Haut schien die ihre förmlich zu versengen, und dann rollte er sich mit ihr herum, sodass sie rittlings auf ihm saß.

»Ich ertrage den Gedanken nicht, von dir getrennt zu sein.« Ark stöhnte leise, als sie ihn in sich aufnahm.

Er vergrub die Finger in ihren Schenkeln, und sie krallte sich an ihm fest, als wäre er ihr einziger Halt, während sich alles um sie herum in Vergessen auflöste.

Liebe Jenna,

ich habe diesen Brief bestimmt ein Dutzend Mal angefangen, meine Zeilen aber immer wieder verworfen. Trotzdem muss ich es erzählen. Es tut mir leid. Also …

Es war gerade mal ein einziger Tag, eigentlich kaum mehr als ein paar Stunden. Doch mehr brauchte es nicht, dass etwas, das ich für letztlich harmlos, reizvoll und kurzlebig gehalten hatte, Ereignisse zur Folge hatte, die das Leben so vieler Menschen auseinanderreißen sollte.
Ich weiß nicht, ob ich mir das je verzeihen werde.

Ich war bei ihm, wie meist am Nachmittag, das war am günstigsten für uns. Sein Körper und sein Geruch waren mir vertraut und gleichzeitig doch fremd, es war aufregend. Wahrscheinlich verfluchst Du mich, weil ich Dir derartige Details nicht erspare, aber ich möchte, dass Du verstehst, wie glücklich ich war, wie begehrt und lebendig ich mich gefühlt habe.

Er fragte mich, wann Stephen nach Hause komme, und als ich »Heute Abend« antwortete, seufzte er und rollte sich auf den Rücken.

»Willst du es ihm irgendwann sagen?«, fragte er.

Anfangs hatte ich mir eingeredet, es sei ohnehin nicht von Dauer. Wie auch immer andere unsere Beziehung nennen würden, das Wort Affäre traf es für mich nicht. Eine Affäre ist eine schäbige, niederträchtige, ehrlose Angelegenheit, ein Konstrukt aus Lügen, Heimlichtuereien und Versteckspielen. Wenn ich nun zurückblicke, erkenne ich natürlich, welch rosarote Brille ich aufhatte. Wie naiv ich war! Doch ich hatte mich wirklich nicht länger auf etwas einlassen wollen; Heimlichkeiten sind nicht mein Ding. Für mich waren es wunderbare Momente – zwei Menschen, die Augenblicke der Wärme, der Wonne, der Euphorie miteinander erlebten. Und ich sagte mir, dass ein bisschen mehr Liebe nicht schaden konnte in einer Welt, in der es daran mangelte (ich berichtete der Öffentlichkeit ja jeden Abend darüber).

Aus einem harmlosen Kaffee nach einem kurzen Interview waren herrlich verrückte Stunden geworden, die wir manchmal bei mir, später aber häufiger in seiner kleinen Wohnung ganz in der Nähe der Hauptstraße verbrachten. Diese Stunden erschlich ich mir unter dem Vorwand, dass ich zu einem späten Mittagessen verabredet sei. Danach kehrte ich scheinbar völlig entspannt zur Arbeit zurück, obwohl ich innerlich auf Wolke sieben schwebte. Er war so selbstverständlich in mein Leben getreten, und es war mir ganz natürlich erschienen, ihn gleich beim ersten Mal zu mir nach Hause einzuladen.

Und als wir nebeneinander lagen, löste sich seine Frage, ob ich es Stephen irgendwann sagen würde, in Bedeutungslosigkeit auf. Ich blickte ihn nur an, betrachtete sein anmutiges Gesicht, seine Schultern, seinen dunkel schimmernden Teint.

Wie lange ging das jetzt schon? Ein Jahr? Länger? Unmöglich ... es fühlte sich an, als wären wir uns erst vor ein paar Wochen begegnet. Ich kannte seinen Körper inzwischen so gut wie meinen eigenen. Ich wusste, dass er einen Becher mit Eis nie ganz aufaß – er hob sich immer einen Rest auf und stellte ihn ins Tiefkühlfach. Ich wusste, dass seine Mutter früh an Lungenkrebs gestorben und er mit zwölf nach Adelaide gezogen war, wo er sechs ruhelose Jahre mit seinem Vater verbrachte. Ich wusste, dass er mit achtzehn in den Polizeidienst eingetreten und schließlich nach Mount Gambier zurückgekehrt war, wo seine Mutter begraben lag.

Er fragte, ob ich mich mit Stephen langweilen würde. Langweilen, seine Wortwahl irritierte mich, und ich rückte ein Stück von ihm ab, er hatte eine Grenze überschritten. Doch wenn ich ehrlich zu mir selbst bin, glaube ich heute, dass seine gedankenlose Frage mich deshalb so traf, weil sie ein Körnchen Wahrheit enthielt. Vielleicht langweilte ich mich ja wirklich. Tatsächlich hätte ich niemals den Mut aufgebracht, mir so etwas einzugestehen. Darf man denn so etwas Respektloses über seinen Partner sagen?

Ich erwiderte, dass ich eine tiefe Verbundenheit zu Stephen empfände. Dass ich ihn liebte. Doch dann lächelte ich und sagte ihm, dass ich ihn auch über alles liebte.

Er lachte und küsste mich. »Eines Tages werde ich dich vor die Wahl stellen.«

»Lügner«, gab ich zurück. »Du hättest viel zu viel Angst, dass ich mich für ihn entscheide.«

»Du kannst nicht beides haben«, sagte er. »Jedenfalls nicht für immer.«

Aber warum nicht? Wann war Monogamie eigentlich zur Regel geworden? Es folgte eine lange philosophische Diskussion über Liebe und Zuneigung, über die Engstirnigkeit von Religion und dass die sexuelle Revolution die Welt besser mache.

Er meinte, ich solle mit dem Hippiegefasel meiner Eltern aufhören.

»Es geht um uns beide«, sagte ich. »Stephen hat damit nichts zu tun.«

Er zog mich eng an sich. »Schön wär's. Aber so funktioniert das nicht, Evvie. Er wird immer zwischen uns stehen.«

Ich sagte, das sei Unsinn.

Aber das stimmte nicht. Er hatte recht.

Auf bald und alles Liebe,
Mum

KAPITEL 5

Heute

I.

Ihre Unterwäsche klebt auf ihrer vom Duschen nassen Haut. Todunglücklich zupft sie an den Säumen herum und watschelt breitbeinig ins Schlafzimmer.

Das Gesicht einer vertrauten Fremden blickt ihr kühl aus dem Spiegel entgegen. Sie legt die Hände auf ihren Bauch, vergräbt die Finger in den weichen Hautfalten, dann beugt sie sich vor und ergreift ihre Wülste. Sie spürt das Gewicht – fest, aber doch formbar, wie Knete, ein nicht wegzudenkender Teil ihres Körpers. In dieser Haltung hat sie vier Brüste – ein Paar in den Körbchen ihres BHs, ein zweites, das aus ihnen hervorquillt. Waden wie pralle Kürbisse. Tränen, die auf molligen Wangen glitzern.

Zu Beginn der Grundschulzeit war am Rand des Sportplatzes ein neuer Kinderspielplatz errichtet worden. Begeistert stürzten sich die Kinder ins Abenteuer, hangelten sich an den Kletterstangen entlang, schaukelten ausgelassen und sausten die wie ein Schneckenhaus geformte Rutsche hinunter. Es gab eine große Wippe auf massiven Holzblöcken, leuchtend rot angemalt wie ein Riesenlolli. Derek Shannehan, der mit seinem Lineal Fliegen erlegte und ihre Kadaver in seinem Federmäppchen aufbewahrte, fragte Fairlie, ob sie mit ihm wippen wolle. Fairlie willigte ein. Sie war entmutigt, weil die anderen Kinder sich so mühelos an den Kletterstangen entlanghangelten, und hatte Angst, womöglich wie ein Korken in einem Flaschenhals in der Rutsche stecken zu bleiben. Sie setzten sich auf die Wippe. Derek schwebte mit den Beinen in der Luft. Lachend strampelte er mit den Füßen, als drei Jungs nacheinander wie Mitglieder einer SWAT-Einheit aus dem Rutschtunnel schnellten – plopp, plopp, plopp –, Derek an den Beinen packten und von der Wippe zogen. Fairlie segelte durch die Luft, und das Trio machte einen Satz rückwärts, sodass sie ungebremst auf den Boden knallte. Ihre Zähne schlugen aufeinander von der Wucht des Aufpralls, und der metallische Geschmack von Blut erfüllte ihren Mund. Jenna rannte Derek hinterher, warf ihm Pinienchips an den Kopf und beschimpfte ihn als feigen Schwachkopf.

Fairlie blickt erneut in den Spiegel und wischt sich schniefend die Nase ab, dann sieht sie auf die Uhr. Ihre Mutter wird gleich hier sein. Sie macht den Kleiderschrank auf, zerrt das schlichte schwarze Kleid vom Bügel und schlüpft hinein, ohne den Reißverschluss hochzuziehen, das überlässt sie Pattie.

*

Es sind weniger Gäste gekommen als zu Jennas Hochzeit.

Die Sonne scheint zwischen den Bäumen hindurch und auf den verbrannten Rasen, ergießt sich wie flüssiges Gold über die Grabsteine. Über ihnen spannt sich ein wolkenloser hellblauer Himmel, die sanfte Brise bringt den Duft nach Sommer mit und lässt ihre Locken wippen.

Aber Fairlie bekommt nichts davon mit. Sie kneift die Augen hinter ihrer Sonnenbrille zusammen und kaut auf einer Haarsträhne herum, die ihr ins Gesicht gefallen ist. Die Luft ist stickig, erfüllt von den Geistern der Leichen, die in der Erde unter ihren Füßen zu Staub zerfallen.

Sechs Tage sind seit Jennas Tod vergangen. Bringen wir's hinter uns, hat Ark gesagt. In diesem Moment wird Jennas Sarg hinuntergelassen, und bald wird auch von ihr nichts mehr übrig sein.

Fairlie hat sich bemüht, alle zu begrüßen, ihnen tröstend zuzulächeln, andererseits … was soll das? Und obwohl es eigentlich keine Rolle spielt, konnte sie sich während des Trauergottesdienstes nicht verkneifen, die Gäste zu zählen. Zwölf. Nur zwölf Leute sind gekommen, um Jennas Tod zu betrauern. Zum ersten Mal in ihrem Leben wünscht Fairlie sich, sie und Jenna hätten Geschwister. Vielleicht wären dann mehr Leute hier, die bittere Tränen vergießen würden und Jenna daran erinnerten, was sie zurückgelassen hatte.

Nun liegt Jenna in dem schlichten, mit einem Bouquet aus weißen Lilien und Rosen geschmückten Mahagonisarg, auf dessen glänzender Oberfläche sich in geradezu obszönem Widerspruch das Sonnenlicht widerspiegelt. Dahinter steht Ark in seinem schwarzen Anzug. Sein Gesicht wirkt grünlich. Er schwankt leicht und hat den Blick stur auf seine Schuhe gerichtet. Zwischen ihm und dem Pfarrer steht seine Mutter, klein und verhärmt. Gleichzeitig scheint sie eine Art Schutzwall zu umgeben. Ihre Lippen sind zu einer harten, schmalen Linie zusammengepresst, und sie drückt die Arme fest an den Körper. Fairlie ist ihr nur zweimal begegnet und versucht fieberhaft, sich an ihren Namen zu erinnern. Margarita? Margarita Rudolph? Halb hinter Arks Mutter verborgen steht seine jüngere Schwester, ein kleines, zartes Ding im Teenageralter in einem schwarzen Etuikleid, mit leuchtend roten, nach hinten frisierten Haaren und O-Beinen. Wenn man ihren Bruder sieht, der sie um ein gutes Stück überragt, kann man sich nur schwer vorstellen, dass die beiden verwandt sind … dabei haben beide dieselben weit auseinanderstehenden hellblauen Augen, dichte Brauen und diese auffallend blasse Haut. Das Mädchen krallt sich mit beiden Händen am Arm seiner Mutter fest.

Die anderen Mitglieder der überschaubaren Trauergesellschaft haben den Kopf gesenkt und artig die Hände gefaltet. Hier und da ist leises Schniefen zu hören. Eine Arbeitskollegin von Fairlie und Jenna aus dem Krankenhaus tupft sich die Augen mit einem Taschentuch, und Abbey Manfried schluchzt und starrt schweigend vor sich hin. Damon konnte nicht kommen, weil er seine Mutter zu einem Arzttermin begleiten muss.

Detective Dallas Morgen ist auch da und nickt Fairlie zu. Das Licht spiegelt sich in den Gläsern seiner Sonnenbrille. Unwillkürlich will Fairlie ihre Hand heben, um ihm zuzuwinken. Auch heute sind seine Kleider sorgfältig gebügelt, und er strahlt eine Souveränität aus – ein Mann in mittleren Jahren, der sich in seiner Haut offensichtlich sehr wohlfühlt.

Fairlies Eltern stehen neben ihr, wie zu ihrem Schutz abgestellte Wächter.

Fairlie, die mit weißen Eltern und in einem aus Weißen bestehenden Umfeld aufgewachsen ist, hat sich eigentlich nie wie eine Schwarze gefühlt. Als kleines Mädchen dachte sie immer, sie sei angemalt worden … dass sie in Wahrheit ein weißes Mädchen sei, das jemand in braune Tinte getunkt hat. Die Freunde ihrer Eltern bezeichneten sie stets als süß und niedlich, tätschelten ihr den Kopf und faselten etwas über die Probleme mit den Aborigines: dass sie trinken, stehlen und sich auf Kosten des Staates durchschmarotzen würden. Aber für sie gelte das natürlich nicht … sie sei keine von denen. Wie eine Weiße fühlte Fairlie sich trotzdem nicht.

»Geht's dir gut, Schatz?«, murmelt ihre Mutter, während im Hintergrund die Stimme des Pfarrers ertönt.

»Sie begraben Jenna«, flüstert Fairlie. »Nein, mir geht es überhaupt nicht gut.«

Nach der zehnten Fehlgeburt hatte Fairlies Mutter aufgehört zu zählen. In manchen Monaten hatte ihre Blutung zum gewohnten Zeitpunkt eingesetzt, in anderen wiederum drei, vier oder gar fünf Wochen verspätet. Lange genug, um hoffnungsvoll Pläne zu schmieden, die wie kleine Blüten sprossen. Pattie Winter ist groß, schlank und etwas gedrungen und hat lange Arme und Beine und breite Hüften. Eine robuste, gesunde, kräftige Frau, der niemand erklären konnte, warum ihr Unterleib einfach nicht mitspielen wollte.

John Winter, Fairlies Vater, ist ein stattlicher, wenngleich schmaler Mann von über einem Meter achtzig. Fairlies Eltern ragen neben ihr empor wie die weißen Pfosten eines Fußballtors, während sie zusammengesunken zwischen ihnen steht – klein, rundlich und schwarz, seltsam deplatziert, und doch spürt man eine Vertrautheit, wie sie typisch für Eltern und Kinder ist.

Pattie macht eine leise Bemerkung übers Wetter, auf die John etwas Unverständliches erwidert.

Schon von klein auf war Fairlie etwas mollig. Aber das erste Mal bezeichnete sie jemand mit achtzehn oder neunzehn als fett, als sie sich am Weiher wie üblich mit anderen Jugendlichen aus dem Ort zum Schwimmen traf. Der Weiher war in Wahrheit kaum mehr als eine trübe schwarze Pfütze zwischen zerbröselnden Kalksteinklippen, auf denen bräunliches Unkraut wucherte. Fairlie stand auf der einen Seite der Klippe und starrte hinunter. Ihr Mund fühlte sich trocken an. Wenn die Sonne herauskam, sah das Wasser grün aus, eine zähe, wabernde Brühe, unfassbar weit entfernt. Von unten hatte es eigentlich gar nicht so hoch ausgesehen. Achtung, Deckung. Fettbombenalarm!, brüllte jemand, und die Jungs johlten und lachten. Jenna packte ihre Hand, und sie sprangen gemeinsam. Weiße Gischt spritzte hoch und drang ihr in die Ohren.

Fairlie beißt sich auf die Fingerknöchel.

Vereinzelte Bemerkungen. Der arme Ark ... Er sieht fürchterlich aus ... Er ist ja ganz grün im Gesicht. Wird ihm etwa gleich schlecht?

Sie ertappt sich dabei, dass sie nach Evelyn Ausschau hält. Wut steigt in ihr auf, weil Jennas Mutter nicht gekommen ist. Was auch vorgefallen sein mag – so schlimm kann es doch wohl nicht gewesen sein, dass sie ihrer Tochter noch nicht einmal die letzte Ehre erweist, oder? Fairlie denkt an Jennas Vater. Obwohl sie Stephen Walker in all den Jahren nur ein paar Mal gesehen hat, in den Ferien oder wenn Jenna das Wochenende bei ihm verbracht hat, kennt sie ihn aus ihren Erzählungen sehr gut, sein aufrichtiges Lächeln, seine Intelligenz und seine angenehme Stimme, die er selbst dann nicht erhob, wenn er wütend wurde. Wo ist er?

Auch Henry ist nicht hier. Unwillkürlich muss sie an den kleinen Jungen denken, der jetzt in dem großen Haus lebt. Wer kümmert sich wohl um ihn? Wer gibt ihm Cracker, wischt ihm den Sabber vom Kinn und beteuert, dass seine Mummy ihn trotz allem lieb hat?

Dann ist es endlich vorüber. Die Trauergäste werfen Erde in das Grab, das wie ein grotesker Mund vor ihnen aufklafft. Fairlie verspürt den Impuls, laut schreiend hinunterzuspringen, den Sargdeckel hochzureißen, Jenna herauszuziehen und sie so lange zu schütteln, bis sie wieder aufwacht; sie möchte sie als dumme, leichtsinnige Gans beschimpfen und ihr sagen, dass sie sie von Herzen liebt und es ihr so unendlich leidtut, dass sie keine Luft bekommt, nicht mal richtig atmen kann sie. Merkt Jenna das denn nicht?

Aber sie tut es nicht. Stattdessen tritt sie vor, packt eine Handvoll Erde und wirft sie hinunter, hört, wie sie über den Deckel rutscht, als würden Käfer über das polierte Holz krabbeln.

Jemand umarmt sie. Abbey drückt ihr die Schulter. Sie sehe sie ja gleich im Café, sagt sie, Damon sei schon auf dem Weg. »Bis gleich«, murmeln ihre Eltern.

Detective Morgan wartet diskret im Hintergrund.

»Mein aufrichtiges Beileid, Fairlie«, sagt er, als die anderen gegangen sind. »Wie geht's Ihnen?«

Ihre Mutter wird stocksteif, als sie seine Stimme hört, und Fairlie bekommt mit, dass sie sich von dem Paar abwendet, mit dem sie sich gerade unterhalten hat. Fairlie zuckt mit den Schultern. »Ich weiß nicht recht. Wie sollte es mir denn gehen?«

Ihre Mutter räuspert sich und umfasst Fairlies Ellbogen. »Gehen wir, Schatz«, sagt sie dicht an ihrem Ohr.

»Wie schön, Sie wiederzusehen, Mrs. Winter«, sagt der Detective und lächelt sie an.

»Sie kennen meine Mum?«, fragt Fairlie verblüfft.

Pattie erwidert das Lächeln flüchtig. »Es hat mich gefreut, Sie zu sehen, Detective. Danke, dass Sie gekommen sind.« Detective Morgen hält ihre Hand fest und ermahnt sie, gut auf sich aufzupassen.

»Ich werde mich bemühen«, verspricht Fairlie und wendet sich zum Gehen.

In diesem Moment bemerkt sie eine Frau im Schatten eines jungen Eukalyptusbaums. Es ist Evelyn Francis, Jennas Mutter. Die ganze Zeit hat sie direkt hinter ihr gestanden und leise geweint.

*

»Guten Tag. Ich rufe von Telstra an. Es geht um die noch offenen zweiundfünfzig Dollar und achtundneunzig Cent auf Ihrem Kundenkonto.«

Fairlie bleibt abrupt stehen. »Schon wieder?«

»Das Konto muss innerhalb der nächsten vierundzwanzig Stunden ausgeglichen werden, sonst sehen wir uns gezwungen, Ihren Anschluss abzuschalten.«

»Soll ich Ihnen mal was sagen?« Die Augen wegen der grellen Sonne zusammengekniffen, steht Fairlie auf dem Bürgersteig, während die Autos dicht an ihr vorbeifahren. »Meine beste Freundin ist gestorben, und ich komme gerade von ihrer Beerdigung und bin auf dem Weg zur Trauerfeier.«

»Das tut mir sehr leid, Ma'am ...«

»Mir auch, und ich weiß, dass Sie nur Ihre Arbeit machen. Gefällt Ihnen Ihr Job? Ich frage nur, weil ich im Moment überlege, eine neue Richtung einzuschlagen.« Sie drückt die Finger auf ihre Augen, damit die elende Sonne sie nicht mehr blendet. »Nein, eigentlich stimmt das gar nicht. Ich mag meinen Job sehr gern. Ich mag das Krankenhaus, in dem ich arbeite ... ehrlich gesagt, ist es der einzige Grund, weshalb ich noch hier bin. Jenna ist ausgezogen und einfach verschwunden ... aber das Krankenhaus ist mir geblieben. Die Routine. Sie rettet mich. Ich erledige einfach meine Arbeit. Verstehen Sie, was ich meine?«

»Würden Sie den ausstehenden Betrag gern per Kreditkarte bezahlen, Ma'am?«

Schniefend stupst Fairlie mit dem Fuß ein nicht identifizierbares Etwas im Rinnstein an – es sieht wie eine in einem Kaugummi kleben gebliebene Kakerlake aus.

»Sie hieß Jenna. Sie war meine beste Freundin. Was soll ich denn jetzt nur tun?« Die Sonne knallt ihr auf den Kopf. »Es ist alles meine Schuld. Ich hätte für sie da sein müssen. Sie hat versucht, es mir zu sagen, aber ich war sauer und traurig, weil sie mich wegen ihm einfach sitzen gelassen hat. Und weil er ein Riesengrundstück hat. Ich habe mich im

Stich gelassen gefühlt, als würde ich ihr plötzlich nicht mehr genügen. Ist das nicht absolut erbärmlich?«

Der Telstra-Mitarbeiter schweigt. Im Hintergrund hört sie Stimmengewirr. Sie stellt sich vor, wie er hektisch in seinem Handbuch blättert. *Was sage ich, wenn die Freundin eines Kunden gestorben ist?*

»Ich kann entweder Ihre Kreditkartennummer notieren, oder Sie bezahlen per BPAY.«

Ein paar Meter weiter entdeckt sie Abbey und Damon. Abbey winkt ihr zu, worauf Fairlie ebenfalls kurz die Hand hebt.

»Ich muss jetzt Schluss machen, aber das Gespräch war sehr informativ.« Sie legt auf und folgt eilig ihren Freunden.

Liebe Jenna,

als ich Pattie Winter das erste Mal begegnet bin, wollte ich mich gerade verstecken.

Ich hockte auf Knien im Nachbarsgarten und buddelte in der aufgeweichten Erde herum, über mir die feuchten Blätter eines Schmucklilienstrauchs. Plötzlich schoss ein weißes Fellknäuel an mir vorbei, dass der Haufen Wurzelstock neben mir nur so durch die Luft flog. »Cooper! Du kleiner Mistkerl!«, hörte ich eine Frauenstimme.

Ich sprang auf und erblickte eine Frau, die zu einem Oleariastrauch in meinem Garten stürzte. Als sie sich wieder aufrichtete, hatte sie einen zappelnden Malteserterrier auf dem Arm.

Um nicht erwischt zu werden, lief ich schnell auf die andere Seite der Einfahrt.

»Bitte entschuldigen Sie, das ist mir schrecklich peinlich«, sagte die Frau atemlos.

Sie setzte den Hund auf dem Boden ab, hielt jedoch mit einer Hand die kurze Leine fest, während sie mir die andere hinhielt. »Patricia Winter. Ich wohne gleich nebenan, in der Nummer zwölf.«

Ich nannte meinen Namen. »Ich weiß«, platzte sie heraus, ehe sie die Hand vor den Mund schlug und rot anlief.

Ich fand ihre Verlegenheit eher amüsant. Ich stand da, mit erdverschmierten Knien, verdrecktem Gesicht und einer Gartenschaufel in der Hand, mit der ich gerade klammheimlich seltene Rhizome aus dem Garten der Nachbarn geklaut hatte, die im Urlaub waren. Eigentlich hätte ich ihren Garten gießen, nicht plündern sollen.

»Maiglöckchen«, sagte ich und hielt ihr verlegen die Tüte mit den Rhinzomen hin. »Die riechen so herrlich.«

»Und sind hochgiftig«, bemerkte Pattie, nahm den Hund auf den Arm und sah ihn vorwurfsvoll an. »Gar keine schlechte Idee.«

In diesem Moment wusste ich, dass wir Freundinnen werden würden, Jenna, denn sie nahm mir die Schaufel aus der Hand und machte sich ans Werk.

Ein paar Tage später stand ich vor ihrer Tür, um zu fragen, ob ich von ihr aus Stephen anrufen dürfte, weil ich mich versehentlich aus dem Haus ausgeschlossen hatte. Pattie servierte Tee und Biskuitkuchen und erzählte mir, wie sie auf dem Parkplatz vor dem Supermarkt aus Versehen die Wagentür zugeschlagen und gedacht habe, die Schlüssel lägen drin. Sie sei den ganzen Weg zu Fuß nach Hause gegangen, nur um festzustellen, dass die Schlüssel die ganze Zeit in ihrer Handtasche gewesen waren.

Von da an sahen wir uns praktisch täglich. Den Rest kennst Du ja. Wir sind unzertrennlich, und ich würde alles für sie tun.

Dann, eines Abends, klingelte Pattie an meiner Haustür. Sie hatte die Hände vors Gesicht geschlagen und konnte sich kaum auf den Beinen halten. Ununterbrochen entschuldigte sie sich bei mir. »Ich dachte, ich könnte mich halbwegs zusammenreißen«, schluchzte sie.

Sie hielt kurz inne, dann sagte sie: »Heute habe ich meine Periode bekommen. Diesmal war ich noch nicht mal schwanger. Ist das vielleicht besser als eine Fehlgeburt?«

Ich habe wohl gesagt, dass es mir leidtut, oder sonst irgendeine Plattitüde von mir gegeben, aber eigentlich war ich mit den Gedanken bei dem winzigen Wesen in meinem eigenen Bauch. Außer Stephen hatte ich bisher niemandem davon erzählt. Noch war es ein Geheimnis, das sich unter meiner Bluse verbergen ließ. Und jetzt stand meine beste Freundin vor mir und erzählte mir, dass ich mich genau auf das freuen konnte, was ihr grausamerweise wieder und wieder verwehrt blieb.

Pattie lächelte unter Tränen. »Ich wünschte, ich könnte sagen, dass es nach all den Jahren leichter ist und ich nicht so enttäuscht bin.«

Wieder gab ich eine platte Phrase von mir, um überhaupt etwas zu sagen und zum Ausdruck zu bringen, wie sehr mir ihr Verlust naheging. Gleichzeitig dachte ich an das Leben, das in meinem Bauch heranwuchs, und kam mir wie eine Betrügerin vor.

»Ich fühle mich, als würde ich als Frau versagen«, erklärte sie mir, worauf ich voller Mitgefühl widersprach, bis unweigerlich die Frage kam: »Warum um alles in der Welt kann ich bloß nicht schwanger werden?«

»Weil es einfach Dinge gibt, die wir nicht wissen«, antwortete ich und spürte, wie sich meine Eingeweide schmerzlich zusammenzogen.

Dinge, die wir nicht wissen, dachte ich. Was weißt du denn schon, Evelyn?

Ich habe keine Ahnung, weshalb ich Pattie ausgerechnet in diesem Moment erzählt habe, dass ich schwanger bin. Doch meine wunderbare Freundin nahm die Neuigkeit mit einer so unbändigen, bedingungslosen Freude auf, die meine Schuldgefühle nur noch verstärkte.

Dieser Abend festigte unsere Freundschaft endgültig. Die tiefe, herzzerreißende Trauer der einen und die überschwängliche Freude der anderen, gepaart mit dem Wissen, wie wenig man das Leben in Wahrheit unter Kontrolle hat, schuf eine große Verbundenheit zwischen uns.

Auf bald und alles Liebe,
Mum

KAPITEL 6

Damals

I.

Jenna stand in der Badezimmertür und sah einen Moment lang zu, wie Fairlie die alte Dame auf die Toilette setzte, ehe sie klopfte.

Fairlie hielt die Patientin an den Ellbogen fest und schaute auf. »Oje, Mrs. Pearce«, sagte sie lächelnd. »Jenna ist da … passen Sie bloß auf Ihren Schmuck auf.«

»Elende Crackhure«, krächzte Mrs. Pearce mit ihrer Reibeisenstimme. »Du hast meinen Vater auf dem Gewissen.« Diesen Vorwurf warf die Greisin allen hier an den Kopf, auch zwei anderen Schwestern, einem Jugendlichen, der bloß im Schwesternzimmer um eine Schmerztablette gebeten hatte, als sie gerade in ihrem Rollstuhl hereingeschoben worden war, und auch den Süßigkeitenautomaten im Flur hatte die Einundachtzigjährige bereits dieses Vergehens bezichtigt.

»Es tut mir unendlich leid«, gab Jenna gutmütig zurück. »Wird nicht wieder vorkommen.« Ihre Wangen glühten, und ihr Atem kam stoßweise.

»Was ist los?«, fragte Fairlie und ignorierte den lauten Furz der alten Frau, der in der Kloschüssel widerhallte, verlagerte ihr Gewicht auf das andere Bein und stöhnte, als ihr Gelenk mit einem Knacken protestierte. »Du hast es doch sonst nicht so eilig mit der Nachtschicht«, sagte sie und achtete darauf, dass Mrs. Pearce' Morgenrock nicht in die Schüssel hing.

Jenna grinste. »Es gibt was Neues.«

»So?« Fairlie riss ein paar Blätter Toilettenpapier ab.

Jenna holte tief Luft. »Ark hat mich gefragt, ob ich ihn heiraten will.«

»Was um alles …«

»Ich bin noch nicht fertig, du dumme Nuss«, blaffte Mrs. Pearce.

Fairlie ließ das saubere Klopapier hinter der alten Frau in die Schüssel fallen, richtete sich auf und drehte sich zu Jenna um. »Entschuldige, aber wie war das?«

»Wir sind verlobt.« Jenna streckte ihre Linke vor, und Fairlies Gesicht erhellte sich beim Anblick des schlichten Weißgoldrings mit dem kleinen Brillanten. Der Stein glitzerte im kalten Schein der Krankenhausbeleuchtung.

»Aber … du kennst ihn doch erst seit einem Monat«, platzte Fairlie heraus.

»Vier«, korrigierte Jenna leise.

Einen Moment war es still im Raum, und Jenna fragte sich, was sie erwartet hatte. Dass Fairlie in Tränen ausbrach oder ein Freudentänzchen aufführte?

»Fro?«

»Hm?«

Jenna berührte Fairlie am Arm. »Mir ist klar, dass das ziemlich plötzlich kommt, aber ich bin so glücklich. Es ist wie im Märchen.«

Fairlie starrte auf den Toilettenpapierhalter.

»Freust du dich denn gar nicht für mich?«

»Klar, natürlich«, beteuerte Fairlie. »Natürlich freue ich mich.« Sie schüttelte kurz den Kopf und schloss Jenna in die Arme. »Wahnsinn. Ich wusste ja, dass ihr beide total verliebt seid, aber dass es so schnell geht …« Sie nahm Jennas Hand und inspizierte den Stein.

Jenna zuckte mit den Schultern. »Wir lieben uns eben und möchten gern zusammen sein.«

»Okay«, sagte Fairlie. »Wenn du dir sicher bist, bin ich es auch.« Sie lächelte.

Jenna verspürte einen Anflug von Verärgerung. »Na, da bin ich aber froh, dass ich deinen Segen habe«, entgegnete sie trocken, und Fairlie nahm ihre Hand weg.

»Sie ist übrigens fertig«, sagte Jenna mit einer Geste auf Mrs. Pearce, die ganz langsam in Richtung der verchromten Haltestange an der Wand kippte, während ihr Kopf mit den silbrigen Löckchen gefährlich nach vorn sackte.

Entweder war Fairlie Jennas Sarkasmus entgangen, oder aber sie wollte ihn nicht zur Kenntnis nehmen. Sie riss Toilettenpapier ab und knüllte es zusammen. »Das sind wirklich tolle Neuigkeiten, Jen.« Sie beugte sich vor, um ihre Patientin zu säubern. »Ich freue mich für dich. Außerdem ... man weiß ja nie!« Sie richtete sich wieder auf. »Vielleicht heirate ich ja auch bald meinen Traumprinzen.«

»Dafür müsste es erst mal länger halten als nur für einen Abend«, meinte Jenna.

»An mir liegt's jedenfalls nicht.«

Fairlie trat hinter den Toilettenstuhl und schob Mrs. Pearce' Rollstuhl ein Stück nach vorn. Leise glitten die Gummirollen über den gefliesten Boden, als ein lautes Geräusch ertönte. Fluchend ließ Fairlie den Toilettengriff los, machte einen Satz nach hinten und stieß gegen Jenna, gerade als ein gewaltiger Kotstrahl aus Mrs. Pearce' Hintern schoss – geradewegs durch das Loch im Toilettenstuhl mitten auf die Badezimmerfliesen.

11.

Fairlie sah aus, als würde ihr von dem Duft der Freesien übel werden. Der schwere, süße Geruch stieg Jenna in die Nase wie zähflüssiger Sirup, und mit trauriger Belustigung beobachtete sie, wie Fairlie sich ein Lächeln abrang, als hätte ihr jemand unsichtbare Angelhaken in die Mundwinkel gesteckt und an der Schnur gezogen. Pausenlos drückte sie die Knie zusammen und versuchte den Seidenstoff über ihre Schenkel zu zerren, der ununterbrochen hochrutschte und sich über ihrem ausladenden Hintern bauschte.

Unwillkürlich brach eine Flut an Erinnerungen über sie herein: Wie war es möglich, dass sie, Jenna Walker, die Zehnjährige, die sich mit Fairlie in Evelyns begehbaren Kleiderschrank geschlichen hatte, um ihre Spitzen-BHs anzuprobieren und mit Socken auszustopfen, heute hier stand? Die Jenna, die lauthals verkündet hatte, dass sie nach Afrika abhauen und dort mit den Elefantenkühen durch die Steppe ziehen würde, wenn sie erst erwachsen wäre? Genau diese Jenna stand heute in einem weißen Brautkleid mit einem Strauß Freesien vor dem Altar, lächelte freundlich Leuten zu, die sie gar nicht kannte, und tat so, als hätte sie sich ihr ganzes Leben lang nichts sehnlicher gewünscht.

Ark nahm unterdessen ein Bad in der Menge, schüttelte den Gästen die Hände und plauderte angeregt. Jenna beobachtete, wie er sich hinunterbeugte, ein kleines Mädchen mit einer blauen Schleife im Haar hochhob und in die Luft warf, worauf die Kleine vor Begeisterung quiekte. Er drückte sie kurz an sich, bevor er sie wieder auf dem Boden absetzte.

Fairlie trat zu ihr, hakte sich bei ihr unter und zog sie eng an sich. Immer mehr Gäste strömten herbei, die bunte Reiskörner warfen.

»Ist das zu fassen?«, fragte Jenna.

»Ich rufe den Papst an«, erklärte Fairlie. »Aber erst nachdem ich dieses verdammte Kleid in den Secondhandshop getragen habe. Ich hoffe, du nimmst es mir nicht übel, aber ich schwitze wie ein Schwein in dem elenden Ding.« Vergeblich versuchte sie, sich eine Locke aus der Stirn zu pusten, ehe sie ihr Blumensträußchen zu Hilfe nahm. »Kennst du eigentlich auch nur eine Menschenseele hier?«

Jenna hielt Fairlies Arm umklammert, während sie mit parfümierten Umarmungen und lippenstiftklebrigen Küssen überschüttet wurde.

»Na ja, ich kenne Arks Mutter Marguile und natürlich seine Schwester.«

»Logo.«

Jenna lächelte. »Ich stelle dich ihnen nachher vor. Sie sind echt nett. Seine Mutter ist wie eine Lady aus dem achtzehnten Jahrhundert in England oder so, echt supersüß. Und Ness, seine Schwester, ist der reinste Goldschatz. Sie sagt jetzt schon Schwesterherz zu mir …« Jenna zupfte an ihrem Brautstrauß herum. »Abbey und Damon müssen irgendwo dort drüben sein.« Auf einmal umarmte sie ein stämmiger, bärtiger Mann, hob sie hoch und kniff ihr in den Hintern. Entschlossen biss sie die Zähne zusammen und sagte nichts.

»Oh, da sind ja Tom, Eliza und Mrs. Yates aus dem Krankenhaus«, rief Fairlie, die die intime Geste nicht mitbekommen hatte. »Und Mum und Dad.« Sie winkte ihren Eltern zu, die sich am Ende der Gästeschar eingefunden hatten. Schuldbewusst wandte sie sich Jenna zu.

»Schon gut«, murmelte Jenna. »Ich habe sowieso nicht gedacht, dass sie kommt.«

»Aber du hast sie auch nicht eingeladen.«

»Das hat sie ja noch nie von etwas abgehalten.«

Verblüfft starrte Fairlie sie an. »Moment mal ... wolltest du etwa, dass sie kommt?« Ihre Miene wurde sanft. »Aber du hättest sie doch einladen können, Jen.«

»Mrs. Ark Rudolph!«

Jennas Magen zog sich zusammen. Selbst ihr Vorname war gestrichen worden. Arks Mutter schwebte in einer Wolke aus duftigen Chanel-Schals herbei und hauchte ihr Luftküsse auf die Wangen, während eine weitere Reisladung in ihre Richtung geworfen wurde.

»Mrs. Rudolph ...«

»Aber nein!« Arks Mutter schnalzte mit der Zunge. »Marguile, bitte.«

»Gern. Das ist übrigens meine Freundin Fairlie Winter.«

Marguile tätschelte Fairlies Handgelenk und lächelte. Perlen schimmerten auf ihrer milchig hellen Haut. »Freut mich.«

»Gleichfalls«, entgegnete Fairlie.

»Der Fotograf will, dass wir uns drüben bei den Rosen aufstellen«, sagte Arks Mutter und wandte sich wieder an Jenna. »Und der Caterer sagt, dass die Vorspeise fertig ist.« Sie fasste Jenna am Ellbogen und zog sie behutsam von ihrer Freundin weg zu den anderen Gästen.

Für den Bruchteil einer Sekunde zuckte Jenna zurück, wie ein Pferd, das vor einem Hindernis scheut. »Bis gleich«, sagte sie eilig zu Fairlie. »Und nur dass du es weißt – dadurch ändert sich rein gar nichts.«

Fairlie drückte ihre Hand. »Hey. Mach dir wegen mir keine Gedanken. Kümmre dich jetzt erst einmal darum, heute Nacht deine Jungfräulichkeit zu verlieren.«

Ark trat zu Jenna, schlang den Arm um ihre Taille und drückte ihr einen Kuss auf die Schläfe. »Wie ich sehe, hat Mum alles im Griff.« Er lachte und witzelte, dass seine Mutter, die nach den Flitterwochen ein paar Tage bei ihnen verbringen sollte, womöglich nie wieder nach Hause zurückkehren wollte.

»Du kennst mich doch«, lachte seine Mutter errötend. »Du magst ein großer, starker Junge sein, aber deine Schwester braucht mich noch.« Sie zwinkerte Fairlie zu, die nickte, als wüsste sie genau, worum es ging.

»Es tut mir bloß schrecklich leid, dass Arks Vater all das nicht mehr erleben darf.« Endlich ließ Marguile Jenna los, ihre Augen wurden feucht.

Ark drückte seiner Mutter die Schulter. »Ich weiß, Mum. Mir auch.«

Jenna wandte sich ab. Von Fairlie, von Marguile. Sie ergriff die Hand ihres frischgebackenen Ehemannes und schritt den Gang zwischen den sorgfältig arrangierten Plastikstühlen entlang, begleitet von den Rufen eines Lachenden Hans, der wild entschlossen zu sein schien, die Klänge des Geigers zu übertönen, der vor einem Grevilleen-Strauch vor sich hinfiedelte – hinein in die Arme ihrer neuen Familie, in ihr neues Leben.

III.

Seufzend ließ Jenna sich aufs Bett fallen.

»Lange Schicht gehabt, was?«, meinte Ark und gab ihr einen Kuss auf die Nase, ehe er sich wieder aufrichtete und sein Hemd aufknöpfte. »Du arbeitest einfach zu hart.«

»Allerdings.« Gähnend setzte Jenna sich auf. »Aber«, sagte sie und reckte genüsslich ihre schmerzenden Arme, »heute ist Samstagabend, und zum ersten Mal seit drei Wochen haben Fro und ich gleichzeitig frei. Also, was wollen wir gemeinsam unternehmen?«

Ark drehte im Badezimmer die Dusche auf und hielt kurz die Hand unter den Wasserstrahl. Dann zog er sein Hemd aus und warf es in die Wäschetonne. »Logo«, sagte er. »Es ist dein erster freier Samstagabend diesen Monat. Das sollten wir feiern.«

»Puh. Feiern in Penola.« Jenna tippte sich mit dem Finger an das Kinn. »Da bleibt eigentlich nur der Pub. Wir könnten natürlich auch was Spannendes machen und mal in den anderen Pub gehen.«

Langsam machte er den Reißverschluss seiner Jeans auf. »Und inwiefern ist das was Besonderes?«

»Ach, wir tragen einfach beide einen Schlips.« Jenna legte beide Hände auf seine nackte Brust. »Und einen Zylinder.« Sie stellte sich auf die Zehenspitzen und küsste ihn auf den Mund. Seine Lippen schmeckten nach frischem Grapefruitsaft.

Ark ließ die Hände über ihren Rücken bis zu ihrem Hinterteil wandern und zog sie an sich. »Lass uns was allein unternehmen, nur du und ich«, murmelte er und arbeitete sich mit den Lippen an ihrem Hals entlang bis zum Ohr. Er holte tief Luft, als wollte er sie in sich aufsaugen. Sie schmiegte sich an ihn.

»Aber ich habe es ihr doch versprochen.«

»Na und?«

»Na und?« Jenna löste sich von ihm. »Ich habe Fro eine halbe Ewigkeit nicht mehr gesehen. So lange, dass ich fast schon Entzugserscheinungen habe.«

»Du hast sie doch erst heute bei der Arbeit gesehen.« Er zog sie wieder an sich.

»Ja, klar, sie hat mir geholfen, die Bettpfannen zu leeren, und danach haben wir uns eine Tüte Pizzacracker geteilt.«

»Das ist mehr, als du mit mir heute geteilt hast«, raunte er und strich mit den Fingern über ihr Schlüsselbein. »Du und ich – das ist doch das Wichtigste.«

Jenna biss sich auf die Lippe. Seine Hand wanderte tiefer, verharrte auf ihrer Brust. Ihr wurde warm vom Dampf aus der Dusche, und die Feuchtigkeit trieb ihr den Schweiß auf die Stirn und Wangen.

»Bitte … ja?« Er küsste ihren Hals.

Sie schob die Finger in seinen Hosenbund und zog seine Jeans herab. »Okay, überredet«, sagte sie. »Ich lasse mir etwas einfallen.«

»Gleich«, sagte er.

IV.

Es war Sonntagmorgen und ungewöhnlich warm für Ende März. Jenna saß auf dem Sofa. Der Deckenventilator brachte die Seiten ihres Taschenbuchs zum Flattern, in dem sie halbherzig las. Auf einmal stürmte Fairlie zur Tür herein und riss ihr T-Shirt hoch.

»Hier, sieh mal«, rief sie. »Mein neuer Badeanzug. Macht ganz schön schlank, was?« Sie drehte sich hin und her.

Kichernd beäugte Jenna den breit schwarz-weiß gestreiften Lycrastoff, der sich über dem Bund von Fairlies leuchtend orangefarbenen Shorts spannte.

»Ah, verstehe«, sagte sie und legte ihren Roman beiseite.

»Die weißen Teile an der Seite lassen das Schwarze der Mitte schmaler wirken, wodurch eine Sanduhrsilhouette entsteht.«

»Genau.« Fairlie spähte über den Saum ihres T-Shirts. »Ich hab sogar extra meine Bikinizone waxen lassen. Aber ich muss dich warnen. Wenn ich mich am Strand erst mal ausgezogen habe, kommen die Jungs bestimmt scharenweise angelaufen.«

»Sorry, ich hab ganz vergessen, es dir zu sagen, aber wir fahren nicht zum Strand.« Jenna schüttelte den Kopf.

Fairlie ließ ihr Shirt sinken. »Wieso denn nicht?«

»Ark wollte mitkommen, und er kann doch nicht schwimmen, schon vergessen?« Jenna sah sie entschuldigend an.

»Oh.« Fairlie strich das Shirt über ihrem Bauch glatt. »Ich dachte, er hat heute Morgen irgendeine Telefonkonferenz oder so was.«

»Wurde verschoben«, sagte Jenna.

»Klar.« Fairlie nickte. »Super. Er ist mir sowieso noch ein Mittagessen schuldig.« Sie ließ sich neben Jenna aufs Sofa fallen und drückte ihr einen feuchten Kuss auf die Wange. »Was ist denn das?« Sie hob Jennas Taschenbuch auf. »Seit wann liest du …«, sie drehte das Buch um, »Romance?«

»Ark hat es mir geschenkt«, erklärte Jenna. »Er dachte, dass es mir bestimmt Spaß macht. Von dem Ding wurden über fünfzig Millionen Stück verkauft.«

Fairlie schlug willkürlich eine Seite auf und begann zu lesen, während sich ihre Brauen immer weiter hoben. Schließlich brach sie in Gelächter aus. »Erinnere mich dran, dass ich nie wieder Eiscreme esse«, sagte sie. »Und stehst du tatsächlich auf den Kram?«

Jenna riss das Buch an sich. »Es ist echt gut.«

»Rammel-di-rammel«, trällerte Fairlie und wackelte aufreizend mit den Schultern. »Soll das ein dezenter Hinweis sein? Will dir Ark etwa den Hintern versohlen und …«

»Hallo, Fairlie!«

»Tag, Fremder«, begrüßte Fairlie Ark scheinbar unbeeindruckt, als er zur Tür hereinkam. »Jetzt habe ich mich ganz umsonst in meinen neuen Badeanzug geworfen.«

»Ich bin sicher, du findest im Handumdrehen eine Ausrede, um ihn auszuziehen, Strand hin oder her.« Er reckte Fairlie die Faust entgegen, und sie klatschten sich ab.

Ark beugte sich zu Jenna herunter und gab ihr einen Kuss. »Kann's losgehen?«

»Jetzt gleich? Könnte ich vielleicht noch was zu trinken kriegen? Ich bin kurz vorm Verdursten«, rief Fairlie.

Ark lächelte nur kurz und wandte sich an Jenna. »Ich weiß nicht genau, wann der Anruf kommt, aber irgendwann im Lauf des Nachmittags, deshalb will ich rechtzeitig wieder hier sein.«

Jenna ergriff Arks Hand, stand auf und schlüpfte in ihre Flipflops. »Gehen wir«, sagte sie über die Schulter, während Ark sie scherzhaft hinter sich her aus dem Zimmer zog.

»Hey, wartet doch mal«, rief Fairlie. »Wo gehen wir denn überhaupt hin?«

Stickige Hitze schlug ihnen entgegen, als sie nach draußen traten. Rosakakadus hockten in den Eukalyptusbäumen, und Spatzen hüpften auf dem Rasen herum. Jenna brach augenblicklich der Schweiß auf der Stirn aus. Eilig wischte sie ihn weg.

»Perfektes Wetter«, sagte Ark. »Und jetzt ein leckeres Mittagessen mit einem schönen kühlen Bierchen im Schatten und dabei die Bikinischönheiten am Strand beobachten.«

Jenna schnaubte abfällig, worauf Ark ihr den Arm um die Taille schlang. »Mit dir kann es natürlich keine aufnehmen,

Liebling«, lachte er. Scherzhaft schubste Jenna ihn weg, konnte jedoch einen Anflug von Selbstzufriedenheit nicht leugnen.

Fairlies Wagen kühlte sich ab und knackte leise im Schatten. Sie wollte die Tür öffnen, doch Ark und Jenna gingen weiter.

»Nehmen wir denn nicht meinen Wagen?«, rief sie.

»Nö, lieber den Benz«, rief Ark ihr über die Schulter zu. »Ist bequemer.«

Jenna lächelte. »Los, komm schon, du kennst ihn ja noch nicht.«

Fairlie lief ihnen hinterher. »Ich kann es kaum erwarten, meinen Hintern reinzuschwingen.«

*

Der Mercedes schnurrte über die asphaltierte Landstraße zwischen Penola und Robe, einem verschlafenen Küstenstädtchen, dessen Bevölkerung während der Sommermonate von tausendfünfhundert auf rund fünfzehntausend hochschnellte. Inzwischen waren die meisten Touristen mit ihren Zelten und Wohnwagen verschwunden, nur eine Handvoll Einheimische schlenderte die Hauptstraße entlang.

Jenna ließ sich in den Sitz sinken, lauschte Arks und Fairlies Geplänkel und genoss die angenehm kühle Luft aus der Klimaanlage, die um ihre Knöchel strich. Arks Hand lag auf ihrem nackten Schenkel, und sie streichelte seine Finger, während die Schaufenster an ihr vorüberflogen: ein Surfladen, vor dem die Boards wie Haifischzähne aufgereiht standen, eine Bäckerei, eine trendige Espressobar, die im Zuge des florierenden Tourismus eröffnet worden war, eine Boutique, dann ein weiterer Surfladen und eine Tankstelle. Am Ende der Hauptstraße befand sich eine weitläufige, halb vertrocknete Rasenfläche zum Bowlingspielen, ehe das endlose Blau der Großen Australischen Bucht in Sichtweite kam.

Ark lenkte den Wagen in den Schatten einer Ansammlung hoher Norfolk-Tannen.

»… gebratene Lammkeule«, stieß Fairlie ungläubig hervor und schlug sich entzückt auf die Knie.

»Du bist hier der Glückspilz«, sagte Ark und sah sie im Rückspiegel an. »Du hast eine Nachbarin, die dir jeden zweiten Tag ein Festessen vor die Tür stellt, während ich Jenna noch nicht mal dazu kriege, ein Sandwich zu toasten.«

»Oh, Mann, wem sagst du das?«, rief Fairlie. »Ich habe über ein Jahr mit ihr zusammengewohnt.«

»Ihr könnt mich beide mal«, erklärte Jenna.

Eine Brise wehte ihren Rock hoch, als sie aus dem Wagen stieg. Ark legte ihr den Arm um die Schultern und gab ihr einen Kuss auf die Stirn. Kindergeschrei drang vom Spielplatz herüber, und rotes, blaues und gelbes Plastik blitzte zwischen den Bäumen auf. Es roch nach getrocknetem Gras, Harz und Salz, und die verdorrten Tannennadeln knackten leise unter ihren Sohlen, als sie den Rasen überquerten.

Hohe Granitbrocken trennten den Park vom Strand, einem breiten Streifen aus weißem Sand, der sich endlos zu erstrecken schien. Träge schwappte das bläulich grüne Wasser an das von Seegras gesäumte Ufer.

Fairlie holte tief Luft und seufzte wehmütig.

»Und? Ziehst du dich aus, Fro?«, fragte Jenna.

Fairlie blickte zum Himmel. Ihre Augen waren hinter der Sonnenbrille verborgen, und verschwitzte Haarsträhnen hingen ihr ins Gesicht. »Nö«, antwortete sie gedehnt und sah Jenna lächelnd an. »Ohne dich ist es einfach nicht dasselbe.«

»Mittagessen!«, verkündete Ark begeistert.

»Super. Fish and Chips am Strand.« Fairlie rieb sich die Hände. »Darauf freue ich mich schon die ganze Woche. Wusstest du eigentlich, dass der Pächter der Frittenbude gewechselt hat, Jen? Hoffentlich haben die noch diesen leckeren scharfen Nudelsalat auf der Karte.«

Ark, der den Arm immer noch um Jennas Schultern gelegt hatte, wandte sich um und ging in Richtung Straße. »Wir wollten in den Pub«, sagte er.

Jenna folgte ihm. »Los, komm schon, Fro. Ark kennt den Manager.«

»Die Getränke kosten auch bloß die Hälfte«, fügte Ark hinzu. »Zumindest alles, was auf meinem Deckel steht«, sagte er, ohne sich umzudrehen, aber laut genug, dass Fairlie es mitbekam. »Und du sagst doch nie Nein zu einem Gratisdrink, oder?«

Für den Bruchteil einer Sekunde bemerkte Jenna etwas in Fairlies Blick. Verärgerung? Enttäuschung? Bestimmt hatte sie es sich nur eingebildet, doch es dauerte einen Augenblick, bis Fairlie zu ihnen aufgeschlossen hatte.

*

Der schwach erleuchtete Pub war vom feuchten Geruch nach Bier und modrigem Holz erfüllt. Sie gingen an der Bar vorbei in den Gastraum, wo Ark lautstark einen dürren, kahlköpfigen Mann in einem schwarzen Poloshirt begrüßte, der gerade die Tagesangebote auf eine Schiefertafel schrieb.

»Rudo«, rief der Glatzköpfige breit grinsend und ließ die Kreide sinken. »Wie schön, dich zu sehen, Kumpel.« Er klopfte sich den Kreidestaub von den Händen und schüttelte Ark heftig die Hand.

»Hey, danke noch für die Kiste Shiraz, Mann«, sagte der Kahle. »War echt großzügig von dir. Verdammt großzügig.«

»Ach was.« Ark winkte ab. »Halb so wild. Ich war ja froh, dass du mir geholfen hast.«

»Und das muss die reizende Mrs. Rudolph sein«, sagte der Kahlkopf.

»Genau. Meine bildschöne Frau.« Wieder legte Ark den Arm um Jennas Schulter und stellte die Anwesenden einander vor: Tate Adams, der neue Manager des Commercial Hotels und, zumindest laut Ark, ein toller Kumpel und Freund, mit dem er bereits zahlreiche Weinproben organisiert hatte. Tate schüttelte auch Fairlie die Hand und lächelte ihr flüchtig zu. Dann beglückwünschte er Ark wortreich zu seiner Heirat. Er bedauere es, dass er nicht zu der Feier hatte kommen können.

Fairlies Blick schweifte zwischen den Männern hin und her. Nach einigen Minuten erklärte sie, dass sie dringend ein Bier bräuchte, und ging zur Bar. Jenna wollte ihr folgen, doch Ark hielt sie fest. Für den Bruchteil einer Sekunde wusste sie nicht recht, wie sie sich verhalten sollte, doch dann sah sie Fairlie mit einem Glas Bier in der Hand in den sonnendurchfluteten Garten hinaustreten, und atmete erleichtert auf.

»Hast du meine Bestellung bekommen?«, fragte Tate.

»Weißt du doch«, antwortete Ark.

»Hervorragend. Der Käufer steht schon in den Startlöchern.«

Ark senkte die Stimme. »Du bringst den Deal vollends unter Dach und Fach, ja?«

Etwas an Arks verschwörerischem Tonfall ließ Jenna aufhorchen. Tate nickte, reckte Ark die Hand zum Abklatschen entgegen und stieß einen schrillen Pfiff aus, der Jenna zusammenzucken ließ. Scheinbar aus dem Nichts tauchte ein Junge in einem feuchten fleckenübersäten T-Shirt und einem Geschirrtuch im Hosenbund auf.

Ark kramte einen Schlüsselbund aus der Hosentasche und reichte ihn dem Küchenjungen. »Silberfarbener Mercedes«, sagte er. »Am Ende der Straße.« Der Junge nickte dienstbeflissen und verschwand. Jenna sah ihm hinterher.

»Was macht er?«, fragte sie.

»Gar nichts. Ich habe nur etwas für Tate dabei. Hey, Babe, such doch schon mal einen schönen Tisch für uns aus.« Ark küsste sie auf die Wange.

Jenna musterte ihn prüfend, doch er strahlte sie unbekümmert an, deshalb packte sie die Gelegenheit beim Schopf und ging nach draußen.

Der Biergarten war von einem niedrigen Mäuerchen umgeben, und hier und da standen Pflanzen herum. Fairlie hatte sich an einen Tisch in der Mitte gesetzt und nippte im Schatten eines Sonnenschirms an ihrem Bier. Aus den Lautsprechern drang Kenny Rogers' *The Gambler*. Lediglich eine Handvoll Gäste saß an den Tischen; Möwen hüpften zwischen ihnen herum und stibitzten Essensreste.

Mit konzentrierter Miene baute Fairlie ein Kartenhaus aus Bierdeckeln. Noch hatte sie Jenna nicht bemerkt. Jenna stieß ihren Ellbogen an.

Prompt fiel das Haus in sich zusammen.

»Verdammt noch mal«, schimpfte Fairlie. »Jetzt ist die ganze Arbeit futsch.«

»Tut mir leid.« Jenna setzte sich. »Dieser Tate labert einen in Grund und Boden.« Sie zeigte auf Fairlies Bier. »Na ja, egal.«

»Wieso dauert denn das so lange?«

Jenna zuckte mit den Schultern. »Keine Ahnung. Geschäfte, nehme ich an. Ich glaube, Ark hat irgendetwas für ihn gekauft. Eine Art Lieferung oder so.«

In diesem Moment kam Ark laut lachend heraus und schlenderte auf ihren Tisch zu. »Das Essen geht aufs Haus«, verkündete er grinsend.

»Siehst du?« Jenna wandte sich Fairlie zu. »Ich hab dir ja gesagt, dass man ihn zu etwas gebrauchen kann.«

»Absolut.« Fairlie trank einen Schluck Bier. »Er ist etwa so praktisch wie eine Rolle Küchenpapier.«

Kurz darauf kam ihr Essen – eine Riesenportion golfbrauner Fritten mit kross frittiertem Fisch.

»Fish and Chips, wie versprochen«, erklärte Jenna.

»Aber kein Nudelsalat«, gab Fairlie zurück und deutete auf die lächerliche Menge Salatblätter auf ihrem Teller.

Arks Telefon läutete. Er ließ die Gabel sinken, murmelte eine Entschuldigung und suchte sich eine ruhige Ecke zum Telefonieren. Jenna bemerkte, wie er fieberhaft redete und wild gestikulierte. Als er an den Tisch zurückkehrte, strahlte er übers ganze Gesicht.

»Das war er«, sagte er und wippte auf den Fußballen. »Der neue Käufer. Es klappt also wirklich!« Triumphierend schwenkte er sein Handy.

»Das ist ja toll, Schatz«, rief Jenna.

»Aber leider muss ich weg«, fuhr er fort. »Und zwar jetzt gleich. In einer Stunde wollen sie eine Telefonkonferenz via Skype.«

Fairlie blickte auf ihr Essen, das sie kaum angerührt hatte. »Können wir nicht mal aufessen?«

»Komm schon, Fairlie«, strahlte Ark. »Wenn dieser Deal zustande kommt, lade ich dich einen ganzen Monat lang zum

Mittagessen ein, keine Angst.« Er schob ihre Teller weg. »Außerdem waren wir sowieso eingeladen. Tate war mir noch was schuldig. Also, auf geht's.«

Er ergriff Jennas Hand und zog sie hinter sich her aus dem Biergarten, während Fairlie verdrossen hinter ihnen her trottete.

*

Lächelnd blickte Jenna Fairlie hinterher, die in einer Staubwolke die Einfahrt hinunterfuhr, und legte den Arm um Arks Taille.

»Ich bin trotzdem froh, dass du mitgekommen bist«, sagte sie, »auch wenn es nur ein kurzer Ausflug war.«

Ark befreite sich aus ihrer Umarmung und sah auf seine Uhr. »Verdammt, ich hab bloß noch fünf Minuten.«

Jenna folgte ihm ins Haus und musste mit der Hand die Tür abfangen, damit sie ihr nicht direkt ins Gesicht knallte. Im Badezimmer zog er sein Hemd aus und drehte den Heißwasserhahn auf.

»Wieso die Eile?«, fragte sie lächelnd und legte ihm die Hand auf den Rücken.

Ark schüttelte sie ab und starrte sie im beschlagenen Spiegel finster an. »Mir bleiben gerade mal fünf Minuten, um halbwegs präsentabel auszusehen. Hier geht es darum, einen Lieferauftrag für Dan Murphy's an Land zu ziehen, Jenna, den größten Weinhändler des ganzen Landes. Hast du mir nicht zugehört?«

Erschrocken wich Jenna zurück. »Ich höre dir doch immer zu.«

Ark klatschte sich Rasierschaum ins Gesicht. »Ich hätte eigentlich gar nicht mitkommen sollen. In Wahrheit hatte ich keine Zeit für so was.«

»Aber du wolltest doch unbedingt mit.«

»Was blieb mir denn anderes übrig?« Wasser spritzte über die Fliesen, als er seinen Rasierer unter den Hahn hielt. Er stieß einen Fluch aus. »Seit Wochen habe ich dich kaum zu Gesicht bekommen. Und an meinem einzigen freien Tag wolltest du ja unbedingt mit Fairlie an den Strand. Wie soll ich denn sonst Zeit mit meiner Frau verbringen?«

Aus seinem Mund hörte es sich an, als hätte sie seinen Geburtstag vergessen.

»Du hast mir die ganze Woche so sehr gefehlt«, fuhr er fort und wischte die Tropfen ab. Sein Bizeps spannte sich an. »Wir hatten so gut wie überhaupt keine Zeit füreinander. Du arbeitest ununterbrochen und kümmerst dich um jeden, nur nicht um mich. Oder du ziehst mit deiner Busenfreundin um die Häuser.« Er wandte sich vom Spiegel ab und sah sie betrübt an. »Wir brauchen mehr Zeit für uns.« Er nahm ein Hemd vom Bügel und trat hinaus auf den Flur. Augenblicke später hörte sie, wie seine Bürotür ins Schloss fiel.

Jenna setzte sich auf die Bettkante und starrte zu Boden.

V.

Jenna sagte kein Wort, als der Kellner ihre Teller abräumte. Verstohlen blickte sie zu Ark, der sie mit einem dünnen Lächeln ansah. Dann bedankte er sich überschwänglich bei dem Kellner.

»Wahnsinn«, sagte er, als dieser verschwunden war, »wenn man bedenkt, dass wir vor sechs Wochen noch Ark und Jenna waren. Und jetzt«, er rieb mit der Serviette auf einem Knoblauchbutterfleck auf der Tischdecke herum, »sind wir

Mr. und Mrs. Rudolph, ein normales Ehepaar, das im Restaurant zu Abend isst.«

Mit der Fingerspitze strich sie über den Rand ihrer Kaffeetasse, an dem halb angetrocknete Milchreste klebten. Sie erwiderte nichts.

Seufzend kreuzte er die Arme vor der Brust. »Du bist immer noch wütend auf mich.«

»Nein«, gab sie gedehnt zurück. »Nur … enttäuscht.«

Er blickte sie finster an und klopfte ein paarmal mit seinem Teelöffel auf die Tischplatte. »Erst flirtest du den ganzen Abend direkt vor meinen Augen, und dann bist *du* enttäuscht von mir?«

»Das ist doch lächerlich«, stieß sie barsch hervor. »Lass uns gehen.« Sie nahm ihre Tasche und machte Anstalten aufzustehen, doch Ark blieb sitzen. Nach kurzem Zögern sank sie wieder auf ihren Stuhl.

Auf einmal erhob Ark sich.

Abendliche Kühle empfing sie, als sie das Restaurant verließen. Jenna schlang die Arme um ihren Oberkörper. Ihre Absätze hallten laut auf dem Parkplatz wider.

»Jetzt weigerst du dich also, mit mir zu reden, ja?«

Zornig starrte Jenna ihn an. Der Türgriff fühlte sich kalt an, als sie die Beifahrertür aufriss. Anfangs war noch alles in bester Ordnung gewesen. Der Kellner hatte höflich ihre Bestellung aufgenommen. Was hatte sie zu ihm gesagt? Schon als er die Bruschetta serviert hatte, war Arks Laune mit einem Mal im Keller gewesen. Aber was hatte sie getan? Natürlich hatte sie sich bei dem jungen Mann bedankt und ihn freundlich angelächelt, worauf er sagte, die Bruschetta sei eine Spezialität des Küchenchefs und sie sollten sie sich gut schmecken lassen. Danke, das werden wir, hatte sie darauf erwidert. Oder irgendetwas in der Art.

Sie wischte sich die Wangen ab.

»Weinst du etwa?«, fragte Ark. »Du liebe Güte, nun mach doch nicht gleich so ein Riesentheater.«

»Ist doch klar, dass ich mich aufrege«, stieß sie wütend hervor. »Den ganzen Abend machst du mir Vorwürfe, und ich habe nicht die leiseste Ahnung, wovon du überhaupt sprichst.«

»Vielleicht hast du einfach zu viel Wein getrunken, aber … du warst nun mal ziemlich kess. Ich meine, der arme Junge war komplett durch den Wind, als er das Dessert serviert hat. Du hast ihn gefragt, wann er Feierabend hat, schon vergessen?«

»Das war eine völlig unverfängliche Frage. Ich wollte nur nett sein. Du hast das komplett in den falschen Hals gekriegt. Das ist doch idiotisch.«

»Idiotisch? Ich bin also ein Idiot, ja? Sehr nett von dir, vielen Dank.«

»Ich habe nicht gesagt, dass du ein Idiot bist, sondern nur …«

»Manchmal tust du mir ganz schön weh, Jenna, ist dir das eigentlich bewusst?«

»Das ist doch kompletter Irrsinn! Ich will dir nicht wehtun!«

»Jetzt bin ich also auch noch irrsinnig. Super, Jenna, endlich redest du mal Tacheles.«

Fassungslos starrte Jenna ihn an und machte den Mund auf und zu, doch kein Laut kam heraus.

»Und was glaubst du wohl, was dein Verhalten bei mir auslöst?«

»Hörst du dir eigentlich jemals selbst zu?«

»Die Leute hier kennen mich. Dieses Restaurant hat zwei von unseren Weinen auf der Karte. Es ist …« Er schüttelte den Kopf. »Es ist einfach peinlich.«

Jenna schwieg, innerlich jedoch kochte sie. Sie fuhren durch die abendlichen Straßen. Die Scheinwerfer glitten über die Eukalyptusbäume, die den Straßenrand säumten. Der Motor summte leise, und Jenna schloss die Augen. Während der letzten paar Minuten hatte sie so fest die Zähne zusammengebissen, dass ihr Kiefer schmerzte.

»Es tut mir leid«, sagte Ark nach einer Weile.

Sie öffnete die Augen und starrte ihn finster an.

»Hey, es tut mir wirklich leid, dass du dich so ärgerst.« Er warf ihr einen zerknirschten Blick zu. »Aber ... Es heißt doch immer, dass Vertrauen und Ehrlichkeit das A und O in einer Beziehung sind. Deshalb war ich eben ... ein bisschen gekränkt, weil du so ungeniert mit dem Kellner geflirtet hast.«

»Ich habe nicht mit ihm geflirtet«, sagte Jenna. »Und du benimmst dich wie der letzte Idiot.«

Er schwieg. Ihre wütenden Worte hingen zwischen ihnen in der Luft.

»Bitte hör auf, mich zu beleidigen«, sagte er schließlich tonlos. »Später tut es dir bloß leid.«

Jenna wandte den Kopf ab und sah aus dem Fenster.

»Okay«, sagte er. »Es ist wegen ihr. Meiner Ex. Sie ...« Er rieb sich den Nacken. »Manchmal reagiere ich ein bisschen über, weil sie mich nach Strich und Faden verarscht hat, verstehst du? Sie war ein echtes Miststück ... hat mich bis aufs Hemd ausgezogen. Na ja, deshalb kann ich eigentlich nichts dafür. Ich bin nun mal ein gebranntes Kind.«

Jenna drehte ihren Ehering am Finger hin und her und starrte weiter ins Dunkel. »Ich weiß, dass sie dir wehgetan hat«, erwiderte sie leise. »Du hast mir davon erzählt. Und ich verstehe dich. Aber ich habe nicht geflirtet. Und es ärgert mich, dass ich mich für etwas verteidigen muss, das ich überhaupt nicht getan habe.«

»Okay«, sagte er langsam. »Wow.« Er schüttelte den Kopf und lachte leise. »Du hast offensichtlich ganz schön einen im Tee.«

Einen Moment lang herrschte Schweigen. »Willst du etwa damit sagen, dass alle Männer in Wahrheit Schwachköpfe sind, nur weil Freundlichkeit und gute Manieren für sie gleichbedeutend mit einer Einladung zum Sex sind?«, fragte sie dann.

»Freundlichkeit und gute Manieren? Du hast vor seinen Augen an deinem Finger genuckelt.«

Jenna lachte auf. »Da klebte Knoblauchbutter dran.«

»Hey.« Er hob die Hand. »Ich will nicht behaupten, wir wären perfekt, aber wir sind nun mal Männer. Deshalb suchen wir ständig nach Ausreden, um euch anzumachen. Vor allem wenn die Frau, um die es geht, so scharf ist wie du.«

Wieder breitete sich Stille im Wagen aus. Jenna spürte, wie sich ihr Puls nur ganz allmählich beruhigte. Irgendetwas an seinen Worten irritierte sie, so als würde jemand den Finger in eine Wunde in ihrem Unterbewusstsein legen. Womöglich hatte sie ja tatsächlich mit dem Kellner geflirtet; er war so süß und witzig gewesen, und das Essen hatte superlecker geschmeckt. Klar, sie war höflich und nett gewesen … War sie zu lange Single gewesen und hatte darüber vergessen, wie man sich in einer Beziehung verhalten musste? Oder war ihr Bedürfnis nach Aufmerksamkeit genetisch bedingt?

»Na ja«, fuhr er etwas ruhiger fort, »natürlich ist es grauenvoll, aber schließlich wird doch ständig in den Nachrichten darüber berichtet: Eine Frau in einem kurzen Kleidchen, ganz allein mitten in der Nacht auf der Straße, ist eindeutig auf Ärger aus. Ich will nicht behaupten, das wäre eine Entschuldigung, und auch nicht, dass die Frauen selbst schuld seien, aber wenn du dein Haus nicht abschließt, darfst du dich nicht wundern, wenn jemand einbricht, verstehst du, was ich meine?« Er bedachte sie mit einem fast mitleidigen Blick. »Ich sage ja nur, dass Vorsicht angesagt ist. Du bist kein Single mehr. Und«, fügte er hinzu, »du kannst dir nicht länger ein Beispiel an Fairlie nehmen. Das Mädchen kommt ja ganz schön herum ... Hey, hey.« Er hob die Hand, als ihr Kopf herumschnellte. »Vielleicht bringt sie sich eines Tages damit noch in Schwierigkeiten. Ich will sie ja nicht schlechtmachen oder so, außerdem gibt sie es ja selbst zu. Und du hast sie auch schon mal als Schlampe bezeichnet – das habe ich mit eigenen Ohren gehört. Ja, ich weiß, ich weiß, unter Freundinnen darf man so was sagen, weil es eigentlich ein Kosewort ist«, wiegelte er eilig ab.

Jenna wurde stocksteif. Eigentlich dachte ich, dass ich alles im Griff habe, aber das stimmte nicht. Ich war blind, hatte ihre Mutter an jenem Tag gesagt.

Ark legte die Hand auf ihr Bein. Die Nacht schien sie wie ein Kokon zu umhüllen, dunkel und still.

Jenna holte tief Luft und ließ sie langsam entweichen. Mit dreizehn hatte sie mit Fairlie das erste Mal allein zum Frühlingsfest gehen dürfen. Auch heute noch hatte sie den Geruch nach Sägemehl, Frittierfett und Tierscheiße in der Nase, hörte das Fauchen der Hydraulik, die wummernden Bässe der Rockmusik und das Kreischen der Gäste in den Fahrgeschäften. Obwohl Jenna darum gebettelt hatte, weigerte Fairlie sich rundweg, mit ihr in den Zipper zu steigen, wo die Gäste in winzigen Käfigen herumgeschleudert wurden. Also stand Jenna allein und mit klopfendem Herzen in der Schlange. Zwei schlaksige Jungs mit kieksigen Stimmbruchstimmen und Kurt-Cobain-Gedächtnisfrisuren hatten Jenna eingeredet, es sei sicherer, wenn sie sich zu ihnen in den

Käfig quetschte, statt allein zu fahren. Kichernd kletterte sie zu ihnen hinein und kam sich dabei ziemlich verwegen vor. Der Käfig begann sich hin und her zu drehen, und sie spürte, wie die Bässe in ihrem Bauch wummerten, während sie ausgelassen kreischte. Vermutlich war es von vornherein klar gewesen, hatte sie sich gesagt, dass sich diese Hand zwischen ihre Beine schieben und die ganze Fahrt über dort bleiben, kneten, reiben und drücken würde.

Jenna strich mit dem Mittelfinger über Arks Hand. Obwohl sie wegen seiner Vorwürfe zutiefst gekränkt war, sehnte sie sich nach ihm, danach, dass er sie in die Arme nahm, damit sie sich gegenseitig ihre Wunden heilen konnten.

Das Garagentor schloss sich rumpelnd hinter ihnen. Angespannte Stille breitete sich im Wageninneren aus.

Das Leder des Sitzes quietschte leise, als Ark sich ihr zuwandte. Er berührte ihr Knie. »Bitte, sei nicht mehr sauer«, sagte er. In der Stille wirkte seine Stimme tiefer, und ein flehender Unterton schwang darin mit.

Jenna schnaubte und rieb sich die Stirn. »Wie soll ich mich denn deiner Meinung nach fühlen?«, fragte sie und warf ihm von der Seite einen Blick zu.

»Beziehungen sind nicht immer so leicht«, antwortete er. »Wir müssen die Stolpersteine aus dem Weg räumen. Und mehr ist es nicht. Ein kleiner Stolperstein. Das kriegen wir schon hin.«

»Das kriegen wir schon hin«, wiederholte sie, mehr zu sich selbst. Die Innenbeleuchtung warf ein Muster aus Licht und Schatten auf sein Gesicht mit den geschwungenen Brauen, der markanten Nase und den im Dunkel liegenden Augen.

Er drückte ihr Knie. Wieder knarzte das Leder, als er sich über die Mittelkonsole beugte und seine Hand weiter über ihren Schenkel wanderte. »Lass gut sein«, flüsterte er. Sein

Atem fühlte sich warm an ihrem Ohr an. Er küsste ihren Hals. Die Berührung jagte einen Stromstoß durch ihren Unterleib.

»Du kannst das leicht sagen«, sagte sie leise. »Schließlich wurdest du ja auch nicht des Ehebruchs bezichtigt.« Das Wort brannte heiß auf ihren Lippen.

Er lachte, und sie spürte die Vibration an ihrem Hals. »Es ist wichtig, dass du mich so liebst, wie ich dich liebe.« Seine Hand wanderte an der Innenseite ihres Schenkels entlang. »Und meine Liebe zu dir ist so groß, dass ich mich regelrecht nach dir verzehre.«

Jenna blickte durch die Windschutzscheibe in die dunkle Garage. In diesem Moment ging die Innenbeleuchtung aus und tauchte sie in tiefes Dunkel.

Sie schloss die Augen, als seine Lippen an ihrem Hals entlangwanderten. Seine Hand glitt unter ihre Bluse, und er streichelte ihre Brust. Wieder hörte sie das leise Seufzen des Leders, spürte seinen warmen Atem an ihrem Schlüsselbein. Sie schob all ihre Gedanken beiseite und erwiderte seinen Kuss mit derselben Leidenschaft, mit der er seinen Mund auf den ihren presste.

Solange sie es schaffte, an nichts zu denken, all die Erinnerungen zu verdrängen, war sie auf der sicheren Seite, konnte ihr nichts passieren. Deshalb ließ sie sich in seine Umarmung sinken, spürte seine Zunge in ihrem Mund. Sie vergrub die Finger in seinem Haar und sog tief seinen würzigen Duft ein, als wollte sie ihn mit Haut und Haar verschlingen.

Er riss die Knöpfe ihrer Jeans auf und schob seine Hand in den Bund. Sie wölbte sich ihm entgegen, presste sich gegen seine Hand, die sich in die feuchten Tiefen ihres Körpers vortastete.

Ihr Atem kam stoßweise durch ihre halb geöffneten Lippen. Sie spürte seine Zähne auf der zarten Haut an ihrem Hals, während er mit der anderen Hand ihre Beine weiter spreizte. Und dann gelang es ihr mit einem Mal, vollends loszulassen; sie warf sich förmlich in seine Arme, hörte die Wonne in ihrem befriedigten Seufzer, als sie sich ihm voll und ganz hingab, um zu vergessen.

VI.

Das weiße Schutznetz war schwer und hatte sich an manchen Stellen fest in den Rebstöcken verhakt. Obwohl es kühl war und graue Wolken vorüberzogen, spürte Jenna, wie ihr ein Schweißtropfen über die Rippen rann.

Jenna dankte dem Himmel, dass nur ein kleiner Teil der Rebstöcke von dem Netz bedeckt war. Sie zerrte es auf den Boden, wo es sich wie eine verschlungene weiße Bahn voll Blätter und Zweige zwischen den Stöcken schlängelte.

»Fast fertig.« Ark lächelte ihr zu, als sie sich mit den Händen auf den Knien abstützte, um wieder zu Atem zu kommen. »Du musst dringend Sport treiben, Schatz. Nicht dass du wegen mir noch einen Herzinfarkt bekommst.« Gemeinsam bündelten sie das Netz.

Jenna entdeckte die Schlange als Erste, den dicken braunen Körper, der sich im Netz verfangen hatte.

»Da, Ark«, sagte sie und ließ das Netz fallen.

Die Schlange war tot, ihr muskulöser, bereits steifer Leib hing zwischen den Maschen. Jenna verspürte einen kurzen Anflug von Erleichterung. Erst dann bemerkte sie, dass Arks Hand zu zittern begann.

»Ist schon gut«, sagte sie und bedeutete ihm, zur Seite zu gehen. »Ich schaffe sie gleich weg, okay?«

Ein gequälter Ausdruck trat auf sein Gesicht, eine Mischung aus Frustration, Angst und Selbstverachtung. Tränen stiegen ihm in die Augen, und er strich sich verzweifelt durchs Haar.

»Dreh dich einfach weg, Ark, ich erledige das schon.«

Entschlossen trat sie einen Schritt vor, zog sich angewidert den Ärmel über die Hand und versuchte, das verendete Reptil aufzuheben, doch das Tier hatte sich fest in den Maschen verheddert. Mit einiger Mühe und einer ordentlichen Portion Ekel gelang es ihr endlich, es aus dem Netz zu lösen. Es handelte sich um eine Mulgaschlange, noch jung, wie es aussah, nichtsdestotrotz tödlich giftig, wenn sie einen erwischte. Sie packte die Schlange und schleuderte sie über die Rebstöcke. Später würde sie noch einmal herkommen, sie mit einer Schaufel aufsammeln und irgendwo verscharren. Mittlerweile war Ark ans andere Ende der Reihe gegangen und stand mit dem Rücken zu ihr da.

»Sie ist weg«, rief sie. »Aber wieso gehst du nicht schon mal rein? Wir können auch nachher weitermachen, oder?« Sie blickte zum Himmel. »Außerdem fängt es gleich an zu regnen.«

Sie ließen das Netz auf dem Boden liegen und kehrten ins Haus zurück. Ark bat sie mit zitternder Stimme, ob sie gründlich duschen könne. Er ertrage es nicht, dass sie das tote Tier angefasst habe.

Später ließ Jenna sich auf die Couch neben ihm fallen und streichelte seinen Arm. Er war völlig fertig und wurde immer wieder von einem heftigen Schauder geschüttelt, und sie sah ihm an, dass er Mühe hatte, ruhig zu atmen.

»Erzähl mir davon«, sagte sie leise.

Ark holte tief Luft, nahm ihre Hand und betrachtete sie. »Du weißt doch, dass mein Vater gestorben ist, als ich vierzehn war«, begann er und fuhr mit dem Finger die Linien in ihrer Handfläche nach. »Ich habe ihn gefunden ... seine Leiche.«

Jenna wurde eiskalt. »O mein Gott.«

»Ich kam gerade von der Schule nach Hause, und er saß am Küchentisch.«

»Und da ... da war er schon tot?«

»Ja«, stieß er hervor.

»Oh, Schatz, ich weiß nicht, was ich sagen soll. Das ist ja grauenhaft.« Ihr blutete das Herz, und sie widerstand dem Bedürfnis, ihn an sich zu ziehen und wie ein kleines Kind in den Armen zu wiegen.

»Ich konnte Mum nicht erreichen, deshalb musste ich die Nachbarn holen, die gleich einen Rettungswagen riefen, aber es war zu spät. Er war schon tot, vermutlich bereits mehrere Stunden.«

Jennas Augen brannten. Sie blinzelte heftig und biss sich auf die Lippe. Ihre Tränen würden ihm auch nicht helfen.

Ark fuhr mit tonloser Stimme fort: »Seine Augen standen offen. Und seine Lippen waren ganz blau. Leuchtend blau, richtig gruselig, wie in einem Horrorfilm. Den Anblick werde ich meinen Lebtag nicht vergessen. Immer wenn ich an ihn denke ... sehe ich diese Lippen vor mir. Die blauen Lippen und seine Augen, die ins Leere starren.«

»Es tut mir so leid«, flüsterte sie.

Abrupt wandte er sich zu ihr um. Seine Pupillen waren riesig. »Ich hab den Drecksack gehasst, habe ich dir das jemals gesagt?«

Jenna wich erschrocken zurück. »Nein. Ich dachte, du ...«

»Ich konnte es ihm einfach nie recht machen, völlig egal,

was ich getan habe. Zu Hause, in der Schule, im Betrieb … ich habe mir den Arsch aufgerissen, aber es war trotzdem nie genug. Und meine Mum?« Er lachte freudlos auf. »Sie hat sich nie hinter mich gestellt. Weil sie ständig Angst vor ihm hatte. Er hat seine Wut an ihr ausgelassen, und sie hat sich nie hinter mich gestellt«, wiederholte er und ballte die Fäuste. »Nicht mal, als er mich mit dem Gürtel versohlt hat. Ich habe ziemlich schnell gelernt, nicht vor ihm zu weinen, weil es sowieso nichts genutzt hätte.«

Jenna versuchte, nicht weiter darüber nachzudenken, denn mit jedem bitteren Vorwurf gegen seine Mutter spürte sie, wie sich das stählerne Band um ihr Herz enger zusammenzog, während die Worte ihrer eigenen Mutter schmerzlich in ihr widerhallten, bis sie keine Luft mehr bekam.

VII.

»Ich habe nachgedacht«, sagte er.

Jenna hob den Kopf und sah auf den Wecker.

»Es ist zwei Uhr morgens«, murmelte sie.

»Ich habe nachgedacht«, wiederholte er unbeirrt, »über uns und die Kluft, die manchmal zwischen uns besteht. Wir können sie schließen.«

Unter der Decke tastete er nach ihrer Hand. »Durch etwas, das nur uns gehört«, flüsterte er. »Du und ich könnten es erschaffen. Etwas, das sonst niemandem gehört und das keiner je besudeln kann.«

Sie schwieg.

»Ich finde, wir sollten ein Baby bekommen«, sagte er zärtlich.

Liebe Jenna,

all die Dinge, die ich Dir erzähle, erscheinen für sich genommen sehr viel gewichtiger, als wenn man sie insgesamt betrachtet. Wenn ich all die Momente einzeln mir anschaue, ist mir klar, dass ich damals anders, besser hätte entscheiden können; all die Momente hätten weniger tragisch, weniger schicksalhaft enden können, wenn ich mich anders verhalten hätte. Doch damals war ich fest davon überzeugt, hilflose Zuschauerin meines eigenen Lebens und meinem Schicksal unweigerlich ausgeliefert zu sein.

Am Abend vor Deiner Geburt spürte ich gegen Mitternacht plötzlich einen dumpfen Schmerz und stellte fest, dass mein Bauch steinhart geworden war. Sobald ich die Hände darauf legte, fühlte ich, wie sich die Muskeln fest zusammenzogen.

O Gott, wie sehr hatte ich diesen Augenblick herbeigesehnt … und war gleichzeitig wie gelähmt vor Angst. Jetzt würdest Du zur Welt kommen, unser geliebtes Baby. Und während ich mich in den Wehen krümmte, flüsterte ich dem kleinen Kind, das schon bald alles von Grund auf verändern würde, zärtliche Worte zu. Tränen liefen mir übers Gesicht, und als ich auf meinen riesigen Bauch blickte, begriff ich mit einer leisen, traurigen Gewissheit, dass die Geburt einen Beginn, aber auch ein Ende darstellte.

Nur wusste ich nicht, wessen Ende.

Irgendwann während der Geburt war ich sicher, dass ich sterben würde. Immer wieder ermutigte mich der Arzt, schön weiter zu pressen, doch ich hörte seine Stimme nur gedämpft durch die grüne Gesichtsmaske. Trug er sie, um sich gegen all das Blut, die Flüssigkeit, den Schweiß und die Schimpfworte zu schützen, die ich immer wieder hervorstieß, während ich die Zähne so fest zusammenbiss, dass ich Angst hatte, sie würden in tausend messerscharfe Splitter zerspringen, die meine Mundhöhle zerfetzten? Selbst heute noch spüre ich die Hand Deines Vaters um die meine: sehnig, zögerlich und ein bisschen klamm, spüre meinen Herzschlag durch den Pethidin-Nebel.

Plötzlich wurde Stephen kreidebleich, und ich sah das Gesicht meiner Mutter vor mir, im offenen Fenster des bananengelben Kombis meiner nomadenhaften Kindheit. Ich sah meine Mutter wie verrückt winken, als sie auf dem Jubilee Highway davonfuhren und mich zurückließen, eine Neunzehnjährige, die keine Ahnung hatte, dass sie nicht allein die ganze Welt aus den Angeln heben konnte. Mit einem Mal wünschte ich mir sehnlicher als alles andere, meine Mum wäre hier. Sie würde alles in Ordnung bringen, dafür sorgen, dass es aufhörte, weil Mütter so etwas tun, verdammt noch mal! Sie fangen einen auf und halten einen fest, wenn man sich wie ein jammerndes Bündel aus Tränen, Schweiß und unerfüllten Erwartungen fühlt. Oder nicht?

Und ist nicht genau das, was ich damals – genauso wie heute – hätte tun sollen?

Gelangen wir jemals an den Punkt, an dem wir unsere Mutter nicht mehr brauchen?

Ich lag flach auf dem Rücken, starrte zu der gleißend hellen Deckenbeleuchtung hinauf, mein geradezu obszön aufragender Bauch unter dem blauen OP-Tuch, und stieß einen so gewaltigen Schrei aus, dass ich sicher war, meine Halsschlagader würde platzen, und dann wäre sowieso alles zu Ende.

Und auf einmal ertönte ein zweiter Schrei – ein seltsam

gurgelndes Brüllen, bei dessen Klang die Schwestern zu jubeln begannen und der Arzt übers ganze Gesicht strahlte.

»Gut gemacht«, lobte er mich hinter seiner Maske. »Sie haben ein kleines Mädchen.«

Mir stockte der Atem. Zitternd vor Anstrengung hob ich den Kopf und sah Dich an – unser Baby, ein klebriges, glitschiges Bündel, das empört brüllte. Dein Kopf kippte nach hinten, sodass der Arzt ihn mit seinem blau behandschuhten Zeigefinger und Daumen festhielt, während die dunkelviolette Nabelschnur an Deinem kleinen Bäuchlein pulsierte.

Deine Haut war faltig und von rosa und bläulichweißen Flecken übersät.

Tief erleichtert schloss ich die Augen. Als ich sie wieder aufschlug, wirkten die Konturen im Raum plötzlich weicher, und alles schien in ein helles Licht getaucht. Ich hörte Stephens belegte Stimme, seine stolzen, gerührten Worte, die er mir ins Ohr flüsterte, ehe er den Kopf sinken ließ und sich verstohlen die Tränen abwischte.

Erst als man mir Dich in eine weiche Decke gehüllt auf die Brust legte, merkte ich, dass auch ich weinte. Dein Gesicht, anfangs noch wutverzerrt und dunkelrot, wurde augenblicklich glatt und weich, und in diesem Moment begriff ich, dass ich völlig falsche Erwartungen gehabt hatte, denn alles, was sich zerrissen und zerfetzt angefühlt hatte, schien mit einem Mal heil und ganz zu sein.

Mein Baby. Stephens Baby. Unser kleines Mädchen.

Dies war ein Neubeginn. Wir würden ganz von vorn anfangen, und alles wäre wunderbar und unbeschwert. Das Baby – du, Jenna – warst die Verkörperung von Stephen und mir, die Verkörperung von allem, das perfekt, ehrenwert und richtig war.

Stephen und ich sahen uns an. Wir nannten dich Jenna.

Und dann änderte sich wieder alles. Für ein paar Minuten waren wir von Perfektion erfüllt – dem beruhigenden, siegreichen Geschmack von Normalität –, bevor alles wieder zerbrach.

Aber jetzt muss ich für heute schließen.

Alles Liebe,
Mum

KAPITEL 7

Heute

1.

Auf der Hauptstraße ist nichts los, nur eine Handvoll Leute schlendert an den Läden vorbei. Ein Laster mit leerer Ladefläche rumpelt die Straße entlang, und eine Wolke aus stinkenden Abgasen steigt auf, es riecht nach heißem Gummi.

Das Ampelsignal piepst. Fairlie bleibt am Straßenrand stehen und starrt auf ihre Füße, auf die Bordsteinkante, über die Jenna eines Tages auf dem Heimweg gestolpert ist und sich das Kinn aufgeschlagen hat wie ein Kind, das vom Fahrrad gefallen ist. Fairlie geht in die Hocke und streicht mit dem Finger über den heißen körnigen Asphalt, während sie sich ausmalt, sie könnte Jennas warmes Blut noch spüren.

Überall. Jenna ist überall und nirgendwo zugleich.

Sie richtet sich wieder auf und geht weiter, vorbei an dem Coffeeshop mit den Blechhühnern vor der Tür, wo Jenna immer ihren Milchkaffee mit einem Stück Zucker getrunken hat. Fairlie hält Mrs. Hurst, der Besitzerin des Kurzwarenladens, die Tür auf, die mit einem Tablett voll Coffee-to-go-Bechern herauskommt.

Mrs. Hurst lächelt sie an. »Danke. Ich hab das von Jenna gehört. Was für eine Tragödie.« Sie schnalzt mitfühlend mit der Zunge. »Wie verkraften es denn der Ehemann und der kleine Junge?«

»Keine Ahnung, wenn ich ehrlich sein soll«, gesteht Fairlie schuldbewusst.

»Ich bin kürzlich Marg über den Weg gelaufen«, sagt Mrs. Hurst. »Sie hat erzählt, sie hätte Ihnen ein paar Tage freigegeben.«

Marg Dunbower ist die Oberschwester auf Fairlies Station und hat mehrere Nachrichten auf ihrer Voicemail hinterlassen. *Wir sind immer für dich da. Komm einfach zurück, wenn du bereit bist. Bereit.* Über das Wort hat Fairlie lange nachgedacht. Es bedeutet etwas Aktives, dass man die Dinge im Griff hat. Aber wie soll sie jemals wieder bereit sein?

»Und wann wollen Sie wieder anfangen zu arbeiten?«, fragt Mrs. Hurst. »Sie werden im Krankenhaus schon schmerzlich vermisst.«

Einen Moment lang verschwimmt alles. Obwohl Jenna vor Henrys Geburt gekündigt hat, wird Fairlie alles im Krankenhaus an ihre Freundin erinnern. Sie wird sie wie einen Geist hinter sich wahrnehmen, wenn sie an der Kaffeemaschine steht. Jenna war diejenige gewesen, die das große, hektische Mount Gambier Hospital verlassen hatte und etwas Ruhigeres suchen wollte. Sie hat für sie beide einen Job im Penola War Memorial Hospital gefunden und den Mietvertrag für ihre kleine Wohnung zwei Blocks entfernt unterschrieben, in der Fairlie inzwischen alleine wohnt.

»Sie passen doch gut auf sich auf, ja?«, sagt Mrs. Hurst.

Fairlie starrt sie an. Wie soll sie auf sich aufpassen, wenn sie es nicht einmal geschafft hat, auf ihre beste Freundin achtzugeben? Wer ist sie ohne Jenna überhaupt? Jenna war ihr Erbe, ihre Geschichte, die sie selbst nie hatte. Aber jetzt ist sie weg, und Fairlie ist wieder der Niemand ohne Wurzeln und ohne Identität, losgelöst und ohne jeden Halt.

Mrs. Hurt drückt ihr zum Abschied den Arm und hastet in ihren klimatisierten Laden mit den dicken bunten Stoffballen im Schaufenster.

Fairlie tritt auf die Straße, ohne nach links oder rechts zu sehen. Reifen quietschen, doch sie bemerkt es gar nicht.

Spitzenvorhänge hängen an den Fenstern des Süßwarenladens auf der anderen Straßenseite. *Sweet Treats* steht in geschwungener Schrift auf dem Schild über der Tür. Der vollmundige, süßliche Duft nach Kakaobutter und Puderzucker umfängt Fairlie, als sie hineingeht. Regale voller bunt verpackter Konfektschachteln säumen die Wände, davor stehen Ständer mit Schokoladenriegeln.

Die Tochter der Besitzerin hinter dem Verkaufstresen sieht auf. In ihrer Nase steckt ein kleiner Silberring, im Mundwinkel trägt sie ein nagelneues Piercing.

»Wieder mal echt bullenheiß heute, was?«, sagt das Mädchen.

Fairlie nickt und wischt sich den Schweiß von der Stirn. Sie registriert, dass das Mädchen sie beobachtet, als sie zum Regal mit der Lakritze mit Schokoüberzug geht. Sie denkt offensichtlich fieberhaft nach, wie sie sich verhalten soll. Dann schnappt sie ihr Handy und tippt eilig etwas ein, vielleicht eine hastige SOS-Nachricht an eine Freundin. *OMG, die Freundin von der toten Frau ist grade hier. Was sage ich bloß zu ihr?*

Fairlie trägt ihre Beute zur Kasse. Eigentlich hat sie keine Lust, den angenehm klimatisierten und köstlich duftenden Laden zu verlassen.

»Du bist Dottie, stimmt's?«, fragt sie und schiebt die Riegel aus weißer Schokolade mit Himbeeren und Macadamia-Toffee über den Tresen.

Das Mädchen nickt und grinst, wobei sie ihre kleinen weißen Zähne entblößt. »Und du bist Fairlie, die Krankenschwester, oder?«

»Ja.«

»Bestimmt erinnerst du dich nicht mehr dran, aber du hast mir vor zwei Monaten den Fuß verbunden, als ich mich hinterm Haus an einer Dose geschnitten habe. Ich hab auch eine Tetanusauffrischung gebraucht.«

Fairlie lächelt. »Klar erinnere ich mich. Und wie man sieht, hast du dich mit deiner Mutter geeinigt.« Fairlie streckt die Unterlippe vor und deutet mit dem Finger darauf.

»Ach so … ja, klar.« Errötend betastet Dottie das Piercing. »Hat ein Weilchen gedauert, aber am Ende hat sie nachgegeben. Aber das hier …« – sie macht eine ausschweifende Handbewegung – »… war Teil des Deals. Ich musste versprechen, vierzig Stunden abzuarbeiten.« Sie tippt die Beträge in die Kasse.

»Klingt doch gut.«

Das Mädchen zögert. »Du kanntest die Frau, stimmt's?« Wieder läuft sie rot an. »Jenna Rudolph?«

»Ja«, antwortet Fairlie. »Wir waren befreundet. Sehr eng sogar.«

»Tut mir leid«, sagt Dottie. »Ist echt traurig. Und verdammt hart, wenn man merkt, dass man die Leute um einen herum eigentlich gar nicht kennt, was?«

Fairlie starrt sie einen Moment lang an. »Stimmt, manchmal kennt man sie nicht.« Sie reicht Dottie einen Zwanziger. »Behalt den Rest«, sagt sie. »Für dein nächstes Piercing.«

II.

Es klopft an der Tür. Fairlie schreckt hoch und drückt auf den Pausenknopf, um die Folge *The Walking Dead* anzuhalten. Yodel springt von ihrer Brust und schlittert mit einem empörten Blick über den Fußboden, ehe er das Weite sucht.

Gedämpftes violettes Licht dringt durch die Fenster, das Vogelgezwitscher ist dem allabendlichen Konzert der Zikaden gewichen. Sie reißt die Tür auf und wird vom lauten

Zirpen eines besonders energiegeladenen Exemplars im Blumentopf an der Hauswand begrüßt. Sie lässt die Fliegentür mit einem Krachen gegen die Wand knallen, worauf die Zikade vor Schreck verstummt.

Es ist niemand zu sehen, doch aus dem roten Emailletopf auf der Türschwelle steigt ein köstlicher Duft nach Tomaten und Wein auf.

»Oh, Mrs. S.«, sagt sie. »Sie haben sich wieder mal selbst übertroffen.«

Fairlie trägt den Topf mit dem noch warmen Coq au Vin in die Küche, wo Yodel vorwurfsvoll zu miauen beginnt.

Sie wischt ein paar Katzenhaare weg und nimmt eine Schüssel und einen Löffel aus dem Schrank – sichtbare Beweise für das erbärmliche, einsame Leben einer Singlefrau, die allein mit ihrer Katze haust. Plötzlich beginnen ihre Arme und Beine zu prickeln, und ihr Herz hämmert unter ihren Rippen heftig, während sie eine große Angst ergreift. Ihre Ohren rauschen, und irgendwo hört sie eine Stimme: Das ist nur eine Panikattacke. Atme. Es ist gleich wieder vorbei.

Sie atmet ein, aus, ein, aus. Mehr kann sie im Moment nicht tun. Nach einer Weile verebbt das Rauschen des Blutes in ihren Ohren. Ihre Finger schmerzen, weil sie die Arbeitsplatte so fest umklammert hat, und ein paar Tränen laufen über ihre Wangen. Wütend wischt sie sie weg.

Den Topf fest an die Brust gepresst, hastet sie zur Tür, tritt in die abendliche Stille und atmet tief die angenehm warme Luft ein, nimmt den beruhigenden Duft nach Tomaten wahr, der ihr in die Nase steigt. Das Gericht wurde mit so viel Liebe und Fürsorge zubereitet. Du bist nicht allein, sagt sie sich mit fester Stimme. Ihre Schritte hallen laut in der Stille wider, als sie über den Hof geht. Das vorwurfsvolle Blöken eines Schafs weht von der Weide auf der anderen

Straßenseite herüber. Vertraute Alltagsgeräusche. Fairlie versucht, daraus Trost zu ziehen. Einen Moment lang schwebt ihr Finger zitternd über dem Klingelknopf an der Tür mit der verwitterten bronzenen Zwei.

»Ah, Fairlie«, sagt eine muntere Stimme, die das Alter ihrer Besitzerin Lügen straft. »Ich hab mich schon gefragt, wann du auftauchst.«

»Jemand hat mir diesen Riesentopf hier vor die Tür gestellt«, platzt Fairlie heraus und ringt sich ein Lächeln ab. »Aber ich kann das unmöglich alles alleine essen. Wäre doch schade drum. Haben Sie Lust auf eine Portion?«

Die Greisin macht einen Schritt beiseite, um Fairlie eintreten zu lassen. »Ich hab schon einen Happen zu Abend gegessen. Große Portionen schaffe ich einfach nicht mehr. Aber komm rein. Du siehst ja erbärmlich aus.«

Fairlie geht in Mrs. Soblieskis Wohnzimmer. Ihre Füße versinken in dem dicken Flauschteppich. Auf der anderen Seite des Raums liegt die avocadogrüne Küche mit einem Linoleumboden in Holzoptik. Es riecht nach Essen. Auf der Arbeitsplatte liegen Möhren, klein geschnittene Kartoffeln und eine Lammhälfte neben einem Stapel frisch gespülter Plastikbehälter. Mrs. Soblieski betreibt eine Art inoffizielle One-Woman-Wohltätigkeitsorganisation und versorgt alle möglichen Leute aus dem Ort, die sich ihre Mahlzeiten nicht selbst zubereiten können, darunter auch Fairlie. Noch immer spürt Fairlie dieses Prickeln in Armen und Beinen, und sie drückt den Topf noch etwas fester an ihre Brust.

Diese Woche trägt Mrs. Soblieski ihr Haar in einer wilden Lockenfrisur in leuchtendem Fuchsia. »Was für eine verdammte Schande«, sagt die alte Frau, kramt ein Zigarettenpäckchen aus der ausgebeulten Tasche ihrer mit Hibiskusblüten bedruckten Schürze und bietet ihr eine an, was Fairlie wie gewohnt ablehnt, worauf Mrs. Soblieski wie gewohnt mit den Schultern zuckt.

Tief nach vorn gebeugt, als hielte sie nach einer verlorenen Kontaktlinse Ausschau, schlurft die alte Frau quer durch die Küche und öffnet die Fliegentür. Fairlie verkneift es sich, ihr Hilfe anzubieten, als Mrs. S. umständlich einen umgedrehten Terrakottatopf ergreift, damit die Tür nicht wieder zufällt. Fairlie sieht sich nach einer Stelle um, wo sie die Kasserolle abstellen kann. Auf dem Herd steht ein Topf mit köchelnder Rindfleischbrühe, aus der weiße Knochen in der Größe einer Männerfaust ragen.

Mrs. Soblieski steht in der geöffneten Tür, nimmt einen tiefen Zug von ihrer Zigarette und bläst den Rauch in die abendliche Luft. »Hat es Sie überrascht?«, fragt sie.

Fairlie sieht sie an und nimmt einen Teller aus dem Regal. »Ich … natürlich überrascht es mich.« Sie nimmt sich Kartoffelbrei. »Ich kann es immer noch nicht glauben. Wieso?« Sie hält inne. »Sie etwa nicht?«

Mrs. Soblieski stößt leise den Atem aus. »Eigentlich nicht. In den letzten Jahren habe ich sie ja so gut wie nie mehr gesehen, nur hier und da mal im Park. Aber auch das kam immer seltener vor.«

Dunkelrote Sauce tropft von der Kelle, als Fairlie innehält und sie fragend ansieht. Mrs. Soblieskis rosa Löckchen hüpfen, als sie den Kopf schüttelt.

»Natürlich verstehe ich, wieso sie nicht mehr aufgetaucht ist«, fährt Mrs. S. mit sanfter Stimme fort. »Eigentlich ist sie ja gleich nach ihrem Auszug nicht mehr hergekommen.« Die alte Frau drückt ihre Zigarette in einem sandgefüllten Eimerchen neben der Tür aus und lässt die Fliegentür zufallen. »Leute verändern sich. Und sie hat sich verändert, nachdem sie diesen Winzer kennengelernt hat.«

Augenblicklich verspürt Fairlie den Drang, Jenna in Schutz zu nehmen. »Sie war eben beschäftigt. Mit ihrer Arbeit, der Renovierung, dem Baby und so.«

»Kann sein.« Mrs. Soblieski schlurft an ihr vorbei in die Vorratskammer und kommt mit einer dunklen Glasflasche wieder. »Ich schätze, es lag an ihrem Mann, dass sie so wenig Zeit hatte.«

Mit dem Löffel drückt Fairlie eine Kuhle in den Kartoffelbrei. »Ja. Sie war so glücklich.«

»Offensichtlich nicht.«

Die Worte treffen sie wie ein Schlag gegen die Brust. »Doch.«

Mrs. Soblieski nimmt zwei Gläser aus dem Regal und gießt je drei Fingerbreit Brandy hinein. »Sie sind wütend auf sie«, stellt sie fest und reicht Fairlie eines davon.

»Natürlich bin ich wütend.« Fairlie klatscht das Hühnchenfleisch auf den Kartoffelbrei, sodass die Sauce auf die Arbeitsplatte spritzt. »Wie konnte sie das tun? Uns alle einfach im Stich lassen? Henry im Stich lassen?« Fairlie blinzelt gegen die Tränen an, damit sie nicht in das Coq au Vin tropfen und die leckere Sauce mit ihrer Trauer benetzen. »Das ist derart egoistisch. Wieso hat sie denn nie etwas gesagt?«

»Sie dürfen sich keine Vorwürfe machen«, meint Mrs. Soblieski. »Der Mann war das reinste Gift für sie, vom ersten Moment an.«

Fairlie nimmt ihr Glas und betrachtet die bernsteinfarbene Flüssigkeit. »Am Anfang war sie so glücklich«, wiederholt sie. »Ständig hieß es nur Ark hier und Ark da. Seine Großzügigkeit, seine Liebe, sein Riesenhaus in den Weinbergen.« Sie macht eine ausladende Handbewegung. »Aber dann …«

»Hat sich alles verändert«, sagt die alte Frau.

»Ich weiß ja, dass sie manchmal Streit hatten und sie sich deswegen Vorwürfe gemacht hat. Sie hätte unrealistische Erwartungen, hat sie gesagt. Ihre Mum hätte sie versaut. Und dann, eines Tages …«

»Wie oft hat sie ihn verlassen?«, fragt Mrs. Soblieski sanft.

»Zweimal«, flüstert Fairlie. »Zumindest soweit ich weiß.«

Mit einem Seufzer lässt Mrs. Soblieski sich in einen abgenutzten Lehnsessel sinken. »Sie geben sich die Schuld. Aber wenn man trauert, ist das so normal wie Kuhfladen auf einer Weide. Aber Sie sollten das nicht tun, Kind. Sie hätten es nicht verhindern können.«

Fairlie legt beide Hände auf die Arbeitsplatte. »Vielleicht habe ich einfach nicht gemerkt, wie schlimm es ist, weil sie vorher immer so von ihm geschwärmt hat.«

»Sie konnten ihn nie leiden.«

Fairlie antwortet nicht.

»Sie haben nicht viel von ihm gehalten.«

»Anfangs war sie außer sich vor Glück.«

»Und dann?«

»Dann …« Fairlie schnaubt. »Ich kann es nicht genau sagen. Sie haben gestritten. Und sie wurde immer stiller.«

»Wieso geben Sie sich dann die Schuld und nicht ihm? Oder ihr?«

Nachdenklich kaut Fairlie auf der Innenseite ihrer Wange herum. »Sie hat ihn geliebt. Und ich habe ihr geglaubt. Er kannte all die wichtigen Leute, sein Name stand pausenlos in der Zeitung, und das Geschäft lief bombig. Er war der Siegertyp, dem alles gelingt, was er anfasst. Trotzdem dachte ich …«

»Was?«

»Dass er irgendwie für die Distanz zwischen Jenna und mir verantwortlich ist.« Sie sticht in das Hühnchen. »Ich war eifersüchtig. Darum geht es. Ich habe Angst, verlassen zu werden, stimmt's?«

Die alte Frau mustert sie betrübt.

Fairlie schnappt sich die Brandyflasche. »Oder vielleicht war ich auch nur verbittert. Keine Ahnung. Fest steht, dass ich blind war.« Sie kippt den Drink in einem Zug hinunter und hustet.

»Sie hatten sich voneinander entfernt. Da ist es schwierig, wachsam zu bleiben.«

»Ich hätte sie dazu bringen müssen, sich mit ihrer Mutter auszusöhnen. Gewünscht hat sie es sich ganz bestimmt. Die beiden hatten jahrelang kein Wort miteinander geredet«, sagt Fairlie vorwurfsvoll. »Idiotinnen, alle beide. Ich hätte Jenna überreden müssen, zum Hörer zu greifen und diesem albernen Streit ein Ende zu setzen.« Sie verstummt. »Ich habe Evelyn seit ihrem Zerwürfnis ein paar Mal gesehen«, fährt sie fort. »Vielleicht hätte ich ja auch zu ihr gehen und sie überreden müssen, Jenna anzurufen.«

Fairlie versucht, sich zu erinnern, wie lange es her ist, seit sie das letzte Mal mit Evelyn Francis gesprochen hat. Wochen? Monate? Da ihre Eltern ja quasi direkt um die Ecke wohnten, ist sie ihr im Lauf der Jahre ein paar Mal über den Weg gelaufen, im Supermarkt in Mount Gambier, oder sie hat sie vor dem Haus ihrer Eltern vorbeifahren sehen.

»Sie sollten sich nicht damit belasten«, sagt Mrs. Soblieski leise.

Fairlie läuft das Wasser im Mund zusammen, als sie auf ihr Essen blickt. Sie ist nicht sicher, woran es liegt – am Brandy oder am Hunger. »Aber dann kam Henry auf die Welt, und sie schien … na ja, das Leben ging eben weiter.«

Fairlie nimmt die Brandyflasche und ihren Teller und setzt sich auf den anderen Sessel. Den Brandy stellt sie auf den kleinen Glasbeistelltisch zwischen ihnen. Die alte Frau schenkt sich noch einmal nach, während Fairlie sich eine Gabel mit Hühnchen und Kartoffelbrei in den Mund schiebt. Es schmeckt köstlich.

Einen Moment lang herrscht Stille, ehe Mrs. Soblieski sagt: »Manchmal fällt es einem echt schwer, zuzugeben, dass man sich in jemandem geirrt hat.«

Fairlie fragt sich, von wem sie spricht. Von Jenna und Ark? Von Jenna und ihrer Mutter? Oder von Jenna und ihr?

»Sie sollten nicht sich selbst die Schuld geben«, wiederholt sie und schwenkt ihr Glas. »Jetzt gerade sind Sie verletzt und wütend, und glauben Sie mir, ich weiß, wovon ich rede, aber das vergeht mit der Zeit. Versuchen Sie zu akzeptieren, dass Sie es niemals erfahren werden.«

Fairlie trinkt ihr Glas in einem Zug aus und genießt das Brennen in ihrer Kehle.

*

Stunden später verlässt Fairlie Mrs. Soblieski, das Plastikgefäß mit Schokoladenkuchen fest unter dem Arm, und blickt zu dem schwarzen, sternenübersäten Himmel hinauf.

»Jenna, du elender Dickkopf«, flüstert sie den Sternen zu, die über ihr funkeln. »Wieso? Es tut mir so leid.« Sie hat keine Ahnung, warum, aber es ist so – es tut ihr so unendlich, so gottverdammt leid.

Plötzlich hat sie das Gefühl, gleich umzukippen. Halt suchend streckt sie die Hand aus und taumelt über den dunklen Hof, stellt den Behälter mit dem Kuchen vor ihrer Haustür ab und kramt die Schlüssel heraus. Auf einmal fällt ihr wieder ein, dass sie ja vorhin nur mit der Kasserolle in der Hand hinausgestürmt ist. Die Tür ist nicht abgeschlossen.

Männergelächter dringt zu ihr herüber, vermischt mit

Countrymusik aus dem Pub auf der Hauptstraße. Unsicher geht sie einen Schritt rückwärts und lässt die Tür wieder ins Schloss fallen. Sie macht kehrt und muss heftig blinzeln, als sich erneut alles um sie herum dreht. Bis zum Pub sind es nur ein paar Meter. Und dort kriegt sie bestimmt noch einen Brandy als Absacker.

Helles Licht fällt durch die Bogenfenster des Heywards Royal Oak Hotel auf die Straße. Vier Männer stehen rauchend auf dem Bürgersteig. Als sie näher kommt, verstummen sie.

»'n Abend«, sagt sie und hebt im Vorbeigehen grüßend die Hand. »Schöner Abend, oder?«, obwohl es ein absoluter Scheißabend ist, und der morgige Tag noch viel beschissener wird.

»Fairlie?«, hört sie einen der Männer sagen. »Fairlie Winter?«

Sie bleibt abrupt stehen und wendet sich um. »Genau die. Wieso?«

Ein blonder Typ mit Zopf tritt auf sie zu. Er ist ein wenig unsicher auf den Beinen und lächelt breit. Der schärfste Typ, den ich seit mindestens zehn Jahren gesehen habe, denkt Fairlie.

»Ich bin's, Brian«, sagt er grinsend. »Brian Masters. Erinnerst du dich an mich? Wir waren in der Zehnten in derselben Arbeitsgruppe von Mr. Overoy.«

»Der kleine Bri-Bri«, ruft sie. »Aus der Schule! Wie geht's dir denn so?« Dann verstummt sie plötzlich und schlägt sich lachend die Hand vor den Mund. »Oh, Entschuldigung, so klein bist du wohl nicht mehr, was?«

Brian lacht ebenfalls. »Was führt dich denn hierher?«

»Brandy«, antwortet sie. »Ich brauch noch einen Brandy, Bri-Bri Masters.«

Er wird ernst. »Ich hab das von Jenna gehört. Tut mir echt leid. Ihr wart immer noch befreundet, stimmt's?« Amüsiert verfolgen seine Kumpels die Unterhaltung und stoßen sich an. Brian lädt sie auf einen Drink in der Hotelbar ein. Eine gute Idee, denkt sie. Wenn sie später noch einen Brandy will, kann sie im Pub immer noch einen trinken.

*

Vier Drinks und drei Runden Billard später kann Fairlie nur mit Mühe noch aufrecht stehen und fragt Brian, ob er vielleicht ein Gentleman ist und sie nach Hause begleitet. Es ist schließlich direkt um die Ecke.

»Ich bin ein Gentleman«, sagt er sofort. »Was bleibt mir also anderes übrig?«

Fairlie bricht in schallendes Gelächter aus und packt Brians Schulter. »Immer schön vorsichtig, Großer«, sagt sie, als wäre er derjenige, der ins Straucheln geraten ist. »Hier könnte ohne Weiteres eine Stufe sein. Sicherheit am Arbeitsplatz ist das A und O«, krakeelt sie und deutet auf den glatten Teppich, auf dem sich weit und breit keine einzige Beule abzeichnet.

Draußen ist es immer noch warm, und ein großer Mond steht am Himmel. Brian erzählt von den vier Jahren bei der Navy direkt nach der Highschool; wie sehr er seine Familie vermisst und sich gewünscht hat, mit dem Boot seines Vaters rauszufahren und Langusten zu fangen, statt auf einem Marineschiff im Hafen von Sydney Dienst zu schieben.

»Deshalb hat es dich zurück in die Heimat gezogen«, sagt Fairlie. »Ich wünschte, ich wüsste, wo meine Heimat ist.«

Brian betrachtet sie schweigend in der Dunkelheit.

»Soll ich dich auch über die Schwelle tragen?«, fragt er, als sie vor ihrer Tür stehen.

»Das klingt zwar echt nett«, erwidert Fairlie, »aber erstens sind wir nicht verheiratet, und zweitens würde dir innerhalb von Sekunden das Kreuz brechen, Little Bri.«

Brian tritt einen Schritt zurück und mustert sie von oben bis unten mit zusammengekniffenen Augen. »Ein Kinderspiel«, sagt er.

Fairlie breitet die Arme aus. »Hallo? Ich bin nicht gerade Tinkerbell«, sagt sie.

»Aber auch kein Ölfass.«

»Ich glaub's nicht! Ein Mann, der findet, dass ich schlanker als ein Ölfass bin!«

Brian reibt sich die Hände. »Aufpassen!«, sagt er, umfasst Fairlies Taille und hebt sie hoch. Sie kreischt und schlingt ihm kichernd die Arme um den Hals. Sein Geruch nach billigem, testosteronlastigem Deo, Bier und Männerschweiß steigt ihr in die Nase. Sie beugt sich zum Türknauf hinunter, und Brian balanciert auf einem Bein und stößt mit dem anderen die Tür auf. In einem Knäuel aus Armen und Beinen taumeln sie ins Wohnzimmer.

Und so muss Fairlie auf dem kratzigen Wohnzimmerteppichboden – und unter den vorwurfsvollen Blicken von Yodel, der das Ganze vom Sofa aus argwöhnisch beobachtet – feststellen, dass der kleine Bri-Bri in Wahrheit alles andere als klein ist. Brians nach Zigarettenrauch riechender Pferdeschwanz streift ihre Wange. Sie ringt nach Luft und nimmt sich vor, Jenna bei nächster Gelegenheit davon zu erzählen, als ihr einfällt, dass das ja gar nicht geht. Nie wieder kann sie Jenna etwas erzählen. Sie gräbt die Finger tief in Brian Masters angespannten Hintern und schreit auf … weil er definitiv nicht klein ist und weil Jenna, der die Ausführlichkeit von Fairlies Schilderung vermutlich die Schamesröte ins Gesicht treiben würde, das niemals erfahren wird.

Als sie morgens aufwacht, erinnert sie sich an seinen zärtlichen Kuss und ist dankbar, dass er nach Hause gegangen ist.

III.

Am Nachmittag ist ihr Kater zu Höchstform aufgelaufen, und ihr Schädel dröhnt im Rhythmus des läutenden Telefons. Sie lässt es eine halbe Ewigkeit klingeln, bis sie sicher ist, dass sie gleich auf die Voicemail umgeleitet wird. Gerade als sie überlegt, was sie für eine Nachricht hinterlassen soll, hebt er ab.

Einen Moment lang herrscht Stille in der Leitung, dann: »Oh. Hi, Fairlie.«

»Tja.« Sie trommelt mit den Fingern aufs Knie. Yodel reibt sich maunzend an ihrem Ellbogen, doch sie schiebt ihn weg. »Ich wollte nur hören, wie es euch so geht«, sagt sie in der Hoffnung, dass sie beiläufig klingt. »Wie geht es Henry?«

»Ganz okay«, antwortet Ark und lacht auf. »Es geht uns beiden erwartungsgemäß.«

»Klar. Logisch. Tut mir leid.« Fairlie nickt, obwohl sie nicht weiß, wieso.

»Tja«, sagt sie noch einmal zögernd. »Ich habe mir überlegt, euch zu besuchen. Es tut mir leid, dass ich so lange gebraucht ...« Verdammt, denkt sie, wieso entschuldige ich mich eigentlich ständig bei ihm?

»Das ist nett von dir, aber das brauchst du nicht«, unterbricht er sie. »Meine Familie unterstützt mich.«

»Sicher? Ich würde ihn gern sehen. Und dich. Euch beide.«

»Danke, aber wir möchten gern für uns sein.«

Kurz ist sie verärgert. »Natürlich. Aber könntest du bitte …« Sie wischt sich mit dem Handrücken über die Nase. »Würdest du mich bitte auf dem Laufenden halten? Ich mache mir Sorgen. Um Henry.«

Er schweigt.

»Ark?«

Ein tiefer Seufzer dringt durch die Leitung. »Ich wollte nicht so unhöflich klingen«, sagt er mürrisch.

»Aber nein, gar nicht.«

»Ich bin dir sehr dankbar.« Doch es hört sich an, als wäre er mit den Gedanken woanders. »Für deine Anteilnahme. Ich habe mir überlegt, ihre Sachen zusammenzupacken … Vielleicht könntest du ja … Vielleicht könntest du ja rüberkommen und mir helfen.«

»Klar«, presst Fairlie hervor. »Das wäre …« Was? Schön? »Ich komme und helfe dir«, sagt sie nur. »Aber du solltest dir damit Zeit lassen. Es besteht ja keine Eile. Kann ich in der Zwischenzeit einfach mal rüberkommen? Nur so?«

Es dauert einige Zeit, bis er antwortet. »Hast du morgen Zeit?«

Fairlie blinzelt. »Ja. Morgen habe ich Zeit.«

»Eigentlich müsste ich genug Kartons hier haben, aber vielleicht kannst du noch welche mitbringen. Am besten, du kommst gleich morgen früh. Ich will es hinter mich bringen.«

Er legt auf, und Fairlie steht einen Moment lang da und starrt auf das Telefon in ihrer Hand. Wieder spürt sie den pochenden Schmerz in ihren Schläfen und schwört sich, nie wieder einen Tropfen Alkohol anzurühren.

IV.

Am nächsten Morgen schläft sie aus. Dann brät sie Speck an und isst ihn gleich aus der Pfanne, während sie lautlos weint. Die Schwarte wirft sie auf den Boden, und Yodel schnurrt vor Begeisterung und streicht ihr um die Beine.

Es ist bereits später Vormittag, als sie ein sauberes Paar Shorts und ein T-Shirt anzieht und sich auf den Weg zu Ark macht. Es kommt eine Nachricht von ihrer Mutter: *Ich wollte heute Abend kochen.*

Klingt gut, schreibt Fairlie zurück, doch die Nachricht lässt sich nicht abschicken. Sie versucht es ein zweites Mal, doch sie geht nicht durch.

»Verdammt.« Sie drückt auf die Taste, um das Handy neu zu starten. Als auch das nicht funktioniert, wählt sie die Nummer ihrer Mutter.

»Ihr Anschluss wurde abgeschaltet«, sagt eine automatische Stimme. »Bitte kontaktieren Sie Telstra, um den Anschluss wieder freizuschalten.«

»Verdammte Scheiße!«

Stöhnend läuft sie zum Kühlschrank, aber die Rechnung hängt nicht da. Sie sucht auf dem Tisch herum, kramt sämtliche Schubladen durch. »Wo habe ich diese Scheißrechnung hingelegt, Yodel?« Verzweifelt sieht sie sich um.

Unter dem Sofa lugt die Ecke eines Umschlags hervor. Jetzt fällt es ihr wieder ein: der Morgen nach Jennas Tod. Henry war bei ihr, und sie hat die Post mit dem Fuß zur Seite geschoben. Sie muss an ihn denken, an sein tröstliches Gewicht auf ihrem Arm, an den herrlich süßen Babyduft seines Haars. Ihr Herz zieht sich zusammen.

Sie späht unters Sofa und zieht drei verstaubte Umschläge, einen alten Cracker und eine Socke mit einem Loch hervor. Ein Stück weiter hinten liegt ein weiterer Umschlag, den sie jedoch nicht zu fassen bekommt. Sie nimmt einen Kochlöffel aus der Küche und versucht ihr Glück ein zweites Mal, bis es ihr gelingt, ihn zusammen mit einem fetten Spinnennetz hervorzuholen.

Sie erstarrt.

Der Umschlag ist rosafarben, und ihr Name und ihre Adresse stehen in Grün in einer Handschrift darauf, die sie nur allzu gut kennt.

Jenna.

Jenna hat diesen Umschlag adressiert.

Sie reißt ihn auf und nimmt das Blatt Papier heraus.

Meine liebe Fairlie,

es tut mir leid, dass ich Dir keine Antworten mehr geben kann. Bestimmt bist Du völlig durcheinander, wenn Du das liest. Und wahrscheinlich willst Du es auch nicht wahrhaben. Ich kann Dir nur sagen, dass es mir leidtut. Schrecklich, schrecklich leid. Alles. Bestimmt hasst Du mich, aber Du sollst wissen, dass ich jeden Tag an Dich gedacht habe. Und Du hast auch mir sehr gefehlt. Mehr, als ich dir sagen kann. Aber ich konnte einfach nichts tun. Bitte mach Dir wegen mir keine Sorgen. Ich bin jetzt da, wo ich immer hinwollte: im Himmel bei den Elefanten. Ich hab Dich lieb, bitte glaub mir das. Und bitte sag Henry, dass ich auch ihn lieb habe.

Im Umschlag findest Du einen Schlüssel. Store-for-You, Lagerraum 8.

Das hier ist unser Geheimnis, Schwester.

Ich werde Dich immer lieben.
Jenna

Fairlie liest den Brief dreimal und versucht, den Sinn der knappen Worte zu begreifen. Dann dreht sie den Umschlag um, hört, wie etwas herausfällt und auf dem Teppich landet.

Ein Schlüssel.

Fairlie starrt ihn wie vom Donner gerührt an. Er ist klein, messingfarben und unauffällig.

»Was zum Teufel läuft hier eigentlich?«, sagt sie laut.

Sie bekommt kaum noch Luft. Mit der Hand presst sie Jennas Brief an die Brust, die andere legt sie auf den Mund, um einen Schrei zu unterdrücken.

KAPITEL 8

Damals

1.

Sie hockten in dem winzigen Pausenraum, und Jenna betrachtete die Kekskrümel auf Fairlies Unterlippe, während sie kaute. Bisher hatte Fairlie Jennas große Enthüllung noch nicht kommentiert, sondern sie lediglich argwöhnisch gemustert, als würde sie sich einen Film ansehen, dessen Ende sie nicht kapierte.

»Und was hast du dann gesagt?«, fragte sie nach einer gefühlten Ewigkeit.

Jenna goss Wasser auf ihre Instantnudeln und kippte das Aromapulver darauf, worauf das Wasser eine künstlich karamellbraune Farbe annahm.

»Nicht viel«, antwortete sie angespannt. »Nur dass ich es mir in Ruhe überlegen will.«

»Ob du ein Baby bekommen willst?« Fairlie stieß einen leisen Pfiff aus. »Tja, darüber sollte man wirklich mal ein, zwei Stündchen nachdenken.«

Ein künstlicher Geruch nach Rindfleisch und Weizenstärke breitete sich aus. Fairlie nahm noch einen Keks aus der Dose und stopfte ihn sich in den Mund. Sie kreuzte die Arme vor der Brust und kaute mit Nachdruck.

»Klar, natürlich ist es eine wichtige Entscheidung, ob man ein Baby kriegen will oder nicht«, sagte Jenna, »ich verstehe, dass er eine Familie gründen will. Er hat so große Pläne. Es ist wirklich …« – sie hielt inne und gestikulierte mit ihrer Gabel – »beeindruckend, wie er unsere Zukunft bereits bis ins letzte Detail geplant hat. Habe ich dir erzählt, dass er mit einem potenziellen internationalen Anbieter in Kontakt steht?«

Fairlie schüttelte den Kopf. »Der Mann legt ja ein Wahnsinnstempo vor, das muss man ihm lassen. Aber ein Baby …«

»Und das ist noch nicht alles«, fuhr Jenna fort. »Er will noch weitere Rebstöcke kaufen und sie hier in Coonawarra anpflanzen, außerdem ein paar Hektar Weinberge in Hunter Valley. Mit dem Umsatzplus kann er ein paar Manager anstellen, sodass der Laden praktisch von alleine läuft und wir mehr Zeit für uns haben.« Sie blickte Fairlie forschend an. »Mehr Geld wäre tatsächlich von Vorteil.« Sie rührte ihre Nudeln um. »Dann muss ich mich nicht für jeden Dollar rechtfertigen, den ich ausgebe.«

Fairlie runzelte die Stirn. »Wie meinst du das?«

»Na ja, Ark hält unser Geld ziemlich zusammen, weil er es doch bald für die Rebstöcke braucht.« Jenna seufzte.

»Aber bist du wirklich bereit für ein Baby?«

Jenna steckte ihre Gabel in den Nudelbecher. »Er denkt immer nur an uns, an unsere Zukunft. Eigentlich ist er schon jetzt wie ein Vater, obwohl wir keine Kinder haben.«

»Ist ja schön, dass er so genau weiß, was er will. Aber was ist mit dir? Hey, Marg.« Fairlie unterbrach sich, als die Oberschwester hereinkam.

»Morgen«, sagte Marg Dunbower gut gelaunt und zwängte sich zwischen sie. »Schlägt einem dieser ewige Regen nicht fürchterlich auf das Gemüt?« Sie goss heißes Wasser in eine Tasse und hängte einen Beutel Kräutertee hinein. »Obwohl die Bauern ihn ja mehr als dringend brauchen.«

»Ja, es ist absolut deprimierend«, bestätigte Fairlie und schob sich einen weiteren Keks in den Mund, »aber die Bauern sind völlig aus dem Häuschen.«

Endlich löste sich das Nudelnest in Jennas Suppe auf.

»Na, wie stellt sich dein Ehemann so an, Jenna?«, fragte Marg.

»Er ist wirklich toll.«

»Und der Weinberg? Laufen die Geschäfte gut?«

»Super, danke, Marg.«

»Schon Pläne, eine Familie zu gründen?«

Marg tauchte ihren Teebeutel ins Wasser.

»Ach, na ja«, antwortete Jenna.

»So, so.« Die Oberschwester nickte.

Fairlie kratzte sich an der Nase, Jenna hüstelte verlegen und blickte zu Boden.

»Tja, dann bis später.« Marg nahm ihren Tee und verschwand.

»Arme Marg. Jetzt glaubt sie, wir hätten über sie gelästert«, murmelte Fairlie. »Wieso schaust du denn so komisch? Hast du gefurzt oder was?«

Mittlerweile trieben die Nudeln wie schlaffe Algen in der Brühe herum. Jenna blickte in ihre Suppe, während sie ihr Gehirn verzweifelt nach einer unverfänglichen Antwort auf Fairlies Frage durchforstete, doch ihr wollte einfach nichts einfallen. Was sollte sie auch sagen? Inzwischen fiel es ihr mit jedem Tag schwerer, ihrer besten Freundin in die Augen zu sehen. Das Ganze lastete wie ein Zentnergewicht auf ihren Schultern und schien immer unerträglicher zu werden. Ark rückte ihr mit seinem Vorschlag, eine Familie zu gründen, jeden Tag mehr auf die Pelle, und noch hatte Jenna sich nicht zu einer Entscheidung durchringen können. Die alte Gewohnheit, alles mit Fairlie zu besprechen, was sie beschäftigte, ließ sich nun einmal nicht so leicht ablegen. Praktisch ihr ganzes Leben lang hatte sie alles mit ihr geteilt … die kleinsten Freuden bis hin zum schlimmsten Kummer.

Doch da war diese eine Sache, dieses gewaltige und unaussprechliche Problem, das sich nur zu verschlimmern schien, je länger sie es ignorierte, und trotzdem schaffte sie es nicht, sich damit auseinanderzusetzen. Wenn es dieses Problem doch nur nicht gäbe, dann könnte sie sich bei ihrer Freundin Rat und Trost holen. In solch einem Moment war die Wut auf ihre Mutter so groß, dass sie am liebsten laut geschrien hätte.

II.

Jenna schob ihren Einkaufswagen durch die hell erleuchteten Gänge, während eine Stimme aus dem Lautsprecher dröhnte, jemand aus der Fleischwarenabteilung möge bitte zur Kasse kommen. Spontan hatte sie beschlossen, in den Supermarkt nach Mount Gambier zu fahren, statt in dem kleinen Lebensmittelgeschäft in Penola einzukaufen; vielleicht brachte die größere Auswahl sie ja auf andere Gedanken.

Vielleicht riss das bunte Angebot sie ja aus ihren Grübeleien.

Obwohl Ark es bestimmt nicht gern sah – die längere Fahrt, Benzinkosten und die vielen Lebensmittel, die sie am Ende vielleicht doch nicht verbrauchen würden –, würde sie für ein schönes, ruhiges Abendessen einkaufen, irgendetwas Leckeres, das die Wogen zwischen ihnen wieder glättete.

Ihr Einkauf, ein Stück Cheddar, gefüllte Oliven, Hähnchenbrust, braune Reiscracker, ein Dutzend Eier und eine Packung umweltfreundliches Toilettenpapier, zeigte deutlich, dass sie sich auf einen Artikel aus jeder Produktkategorie beschränkte. Automatisch achtete sie darauf, nicht über hundert Dollar zu kommen, da ein zweistelliger Betrag auf der Kreditkartenabrechnung nicht so sehr herausstechen würde.

Schließlich kam sie an der Schreibwarenabteilung vorbei, wo riesige »Schule hat begonnen«-Schilder über den Regalen mit den sichtlich dezimierten Artikeln hingen – vermutlich lag der Schulbeginn bereits einige Zeit zurück.

Vor einem Korb mit reduzierten Waren am Ende des Gangs blieb sie stehen; einfache linierte A5-Notizhefte waren um fünfzig Cent reduziert. Jenna nahm eines mit lila-schwarz gestreiftem Deckblatt heraus – *240 Seiten* stand in weißen Großbuchstaben in der oberen Ecke – und warf es in ihren Einkaufswagen, während sie versuchte, nicht darüber nachzudenken, warum.

III.

Knoblauch. Und natürlich Weißwein. Und noch ein anderer Geruch, den sie im ersten Moment nicht zuordnen konnte – Salbei oder vielleicht Thymian. Der Duft wehte durch die Diele, und das Wasser lief ihr im Mund zusammen, als sie in die Küche ging.

Das Küchenfenster war beschlagen. In den Pfannen brutzelte etwas. Ark hatte sich eine schwarze Küchenschürze umgebunden und tänzelte pfeifend vor dem Herd herum.

Lächelnd verschränkte Jenna die Arme vor der Brust und beobachtete ihn. Was für ein routinierter Koch er doch war. Er probierte, leckte den Finger ab und schmatzte zufrieden.

Jenna räusperte sich, worauf Ark sich umdrehte und sie anlächelte

»Aha«, sagte er und breitete die Arme aus. »Mami ist zu Hause.«

Ihr rutschte das Herz in die Hose. »Mami?«

Er winkte ab. »Nur so eine Redensart.« Er gab ihr einen nach Knoblauch und Sahne schmeckenden Kuss auf den Mund.

»Hühnchen«, fügte er hinzu und zog vielsagend die Brauen hoch. »Und noch etwas anderes.« Er wischte sich die Hände an seiner Schürze ab.

»Setz dich«, forderte er sie mit einer dramatischen Geste auf und zeigte auf den liebevoll mit Kerzen gedeckten Tisch. »Und mach die Augen zu.«

»Ark«, lachte sie. »Was ist hier los?« Trotzdem gehorchte sie, wenn auch mit einem leicht flauen Gefühl im Magen.

»Streck die Arme aus«, erklang seine Stimme tief und warm an ihrem Ohr. Ein Schauder lief ihr über den Rücken. Mit geschlossenen Augen streckte sie die Arme aus und spürte, wie er etwas Festes, Samtiges hineinlegte.

»Aufmachen«, befahl er.

Jenna öffnete die Augen. Vor ihr lag eine geöffnete dunkelblaue, mit Samt ausgeschlagene Schmuckschatulle mit einem Paar schimmernder Perlenohrringe.

»Oh«, stieß sie leise hervor und sah ihn an. Beim Anblick seines zärtlichen Lächelns schmolz sie förmlich dahin. »Danke. Aber wofür sind die? Ich dachte, du hättest gesagt, unser Budget …«

»Nein.« Er legte ihr den Finger auf die Lippen. »Geld können wir immer noch verdienen, aber wie sehr ich dich liebe, kann ich wohl niemals angemessen zum Ausdruck bringen.«

Jenna strich über die wie Tränen geformten Perlen. Ark nahm die Schatulle, legte ihr die Ohrringe in die Hand und schloss ihre Finger darum.

»Du musst nur Danke sagen.« Sein Gesicht war nur wenige Zentimeter von ihrem entfernt. »Schon bald machst du mich zum Vater. Das ist das allergrößte Geschenk überhaupt.«

Jennas Mund fühlte sich trocken an. Aus einem Impuls heraus küsste sie ihn, während er immer noch ihre Hand festhielt. Widerstrebend löste sie sich von ihm. »Das Hühnchen brennt noch an.«

»Nicht in dieser Pfanne«, sagte er. »Bist du bereit für das köstlichste Mahl deines Lebens?«

Jenna spähte zum Herd hinüber. »Wieso? Ist sie etwa neu?« Sie stand auf und ließ den Blick über die Arbeitsfläche schweifen. »Du hast lauter neue Töpfe und Pfannen gekauft?« Mit weit aufgerissenen Augen drehte sie sich zu ihm um. »Von Jamie Oliver?«

»Ja.« Er nickte stolz. »Da bleibt garantiert nichts kleben.«

»Ark«, flüsterte Jenna. »Die müssen doch ...« Hunderte Dollar gekostet haben, wollte sie sagen. Wo kam das ganze Geld auf einmal her?

»Hey, vergiss es.« Er bugsierte sie zu ihrem Stuhl zurück. »Entspann dich einfach. Heute Abend dreht sich alles nur um dich. Um uns. Lass uns nicht ans Geld denken.«

»Okay, aber ...«

Er sah sie an. »Aber was?« Sein Lächeln verflog. »Gefallen dir die Ohrringe denn nicht?«

Jenna stieß den Atem aus. »Doch, natürlich gefallen sie mir.« Sie schüttelte den Kopf, um einen klaren Gedanken fassen zu können. »Ich weiß nur nicht, was ich sagen soll.«

»Du brauchst gar nichts zu sagen«, erwiderte er, trat wieder an den Herd, um ihr wie versprochen das beste Abendessen ihres Lebens zu servieren.

IV.

Der Film war zu Ende, und Jenna sah auf ihre Uhr. Es war kurz vor Mitternacht. Sie schlug die Strickdecke zurück, rollte von der Couch und streckte gähnend ihre Glieder. Sie schlang ihren Morgenrock enger um sich und verließ das Wohnzimmer.

Aus Arks Arbeitszimmer drang Licht, und sie streckte blinzelnd den Kopf durch die Tür.

»Wieso bist du denn noch auf, Schatz?«

Sie brauchte einen Moment, ehe sie merkte, dass er nicht auf seinem gewohnten Platz hinter dem Schreibtisch saß. Er war mit seinem Stuhl ein Stück zur Seite gerollt und blickte auf den Monitor ihres Laptops, der auf einem Stapel Papier stand.

»Ark, was tust du da?«

Langsam drehte er sich um. »Wer ist Euan Li?«

»Wer?«

»Euan Li. Du hast sechs Mails von ihm. Ziemliche Plaudertasche, der Mann.«

Perplex starrte Jenna ihn an. »Wieso liest du meine Mails?«

»Beantworte meine Frage.«

»Hä?«

»Euan ...«

Jenna stieß einen genervten Seufzer aus. »Wen interessiert das? Ich habe keine Ahnung, was in den Mails überhaupt steht.« Sie trat ins Zimmer. »Wieso liest du meine Mails?«

Ark sah sie verwirrt an. »Weil ich dein Mann bin. Es steht

mir zu, über jeden Bescheid zu wissen, mit dem du in Kontakt stehst. Und dieser Typ da« – er deutete auf den Bildschirm – »hat dir sechs Mails geschickt.«

Verärgert stellte sie sich hinter ihn und spähte über seine Schulter. »Hier steht es doch«, sagte sie. »Euan Li von Prestige Carpet Cleaning. Es ging um die Dampfreinigung unseres Teppichs vor zwei Monaten. Bist du jetzt zufrieden?«

»Zwei Mails, maximal drei. Aber du hast ihm viel mehr geschickt. Hier, hör dir das an.« Er las laut vor. »›Gute Arbeit, Euan, ich komme ganz bestimmt wieder auf Sie zu.‹ Und wie sieht das dann beim nächsten Mal aus?«

Jenna musterte ihn. Das Ticken der Uhr aus der Diele hallte im Zimmer wider, in der Küche summte leise der Kühlschrank.

»O Gott.« Stöhnend schlug sie die Hände vors Gesicht. »Das mache ich nicht mit. Nein. Vergiss es.« Sie wandte sich ab und ging hinaus. »Gute Nacht.«

Das ist doch nicht normal, dachte sie, während sie sich die Zähne putzte. Was hatte sie diesem Euan Li geschrieben? Waren sechs Mails an einen Geschäftsinhaber zu viel? Daten, Uhrzeiten, eine Rückbestätigung … darum ging es doch, oder? Jenna zermarterte sich das Hirn. War sie übertrieben freundlich gewesen? Konnte man unbewusst via Mail flirten?

Gleich morgen würde sie die Mails löschen. Sie starrte ihr Spiegelbild an. Wenn ihr Bedürfnis nach Bestätigung schon so weit ging, dass sie auf Mitarbeiter von Teppichreinigungsfirmen zurückgriff, war sie womöglich tiefer gesunken, als sie gedacht hatte. Sie fuhr sich mit den Fingern durch ihr dichtes schwarzes Haar und zog so fest daran, dass ihr die Tränen in die Augen stiegen. *Aber was weißt du schon?*

V.

Fairlie öffnete die Tür, und als Erstes schnellte ihr Fuß vor, um den Kater an der Flucht zu hindern.

Jenna trug ihren grauen Wollmantel und hatte ihren grünen Schal um ihr vom Wind zerzaustes Haar geschlungen. Sie weinte.

»Was um alles in der Welt …«

Jenna schüttelte nur den Kopf. Neben ihr stand ein kleines Köfferchen.

Wortlos nahm Fairlie ihn. Es fing erneut an zu regnen. Innerhalb von Sekunden goss es wie aus Eimern, und durch den starken Wind strömte das Wasser in Ecken, die eigentlich jedem Gesetz der Physik widersprachen.

Ohne ihren Mantel und Schal auszuziehen, setzte Jenna sich aufs Sofa und lächelte schwach. Yodel sprang neben sie und stupste sie an der Schulter an. Gehorsam kraulte sie die weiche Stelle zwischen seinen spitzen Ohren, worauf der Kater wohlig zu schnurren anfing.

»Kaffee?«, fragte Fairlie und hielt inne. »Oder lieber Wodka?«, korrigierte sie sich, als sie Jennas verheultes Gesicht und ihre laufende Nase sah.

»Wodka.«

Fairlie schob ein paar Sachen auf dem Sofa zur Seite und goss je einen großzügigen Schluck Smirnoff in zwei Gläser. Langsam löste Jenna ihren Schal und streifte ihren Mantel ab, ohne den Blick von einem Fleck auf dem Teppichboden zu lösen.

Ihre Fingerspitzen fühlten sich eiskalt an, als Fairlie ihr

das Glas reichte. Seufzend setzte sie sich ans andere Ende des Sofas.

»Alles in Ordnung?«

Jenna ließ die klare Flüssigkeit in ihrem Glas kreisen, als wüsste sie nicht recht, was sie damit anstellen sollte.

»Offensichtlich nicht. Alles andere als gut.« Fairlie nippte an ihrem Glas und verzog das Gesicht. Beide blickten auf Jennas vom Regen nassen Koffer auf dem Boden.

»Ich glaube, es ist aus«, sagte Jenna.

Fairlie holte scharf Luft und musterte sie prüfend, sagte jedoch nichts. Glitzernde Regentropfen liefen an den Fensterscheiben hinab.

»Ich bin nicht sicher, ob er mich liebt. Wirklich liebt, meine ich.« Jenna starrte in ihr Glas. »Er behauptet es zwar, aber ...« Sie nahm einen Schluck und blickte mit tränenverschleierten Augen aus dem Fenster. »Es ist immer dasselbe. Erst geht die Stimmung in den Keller, dann fliegen die Fetzen – wobei es grundsätzlich meine Schuld ist –, und dann schenkt er mir Blumen und beteuert, dass er mich ja so liebt, und ich entschuldige mich am Ende jedes Mal noch dafür.« Sie stellte ihr Glas auf den Boden und fuhr sich übers Gesicht.

Wieder schwieg Fairlie.

Jennas Hände fielen herab wie bei einer Marionette. »Er will immer noch ein Kind mit mir«, sagte sie mit dünner, belegter Stimme. »Und manchmal kommt es mir selbst so vor, als wäre es die beste Idee überhaupt. Das Einzige, das uns wieder zusammenschweißen kann.«

Ark hatte sich immer eine Familie gewünscht. Gleich an jenem ersten Abend im Pub hatte er Jenna erzählt, dass er sich Kinder wünsche, sich gern irgendwo niederlassen und seiner Familie alles geben würde, was er ihr mit seiner Hände Arbeit nur schenken könne. Warum hätte sie damals diesen

Traum zerstören und ihm erklären sollen, dass Familie und Blutsbande in Wahrheit doch nichts als ein Haufen Scheiße waren?

»Er lässt sich einfach nicht davon abbringen«, sagte Jenna. »Sobald wir uns versöhnen, fängt er sofort wieder damit an. Ich sage ihm ständig, dass ich noch nicht bereit bin, und er hält mir vor, ich sei egoistisch. Oder unreif. Oder …« Sie wandte den Blick ab. »Oder dass ich endlich über meine Mutter hinwegkommen und mein Leben in den Griff kriegen sollte.«

Sie hielt das Glas so fest, dass die Fingerknöchel weiß hervortraten. »Und wenn er mir sagt, dass wir zusammengehören, glaube ich ihm. Wenn er sagt, dass wir uns Hilfe suchen sollten, glaube ich ihm. Und ich glaube ihm auch, wenn er sagt, dass es ihm leidtut.« Sie kniff die Augen zusammen. »Wenn es gut läuft, bin ich so glücklich … so dankbar. Vielleicht hat er ja mit allem recht. Aber wieso zögere ich dann?«

Fairlies Miene verriet, dass sie keine Ahnung hatte, was sie darauf erwidern sollte.

*

Der Regen hatte sich zu einer regelrechten Sintflut ausgewachsen. Der Heizlüfter im Schlafzimmer lief auf vollen Touren; mit von Wodka und der feuchten Wärme geröteten Wangen rollten sie auf dem Bett herum, im einen Moment lachend, im anderen kreischend, dann wieder still und mit versteinerten Mienen.

Wie lange war es her, seit Jenna ausgezogen war … anderthalb Jahre? Und doch fühlte es sich an, als wäre sie niemals weg gewesen. Wie lächerlich klein die Wohnung war, eigentlich viel zu winzig für zwei Personen, trotzdem war es gemütlich gewesen. Entspannt.

Aber dann war das mit Jennas Mutter passiert.

Und als Nächstes hatte sie Ark kennengelernt. Ark, der ihr so etwas wie Sicherheit bot. Von Schmerz erfüllt war sie mit gesenktem Kopf durchs Leben gegangen. Aber das war alles vergessen, sobald sie ihn ansah. Ihre Mutter hatte sie innerlich in Stücke gerissen, doch Ark hatte ihr das Gefühl gegeben, ihren sicheren Hafen gefunden zu haben. Je besser sie Ark Rudolph kennenlernte, umso größer wurden die Zweifel, ob sie wusste, wer sie selbst war. Alles, woran sie immer geglaubt hatte, existierte nicht länger, hatte sich von Grund auf verändert.

»Es tut mir leid«, sagte Fairlie schließlich.

Jenna lag auf dem Rücken, das Haar wie ein Fächer auf Fairlies Kopfkissen ausgebreitet, und balancierte ihr fast leeres Glas auf ihrem Bauch. Fairlie, die im Schneidersitz am Fußende hockte, legte die Hand auf Jennas Knöchel.

»Du tust das Richtige«, sagte sie.

»Wirklich?«

»Ich denke schon. Ich meine ...« Fairlie legte sich auf den Bauch neben Jenna und stützte das Kinn in die Hände. »In letzter Zeit wirkst du so ... unglücklich.«

Jenna schluckte wortlos.

»Doch. Du tust das Richtige.«

Der Dancebeat-Klingelton von Jennas Handy aus dem Wohnzimmer übertönte das Rauschen des Regens und den lauten Heizlüfter. Während der vergangenen Stunde hatte es nahezu ununterbrochen geläutet, und je länger Jenna das Läuten ignorierte, umso mehr verfiel sie in eine Art Schockstarre.

Sie seufzte. »Ich sollte mit ihm reden.«

»Das hast du doch versucht. Und was hat es gebracht?«

»Zumindest sollte er wissen, dass es mir gut geht. Ich bin ja praktisch davongelaufen.«

»Er weiß also gar nicht, dass du ihn verlassen hast?«

Jenna schnaubte. »Natürlich weiß er es. Ich habe es schließlich seit Wochen angekündigt – seit Monaten. Gott«, schluchzte sie. »Schon vor der Hochzeit haben wir uns gestritten. Und ich rede schon so lange davon, dass wir es wieder hinkriegen.« Sie rieb sich die Augen. »Ganz ehrlich, Fro. Ich habe keine Ahnung, wieso ich ausgerechnet heute gegangen bin. Ich war nur so … verzweifelt. Und jetzt …« Sie setzte sich so abrupt auf, dass der Wodka über den Glasrand schwappte. »Ich komme mir wie das letzte Miststück vor. Wie eine dämliche egoistische Kuh. Bestimmt sitzt er zu Hause und weint sich die Augen aus. Er sagt immer, dass er überhaupt nicht versteht, weshalb ich so ausflippe. Er würde sich doch solche Mühe geben. Aber wieso sehe ich das einfach nicht? Was ist bloß los mit mir? Habe ich zu hohe Erwartungen? Ich verlange zu viel, stimmt's? Oder?« Stöhnend ließ sie sich zurückfallen und breitete die Arme aus. »Ich spinne ganz einfach. Wegen der geringsten Kleinigkeit drehe ich komplett durch … Und er ist … keine Ahnung … die Ruhe selbst.« Ihre Brust hob und senkte sich heftig. »Ist es blöd von mir, dass ich mich in ihn verliebt und ihn geheiratet habe?«

Fairlie rutschte noch ein Stück näher und legte den Kopf auf Jennas nackten Unterarm.

»Ich komme mir so blöd vor. Aber ich will so gern glauben, dass ich nicht blöd bin.«

Fairlies Atem roch nach Wodka. Inzwischen herrschte ein Chaos in der Wohnung wie nicht einmal in ihren schlimmsten WG-Zeiten. Kleider lagen wie Maulwurfshaufen auf dem Boden, überall stand schmutziges Geschirr herum, und auf dem Küchentisch stapelte sich die ungeöffnete Post von mehreren Wochen.

»Du musst endlich mal dein Chaos in den Griff kriegen«, sagte Jenna seufzend.

Fairlie hob den Kopf. »Was gibt es gegen mein Chaos einzuwenden?«

Jenna strich ihr übers Haar. »Du trinkst zu viel«, sagte sie lächelnd. »Und die Wohnung ist der reinste Saustall. Ich kann nicht mal mehr den Fußboden erkennen.«

»Nachdem du ausgezogen bist, war mir alles egal.«

Sie lagen angetrunken da, bemitleideten und trösteten sich gegenseitig, faselten wirres Zeug und quälten sich tränenreich mit Selbstvorwürfen. Akribisch dröselten sie alles auf, was Ark gesagt und getan hatte, während Jenna die ganze Zeit weinte. Als der neue Tag anbrach, ging sie wieder nach Hause. Fairlie blieb mit einem Kater und dem Gefühl zurück, immer noch keine Ahnung zu haben, was überhaupt los war.

VI.

Die Therapeutin stellte sich als Karen vor, bot ihnen jedoch an, sie Kay zu nennen.

»Okay, Karen.« Ark lachte. Die Therapeutin lachte ebenfalls, und Jenna fragte sich, ob sie vielleicht zu nervös oder zu dumm war, um den Witz zu kapieren.

Eine Kollegin aus dem Krankenhaus hatte Jenna Karen Macpherson empfohlen. Sie hatte einen Abschluss in Psychologie von der Flinders University und trug eine riesige blaue Brille, die über das halbe Gesicht reichte. Ihr langes, silbriges Haar hatte sie zu einem Zopf geflochten, der ihr über die linke Schulter hing.

Sie hatte sie an der Tür ihres Backsteinhäuschens empfangen, das am Ende eines schmalen, von sorgfältig gepflegten Rosen gesäumten Gartenwegs lag, und in das erste Zimmer auf der linken Seite geführt. Vor dem offenen Kamin, in dem ein Feuer brannte, standen ein niedriger Couchtisch und zwei gemütliche rote Sofas.

Jenna setzte sich. Sie presste die Knie zusammen und umklammerte ihre Hände im Schoß. Ark hingegen saß breitbeinig da und hatte den Arm auf die Lehne gelegt. Wieder lachte er.

»Also.« Karen ließ sich auf dem anderen Sofa nieder, nahm ein Klemmbrett und einen Stift zur Hand und schob die Brille hoch. »Was führt Sie zu mir?«

Jenna warf Ark, der die Therapeutin offen anstrahlte, einen Blick zu.

»Na ja«, sagte er.

»Es war meine Idee«, sagte Jenna.

Wieder lachte Ark. »Du zuerst, Schatz.«

Jenna zögerte. Karen musterte sie erwartungsvoll.

»Okay«, fing sie langsam an. »Ich denke, wir haben ein paar …« Abermals hielt sie inne und spielte an den Knöpfen ihrer Stickjacke herum. Was sollte sie sagen? Lag das nicht auf der Hand? Wie viele Paare, deren Beziehung wie geschmiert lief, suchten wohl Hilfe bei einem Therapeuten?

»Ich suche einen Rat, schätze ich.« Ark lächelte sie ermutigend an. »Ich bin in letzter Zeit ein bisschen unglücklich und wollte wissen, was ich dagegen tun kann.« Jenna geriet ins Stocken und sah die Therapeutin hilflos an.

»Okay. Verstehe«, sagte Karen. »Wie lange sind Sie beide schon zusammen?«

»Seit zwei Jahren«, antwortete Ark.

»Etwas mehr als ein Jahr«, korrigierte Jenna ihn.

»Und Sie haben erst kürzlich geheiratet?«

»Vor drei Monaten.« Jenna strich mit dem Daumen über ihren Ehering.

»Herzlichen Glückwunsch.« Karen lächelte und wandte sich Ark zu. »Worüber möchten Sie sich denn gern mit mir unterhalten?«

Ark setzte sich auf und stützte die Ellbogen auf die Knie. »Wie Jenna schon gesagt hat, es war ihre Idee.« Ein nachdenklicher Unterton schwang in seiner Stimme mit. »Ich will ganz ehrlich zu Ihnen sein. Ich glaube nicht, dass wir jetzt schon Hilfe bei einem Therapeuten suchen müssten ... wir sind schließlich kein enttäuschtes Ehepaar, das sich nach vielen Jahren auseinandergelebt hat.« Er zwinkerte Jenna zu. »So ganz freiwillig bin ich jedenfalls nicht hergekommen. Aber«, fuhr er fort und rieb sich das Kinn, »wie heißt es immer so schön? Wenn die Frau glücklich ist, hat der Mann das schönste Leben, stimmt's? Ich respektiere ihre Vorschläge.«

Den Stift in der Hand, blickte Karen zu Jenna.

»Ja, das stimmt, ich habe ihn gebeten mitzukommen, aber nicht nur, weil ...« Einer von Jennas Knöpfen hatte sich gelöst. Sie tastete nach einem anderen. »Ich wollte wohl, dass uns jemand hilft ... dass jemand ihm hilft, mich zu verstehen. Und ich ihn. Im Augenblick ist es so, als würden wir nicht mehr verstehen, was der andere sagt ...« Mit einem Mal kam es ihr völlig übertrieben vor, dass sie überhaupt hergekommen waren, als würde man einen Neurochirurgen aufsuchen, weil man zu wenig getrunken hatte und unter Kopfschmerzen litt. Jennas Wangen begannen zu glühen.

»Das passiert manchmal, wenn Paare eine Weile zusammen sind«, erklärte Karen leichthin. »Man wird bequem und kommuniziert nicht mehr so wie am Anfang.«

Ein Jahr ist also schon eine Weile?, dachte Jenna. Wie wird es dann erst in zwanzig Jahren?

Wieder lächelte Karen. »Möchte einer von Ihnen mir vielleicht ein Beispiel nennen?«

Jenna registrierte, wie Ark sich neben ihr erneut aufsetzte und ihre Hand nahm. »Schatz?«

Jenna schluckte. »Manchmal habe ich den Eindruck, Ark vertraut mir nicht.« Die Therapeutin musterte sie aufmerksam und bedeutete ihr fortzufahren.

Jenna räusperte sich. »Wir streiten uns sehr oft.«

Karen sah Ark an.

»Das stimmt«, bestätigte Ark nachdrücklich. »Unsere Kommunikation funktioniert überhaupt nicht mehr. Ich arbeite sehr viel, und mit Jennas unregelmäßigen Schichten im Krankenhaus bleibt uns nur wenig Zeit zusammen.«

»Und nehmen Sie sich denn bewusst Zeit füreinander?«

»Klar. Ich versuche es zumindest«, antwortete Ark, »aber Jenna ist manchmal so müde, wenn sie Nachtdienst hatte.« Er drückte ihre Hand. »Ich verstehe ja, dass sie dann mürrisch und schlecht gelaunt ist. Aber sie interpretiert auch vieles falsch, was ich sage.«

Stirnrunzelnd öffnete Jenna den Mund, doch Karen ergriff das Wort.

»Und was unternehmen Sie zusammen?«

»Ich versuche, die Wochenenden frei zu halten«, sagte Ark. »Manchmal ist Sonntag der einzige Tag, an dem wir beide freihaben, aber da will Jenna sich oft mit ihren Freunden treffen, vor allem mit ihrer besten Freundin, die zugegebenermaßen häufig für Zündstoff zwischen uns sorgt.« Ark hob die Hand, als Jenna protestieren wollte. »Ich mag Fairlie und weiß, wie wichtig sie dir ist, aber unsere Ehe ist das nun mal auch.« Er verschränkte die Finger mit den ihren. »Vor allem, falls wir ein Baby wollen.«

»Natürlich verbringe ich gern Zeit mit Ark«, sagte Jenna

ell. »Ich … ich denke auch nicht, dass das das Problem ist.« Sie runzelte die Stirn. »Und noch ist die Entscheidung wegen des Babys nicht gefallen.«

»Und was ist dann das Problem in Ihren Augen?«, fragte die Therapeutin.

Jenna sah von einem zum anderen. Ark nickte ihr aufmunternd zu.

»Wie gesagt habe ich häufig das Gefühl, dass er mir nicht vertraut. Er wirft mir Dinge vor, die gar nicht stimmen.«

Ark lächelte breit und stieß einen tiefen Seufzer aus. »Das ist ein wunderbares Beispiel dafür, wie sie mich missversteht. Du bist so müde und erschöpft, Schatz, weil du viel arbeitest und versuchst, all deine Freunde unter einen Hut zu bringen. Ich glaube, du setzt dich selbst viel zu sehr unter Druck. Du willst es immer allen recht machen und hast keinerlei Selbstvertrauen. Du musst endlich damit aufhören und mehr zu Hause sein und dich um dich selbst kümmern. Gemeinsam mit mir. Wir müssen uns um *uns* kümmern.«

Die Therapeutin nickte zustimmend und kritzelte eifrig mit.

»Oder, Schatz?« Ark sah sie mitfühlend an. »Du bist manchmal einfach zu streng mit dir. Ich würde doch nie etwas sagen, das dir wehtut, sondern will dir nur helfen.«

Karen legte den Kopf schief und setzte eine nachdenkliche Miene auf. »Könnten Sie mir vielleicht ein Beispiel nennen, wann Sie das Gefühl hatten, dass man Ihnen misstraut oder Ihnen Vorwürfe macht?«

Jenna öffnete den Mund und schloss ihn wieder. »Okay, das ist jetzt nur ein Beispiel von vielen, aber vor etwa einem Monat hat Ark mir vorgeworfen, ich hätte in einem Restaurant mit dem Kellner geflirtet. Das tut er oft – er unterstellt mir, dass ich mit anderen Männern flirte, ihnen schöne Augen mache. Und erst vorgestern hatten wir einen Riesenstreit wegen …« Sie rutschte auf ihrem Platz herum und kratzte sich. Ihr Gesicht fühlte sich heiß an.

»Wegen?«

Jenna sah auf. »Na ja …«

»Wegen Sex«, sagte Ark seufzend. »Ich glaube, Jenna vergisst in dem ganzen Trubel, dass Intimität wichtig für eine Beziehung ist. Ich fühle mich oft zurückgewiesen und frage mich, ob das vielleicht der Grund für ihr großes Interesse an anderen Männern ist … weil es zwischen uns nicht besonders oft zu Zärtlichkeiten kommt.« Er sah gequält drein. »Halten Sie das für möglich, Karen?«

»Moment mal! Nein!«, fuhr Jenna dazwischen. »Das stimmt nicht. Ich …« Sie unterbrach sich frustriert. »Genau darüber wollte ich nicht sprechen, sondern über unseren Krach vor zwei Tagen wegen der Kreditkartenabrechnung.«

»Ah«, sagte Ark. »Ja, ich glaube, das ist auch ein wichtiges Thema.« Wieder lachte er. »Bitte entschuldigen Sie, Karen, aber Sie werden heute ein hübsches Sümmchen mit uns verdienen.«

Die Therapeutin lachte gutmütig. Dann legte sie die Fingerspitzen aneinander und blickte auf ihre Notizen. »Ich würde trotzdem gerne noch einmal auf das Thema Sex zurückkommen, da Ark meiner Ansicht nach recht hat – körperliche Intimität ist eine wesentliche Säule einer Ehe, allerdings möchte ich auch gern über Ihre Befürchtung sprechen, dass Ark Ihnen nicht traut.«

»Befürchtung? Das ist gar nicht der Punkt. Er hat behauptet, ich hätte an meinem Finger …«

»Die Wahrnehmung unseres Gegenübers können wir nicht infrage stellen«, erklärte Karen und blickte über den Rand ihrer Brille hinweg. »Wenn Ark eine bestimmte Situation

…nimmt, ist diese Wahrnehmung für ihn die Realität. Selbst wenn er sich irrt, sind seine Kränkung oder seine Verärgerung dennoch berechtigt, weil die Situation für ihn nichtsdestotrotz real *ist.* Können Sie seine Frustration oder sein Misstrauen nicht nachvollziehen, wenn er Ihr Verhalten als Flirten interpretiert?«

»Ich flirte nicht!«, herrschte Jenna sie an. »Und darum geht es auch gar nicht. Könnten wir jetzt bitte über die Kreditkartenabrechnung reden?« Sie starrte die beiden finster an, worauf sie einen vielsagenden Blick tauschten.

»Schön«, sagte Karen und machte wieder diese auffordernde Handbewegung.

»Es gab da ein paar Dinge … Zahlungen auf unserer Visa-Abrechnung, an denen Ark Anstoß genommen hat.«

»Dinge?«

»Ein Paar Schuhe, die ich für die Arbeit gebraucht habe, eine Tankfüllung für meinen Wagen, ein Mittagessen mit Fairlie – nein, bitte lass mich ausreden – etwas Unterwäsche und ein Paar Strümpfe. Und eine Schachtel Pralinen, weil ich so deprimiert war.«

»Hey, hey.« Ark lachte leise. »Natürlich kannst du kaufen, was du brauchst. Aber du weißt auch, dass wir für Renovierungsarbeiten, mehr Land und für Urlaube sparen wollen.« Er wandte sich an Karen. »Jenna wünscht sich einen Auslandsurlaub, dafür sparen wir, und sie hat einen ziemlich exklusiven Geschmack! Aber«, sagte er mit sanfter Stimme zu seiner Frau, »ich sage ja nur, dass unsere Ausgaben wohlüberlegt sein wollen. Und das entscheiden wir beide. Du musst mich in finanzielle Entscheidungen einbinden.«

»Das stimmt natürlich«, warf die Therapeutin ein. »Geldangelegenheiten sind ein häufiger Grund für Spannungen in einer Partnerschaft. Sie müssen mit offenen Karten spielen«, sagte sie zu Jenna, »und sich an Entscheidungen halten, die Sie beide gemeinsam getroffen haben.«

»Das ist mir auch klar, aber rechtfertigt ein Mittagessen mit Fro eine zweitägige Gardinenpredigt darüber, dass ich mich ›meiner Ehe nicht genug widme‹?«

Ark seufzte ein weiteres Mal. »Weißt du was, Schatz? Du hast recht. Wahrscheinlich hatte ich an dem Tag ein bisschen schlechte Laune. Aber ich entschuldige mich dafür. Trotzdem ist es so, wie Karen sagt. Wir müssen gemeinsam Entscheidungen treffen.« Ein betrübter Ausdruck trat auf sein Gesicht. »Ich weiß ja, dass du in keiner intakten Familie aufgewachsen bist und deshalb vielleicht nicht weißt, wie man eine Ehe führt oder was man von einer Partnerschaft erwarten kann.«

Jenna biss sich auf die Lippe und blickte frustriert auf ihre Uhr. Immer noch vierzig Minuten.

Lächelnd drückte Ark ihre Hand. »Natürlich weiß ich, dass ich viel arbeite. Einen eigenen Betrieb zu führen ist eine große Aufgabe. Ich beschäftige so wenig Mitarbeiter wie möglich, um die Kosten niedrig zu halten. Aber von dem Profit konnte ich immerhin einige Renovierungsarbeiten bezahlen, die Jenna sich gewünscht hat.« Er grinste. »Das Badezimmer, zum Beispiel. Du wolltest, dass es neu gemacht wird, und jetzt sieht es doch viel besser aus, oder, Schatz?«

Die Therapeutin sah Jenna an.

»Schon«, räumte Jenna ein. »Ich meine, ja, das Badezimmer ist wirklich schön geworden.«

»Und wir haben uns wegen eines Urlaubs in Neuseeland erkundigt und die Preise für Flug und Hotel gecheckt, stimmt's?«

»Das stimmt, aber …« Was lief hier gerade ab? Die Unterhaltung gestaltete sich mehr und mehr wie eine Rutschpartie auf einer eisglatten Straße. »Kann ich nicht mal selber entscheiden, ob ich mir ein Paar Socken kaufen darf?«

»Natürlich kannst du das tun.« Abermals dieses Lachen. »Ich bin schließlich nicht Big Brother.« Karen stimmte in sein Gelächter ein.

»Ich …«

Ark hob die Hände und setzte eine ernste Miene auf. »Also gut, ich muss es rauslassen.« Es wurde still im Raum. »Ich hatte eine wunderbare Kindheit. Mir hat es nie an etwas gefehlt, aber … mein Dad war ziemlich streng.« Etwas flackerte in der Miene der Therapeutin auf, sie hatte wohl einen *Aha*-Moment. »Und meine Mutter war oft wütend auf ihn, hat sich ihm allerdings nie offen entgegengestellt. Sie hat sich zurückgezogen und tagelang geschwiegen. Damit wollte sie ihn bestrafen.«

»Bei Streitigkeiten zwischen Ihren Eltern hat Ihre Mutter also ihre Zuneigung entzogen, ist das richtig?«, folgerte Karen.

Er nickte langsam. »Ja, gewissermaßen.«

»Und wie haben Sie sich dabei gefühlt?«

»Ich fand es schlimm und will nicht, dass dasselbe auch zwischen uns passiert.« Ark drehte sich zu Jenna. »Ich will, dass wir offen zueinander sind. Mehr verlange ich gar nicht. Dass wir miteinander kommunizieren. Ich konnte dieses Schweigen nicht ertragen. Es hat meinen Dad wahnsinnig wütend gemacht, und dann ist er auf mich losgegangen. Mum hat ihm gar nicht zugehört und dichtgemacht, wenn er vernünftig mit ihr reden wollte. Und er war machtlos dagegen. Sie hat ihn damit komplett auf die Palme gebracht.« Er hielt einen Moment inne, ehe er fortfuhr. »Und ja, ich gebe es zu, dass meine vergangenen Beziehungen auch ihren Teil zu unseren Problemen beitragen. Vor allem meine letzte Ex«, erklärte er mit brüchiger Stimme, »hat ziemliche Spuren hinterlassen.«

Beide sahen Jenna erwartungsvoll an. Wie sollte sie auf dieses Geständnis reagieren? Was sollte sie sagen? Sie kommunizierte doch mit Ark … oder bemühte sich zumindest, oder etwa nicht?

»Und wenn man bedenkt, dass du zu den unchristlichsten Zeiten Dienst hast und ich eben auch viel arbeite, ist es doch kein Wunder, dass die Kommunikation zwischen uns auf der Strecke bleibt. Aber ich mache dir einen Vorschlag.« Ark beugte sich vor. »Lass uns übers Wochenende irgendwo hinfahren und uns nur auf uns konzentrieren. Wir reden, machen uns bewusst, was wir aneinander lieben. Wir haben es schleifen lassen, sind bequem geworden, wie Karen gesagt hat …« Er suchte den Blick der Therapeutin und nickte ihr zu. »Also bemühen wir uns einfach, unsere Freizeit zusammen zu verbringen.«

»Klingt das für Sie realisierbar, Jenna?«, fragte Karen und tippte mit ihrem Stift leicht auf das Klemmbrett.

»Klar. Na ja, ich meine …« *Scheiße.* Der Knopf an ihrer Strickjacke löste sich endgültig, entglitt ihren Fingern und landete auf dem Kissen neben ihr. Plötzlich war ihr Mund staubtrocken. Die Therapeutin blickte sie eindringlich an.

»Aber ich möchte auch, dass er aufhört, mich zu behandeln, als könnte man mir keinen Meter über den Weg trauen«, sagte Jenna mit dünner Stimme. »Er soll aufhören, mir Dinge vorzuwerfen, die gar nicht stimmen.«

»Ark? Was sagen Sie dazu?«

Ark seufzte. »Tja, am Ende ist es wohl auch nur eine Frage der Kommunikation. Erinnere mich am besten in der konkreten Situation daran, sonst wird es mir nicht bewusst. Wenn ich krank bin, muss ich die Symptome erkennen lernen. Und du musst bei mir bleiben und mir helfen, statt immer nur zu drohen, mich zu verlassen.« Ein trauriges Lächeln spielte um seinen Mund.

Jenna fiel die Kinnlade herunter. Unbewusst suchte sie den Blick der Therapeutin, aber was erhoffte sie sich von ihr? Schutz? Solidarität? Antworten? Der Raum begann sich zu drehen, die Wände schienen näher zu kommen, und das Kaminfeuer fühlte sich glühend heiß an.

»Ich weiß, dass es manchmal nicht ganz einfach für dich ist, Jen«, sagte Ark und streichelte ihr beruhigend das Knie. »Wenn man überlegt, wie distanziert dein Verhältnis zu deiner Mutter ist … manchmal reagierst du hypersensibel. Du liebe Güte, ich habe dir doch nie ernsthaft etwas vorgeworfen. Aber mir ist bewusst, dass du sehr verletzt wurdest, und das erschwert es dir manchmal, mir zu glauben. Und dein Dad war ja nie da … Nein, ich weiß, dass du das nicht gern hörst, aber es stimmt nun mal, und du kannst dich nicht ewig davor verstecken. Die Leute leiden immer unter ihren Vätern, die die Familie verlassen haben, das ist wissenschaftlich erwiesen, aber Jenna …« Er nahm ihre Hand, während ihm die Tränen in die Augen stiegen. »Ich bin nicht deine Mutter und auch nicht dein Vater, Baby. Ich liebe dich und würde dir nie wehtun, und ich werde dich niemals, nie, nie, nie verlassen.«

Jenna blinzelte mehrmals und schluckte.

»Okay. Ich glaube, wir sind hier an einem entscheidenden Punkt angelangt.« Karens Stimme war wie flüssiges Valium. »Es tut mir sehr leid, dass Sie verletzt wurden, Jenna.« Sie schob ihr eine Schachtel Papiertaschentücher hin. Ark zog eines heraus und wischte Jenna liebevoll die Wangen ab;

Jenna kämpfte gegen den Impuls an, seine Hand wegzuschlagen. Das Ganze lief komplett in die falsche Richtung. Irrationale, projizierte Ängste, weil sie sich von ihrer Mutter entfremdet hatte, und irgendwelche freudianischen Vaterprobleme hatten nichts damit zu tun, dass Ark immer häufiger ausflippte, wenn sie einen anderen Mann auch bloß ansah. Er kontrollierte ihre Mails und SMS, glich Posten für Posten auf der Kreditkartenabrechnung ab und verlangte, dass sie jede Zahlung rechtfertigte … All das hatte mit seiner Kontrollsucht zu tun und war eindeutig sein Problem, nicht ihres.

Und der Sex? Hatten sie sich nicht vor vier Tagen erst geliebt? Jenna rief sich den Abend in Erinnerung, als sie völlig erledigt von ihrer Schicht nach Hause gekommen und ins Bett gefallen war. Es stimmte, sie hatte tatsächlich keine allzu große Lust gehabt. Das lag jedoch nicht an der fehlenden Zeit oder weil sie kein Interesse an ihm hatte, sondern schlicht daran, dass sie sich immer weiter von ihm zu entfernen schien. Sie hatte gehofft, das Gespräch mit Karen könnte Licht ins Dunkel bringen.

War sie tatsächlich hypersensibel? Allmählich kam sie sich wie ein weinerliches Kind vor. War sie wirklich zu einer Frau geworden, die immer noch ihr unterdrücktes Kind-Ich mit sich herumschleppte und sich selbst viel zu sehr unter Druck setzte, sich nach Daddys Liebe sehnte und ihre Mutter verabscheute und all ihre Probleme auf ihren Ehemann projizierte? Okay, ihre Mutter war nicht gerade der Inbegriff der Integrität gewesen, und Offenheit und Verständnis hatten definitiv nicht oben auf der Werteliste ihrer Familie gestanden. Jennas Herz krampfte sich zusammen, ein Zentnergewicht abgrundtiefen Selbsthasses schien sich um ihre Brust zu legen.

Am Ende der Stunde gab Ark Karen seine Visa-Karte und dankte ihr wortreich und versprach ihr, eine Flasche von seinem preisgekrönten 2010er Shiraz vorbeizubringen.

Dies sollte die erste und letzte Therapiesitzung bleiben.

VII.

Spätnachmittägliches Sonnenlicht fiel durch das Badezimmerfester auf die Bodenfliesen. Staubkörnchen tanzten in dem goldenen Licht.

Jenna dachte an Arks kräftige Hände, mit denen er die großen elfenbeinfarbenen Fliesen liebevoll verlegt hatte, nur für sie. Soweit sie sich erinnern konnte, hatte sie die alten kleineren, hellblauen Fliesen bei Weitem nicht so schlimm gefunden, wie Ark behauptete, aber Tatsache war: Nicht einmal einen Monat nach ihrem Einzug hatte er auf Händen und Knien sämtliche Fliesen vom Boden und den Wänden herausgeklopft und alte Schranktüren durch neue ersetzt; eine ganze Woche lang war sein Haar vom Staub grau und seine Finger schmutzig gewesen, und jetzt war das Badezimmer ein Traum. Nur für sie.

Sie saß auf dem Badewannenrand. Ihre Füße kribbelten.

Sonnenstrahlen brauchen acht Minuten, bis sie die Erde erreichen. Jenna stellte sich die Reise vor, die die tanzenden Photonen hinter sich hatten: von einer brennenden Gaskugel ausgespuckt, waren sie durch das schwarze endlose Universum gesaust, immer weiter auf den saftig grünblauen Planeten zu, durch die obersten Schichten der Atmosphäre, durch fluffige Wolken und den Gummibaum vor dem Haus und das Sichtschutzfenster bis zu der Stelle, wo Jenna gerade saß. Hier war das Ziel ihrer langen Reise, mitten auf den nagelneuen Fliesen ihres Badezimmers.

Im Vergleich dazu wirkte alles andere so nichtig. Sie war bloß ein kleines, bedeutungsloses Rädchen in einem unendlich großen System, so gewaltig, dass sie es nicht infrage zu stellen wagte.

Das Leben. Die Menschen liebten einander, hassten einander. Sie waren kaputt oder glücklich und alles, was dazwischen lag. Leben brachen auseinander und wurden wieder zusammengefügt; Leute hatten Geheimnisse und ihre Unzulänglichkeiten, und manchmal hatte man es einfach nicht in der Hand. Gar nichts. Oder? Vielleicht war sie ja wie ihre Mutter, egoistisch und überzeugt davon, dass alles genauso laufen musste, wie sie es sich vorstellte.

Sie drehte das weiße Plastikstäbchen zwischen den Fingern hin und her. Sie war glücklich – natürlich! –, gleichzeitig drangen andere Gefühlsregungen an die Oberfläche, die sie nicht zu ignorieren vermochte und ihre Seligkeit zu zerstören drohten. Eine leise, böse Vorahnung; ein Hauch von Verunsicherung, gepaart mit kalter, nackter Angst, die ihr den Atem zu rauben schien. Arks Stimme im Ohr sagte sie sich, dass diese Regungen bald wieder verfliegen würden. Unterschwellige, zaghafte Gefühle hatten keinerlei Aussagekraft und waren folglich nicht vertrauenswürdig. Sie musste nur darauf warten, bis sie wieder nachließen und schließlich verschwanden.

Aber würden sie tatsächlich verschwinden? Konnte sie die Vergangenheit hinter sich lassen und befreit in die Zukunft blicken?

Draußen ging eine Tür, und sie hörte Arks schwere Stiefel auf dem Flur.

»Jenna?«

Jenna atmete ein und aus. Inzwischen fühlten sich ihre Füße taub an.

»Jen?« Die Stimme kam näher. Er war in der Küche. »Wo bist du, Babe?«

Sie stützte die Arme auf die Knie und richtete sich wieder auf.

»Hier. Im Bad.«

»Hi.« Er stand an der Tür. »Alles in Ordnung?«

Sie lächelte, schloss die Finger um das Plastikstäbchen. »Ja. Mir geht's prima.« Sie stand auf.

»Was machst du?«, fragte er und gab ihr einen flüchtigen Kuss auf die Wange. Seine Schuhe waren völlig verdreckt. Schweißflecken zeichneten sich unter den Achseln seines Hemds ab, und Staub klebte auf seiner sonnenverbrannten Stirn.

»Seid ihr mit der Lese fertig geworden?«, fragte sie.

»Ja, endlich. Es wird ein Wahnsinnsjahrgang. Super Ernte.« Er lächelte kurz und musterte sie. »Bist du sicher, dass es dir gut geht? Du siehst ein bisschen …«

Jenna öffnete ihre Finger, die das Plastikstäbchen umklammert hatten. Es war, als würde sich eine Blüte öffnen. Ark nahm es, und sie musste lächeln, als er einen Jubelschrei ausstieß und sie durch die Luft wirbelte. Sie schloss die Augen, als die Sonne sie blendete. Manchmal gab es Dinge, die man nicht kontrollieren konnte, Kräfte, die stärker waren als der Mensch und die einem keine andere Wahl ließen, als sich ihnen zu ergeben. Denn nur ein Idiot, ein absoluter Vollidiot würde versuchen, etwas zu steuern, was sich nicht steuern ließ.

Und vielleicht war das nun der Neubeginn, den sie so dringend brauchte.

VIII.

Nebelschwaden waberten um die winterlichen Rebstöcke, und Jenna schauderte und blickte gähnend auf die beleuchtete Anzeige auf dem Armaturenbrett: 00:08 Uhr. 1,5 Grad Celsius.

Die Heizung hatte gerade angefangen, warme Luft durch die Schlitze zu blasen, als sie vom Highway abbog und die Scheinwerfer das steinerne Tor erhellten. *ArcAcres.* Wolken aus weißem Kieselstaub wirbelten auf. Sie fuhr die Zufahrt entlang, durch einen schmalen Tunnel aus kahlen Rebstöcken, die sich in der nächtlichen Kälte zusammenzukauern schienen.

Gähnend lenkte sie den Wagen in die Garage und blinzelte, weil das gelbliche Licht der Innenbeleuchtung sie blendete. Das dumpfe Geräusch der zuschlagenden Wagentür und das Knirschen des Rolltors hallten geradezu absurd laut in der Stille wider. Sie lief über den Rasen ins Haus und schlich auf Zehenspitzen ins Schlafzimmer.

»Du bist ja noch wach«, flüsterte sie.

Ark klappte den Laptop zu und streckte die Arme über den Kopf. »Ich hatte noch ein paar Dinge zu erledigen. Du siehst müde aus.«

»Bin ich auch.«

Sie ging ins Badezimmer, zog ihre Schwesterntracht aus und betrachtete kurz die leichte Wölbung ihres Bauches im Spiegel, ehe sie ein altes T-Shirt überstreifte und das Licht ausmachte.

Die Nachttischlampe brannte noch. Ark hatte den Laptop zur Seite gestellt und die Decke bis zur Brust hochgezogen. Wieder musste sie gähnen und schlüpfte unter die Bettdecke.

»Und? Lange Schicht gehabt?«

»Endlos. Ich bin völlig geschafft.«

Ark breitete die Arme aus, und Jenna beugte sich zu ihm hinüber und gab ihm einen Kuss auf die Wange. Lächelnd ließ sie sich in die Kissen sinken und schloss mit einem wohligen Stöhnen die Augen.

»Gute Nacht«, murmelte sie zufrieden. »Hab dich lieb.«

Sie spürte, wie die Matratze nachgab, als Ark herüberrutschte und seine Finger unter der Decke an ihrem Arm entlanggleiten ließ. »Gute Nacht«, sagte sie noch einmal und tätschelte schläfrig lächelnd seine Hand.

Er rutschte noch näher, schmiegte sich von hinten an sie und küsste ihren Nacken. Jenna drückte seine Finger, rückte ein Stück von ihm ab und kuschelte sich tiefer ins Kissen.

»Schlaf gut«, murmelte sie.

Wieder schob Ark sich an sie heran. Inzwischen lag sie am äußersten Rand der Matratze. Als er den Arm um sie legte, stieg ihr der intensive Moschusgeruch seiner Haut in die Nase. Sie spürte die warme Feuchtigkeit seines Atems an ihrem Ohr, seine Erektion, die sich knapp über ihrem Hinterteil gegen sie presste.

»Tut mir leid, Schatz, aber ich bin todmüde«, sagte sie.

»Ach, komm schon«, murmelte er und knabberte an ihrem Ohrläppchen.

Unwillkürlich schüttelte sie den Kopf, als wolle sie ein lästiges Insekt verscheuchen. Ark wurde stocksteif und rückte so abrupt von ihr ab, dass ein Schwall kalter Luft unter die Decke drang. Stille. Die Nachttischlampe brannte immer noch.

Nach einer Weile öffnete sie mühsam ein Auge. »Alles in Ordnung?«

»Du bist immer müde.«

Sie spürte einen Anflug von Verärgerung. »Bald habe ich wieder Tagesdienst«, sagte sie. »Keine Angst.« Sie stieß ihn mit den Zehen behutsam an. »Schlaf jetzt.« Ihre Lider fühlten sich bleischwer an.

Er seufzte genervt und setzte sich auf. »Du bist in letzter Zeit immer nur müde, und ich soll mir keine Sorgen machen?«

»Wirklich, Ark«, murmelte sie und zog die Decke fester um sich. »Es ist alles okay.«

»Nein, ist es nicht. Außerdem nimmst du dir keinerlei Zeit mehr für uns. Du redest ja maximal drei Sätze mit mir, bevor du einschläfst. Weißt du noch, was die Therapeutin gesagt hat? Dass wir uns Zeit für uns nehmen müssen. Dass Intimität eine wichtige Säule in einer Partnerschaft ist.«

Jenna stieß laut den Atem aus. Sie sehnte sich mit jeder Faser ihres Körpers nach Schlaf, spürte, wie er sich wie eine Decke über sie legen wollte, doch Ark schien sie jedes Mal im letzten Moment wieder wegzureißen. Aber wenn er die Therapeutin zitierte, gelang es ihr vielleicht, zu jenem Mann durchzudringen, als der er sich in der Sitzung präsentiert hatte: liebevoll, mitfühlend und verständnisvoll.

»Du hast recht. In letzter Zeit bin ich tatsächlich andauernd müde«, räumte sie ein. »Und es tut mir leid. Ich weiß, wie wichtig dir all das ist. Aber können wir bitte morgen darüber reden?«

»Ja, klar.« In seiner Stimme schwang eine Verächtlichkeit mit, die ihren Blutdruck sofort in die Höhe trieb. »Wenn es dir in den Kram passt. Dein Job ist dir sowieso am allerwichtigsten. Ich führe ja bloß ein ganzes Unternehmen und habe nichts Besseres zu tun, als den ganzen Tag herumzuhocken und darauf zu warten, bis du über deine Probleme reden willst.«

»Bitte, Ark.«

»Ganz ehrlich, Jenna, bedeute ich dir denn überhaupt nichts?«

Ärgerlich rollte sie herum. »Das ist doch lächerlich.«

Er starrte sie an. »So, jetzt bin ich also auch noch lächerlich, ja? Aber wenn du darüber reden willst, wie du dich fühlst, soll ich alles stehen und liegen lassen, oder? Ich habe jede Menge Vorschläge gemacht, wie wir es besser hinkriegen, aber du fegst sie alle einfach vom Tisch. Ich habe dir gesagt, dass ich für dich sorgen will. Du musst an unsere Familie denken.« Er hielt inne. »Du musst kündigen.«

»Das haben wir doch alles längst besprochen …«

»Wie oft muss ich es dir noch sagen? Du bist mir sehr wichtig. Wieso willst du nur nicht auf mich hören? Ich und das Baby kümmern dich doch einen Scheißdreck.«

»Wie bitte?« Sie setzte sich auf. »Ich mache bloß meine Arbeit. Und zwar gern.« In ihrer Stimme lag ein gefährlicher Unterton, der ihr nicht entging. »Ich höre auf zu arbeiten, wenn …«

»Wenn was? Wenn du vor Erschöpfung aus den Latschen kippst?«

»Ark …«

»Wenn du vollends vergessen hast, dass es mich gibt?«

»Bitte …«

Er schürzte die Lippen. »Wer ist es?«

Jenna blieb der Mund offen stehen. »O Gott«, sagte sie. »Das kann nicht dein Ernst sein.«

»Es ist wahr, stimmt's? Du stehst mit dieser fetten schwarzen Schlampe in der Teeküche herum und erzählst ihr von deinen Sexabenteuern mit irgendwelchen Ärzten.« Eine dunkle Röte hatte sich auf seinem Gesicht ausgebreitet. »Ja, genau.« Er nickte. »Jetzt habe ich ins Schwarze getroffen.«

»Ark, das ist doch komplett verrückt!«, rief sie. »Hörst du dir jemals selbst zu?«

Er grinste boshaft. »Du schreist. Das ist ein klares Zeichen dafür, dass du etwas zu verbergen hast.«

Jenna wusste nicht, ob sie lachen oder weinen sollte. »Ich habe es dir doch schon gesagt«, stieß sie hitzig hervor. »Ich gehe in den Mutterschaftsurlaub, wenn das Baby kommt.«

»Nein, du wirst kündigen.«

»Und nach ein paar Monaten fange ich wieder an zu arbeiten.«

»Also ist dir deine Familie völlig egal? Du bist ein egoistisches Miststück!«

»Herrgott noch mal!«, schrie sie und schlug mit der flachen Hand auf die Matratze. »Hörst du mir eigentlich jemals zu?«

Am liebsten wäre sie aus dem Bett gesprungen und hätte laut geschrien. Das Rauschen in den Ohren hatte etwas beinahe Befriedigendes. Sie malte sich aus, wie die Sehnen an ihrem Hals hervortraten, wie sein Gesicht kreidebleich wurde, wenn ihr zorniger Schrei durch die Dunkelheit hallte.

Ark verdrehte die Augen. »Ich muss mir das nicht antun«, sagte er und knipste das Licht aus, worauf das Zimmer in Dunkelheit versank. »Ich muss mich nicht beschimpfen lassen. Vielleicht solltest du dich erst mal beruhigen. Und wenn du wieder klar denken kannst, ohne komplett auszuflippen, reden wir vielleicht weiter.«

Schwer atmend saß Jenna aufrecht in der Finsternis, spürte, wie sich das Baby in ihrem Bauch leicht bewegte. Schließlich legte sie sich hin und zog die Decke bis zum Kinn hoch.

An Schlaf war vorerst nicht zu denken. Sie starrte auf die

bläulich-blassen Schatten, die das Mondlicht an die Zimmerdecke warf. Endlich, kurz vor dem Morgengrauen, spürte sie, wie sie sich allmählich entspannte und in den Schlaf hinüberglitt … Doch plötzlich klingelte Arks Wecker.

»Du könntest dich wenigstens entschuldigen«, fuhr er sie an und raubte ihr damit auch die letzte Chance auf ein paar Stunden Schlaf. »Das ist ja wohl das Mindeste. Wenn du mich nicht lieben kannst, wie ich dich liebe, finde ich vielleicht irgendwann jemanden, der dazu fähig ist.«

IX.

Jenna trat aus der Duschkabine und tastete nach dem Handtuch. Während sie sich abtrocknete, betrachtete sie ihren Bauch, eine gewaltige ausladende Kugel, die mittlerweile ziemlich tief saß, so als könnte das Baby jeden Moment herausflutschen. Dunkelviolette Dehnungsstreifen verliefen quer über ihren Nabel und über die Hüften.

Nackt watschelte sie ins Schlafzimmer und sah auf die Uhr. Ark würde jede Minute zurückkommen. Seine Maschine aus Melbourne war um sieben Uhr in Mount Gambier gelandet, und die Fahrt nach Hause dauerte eine Dreiviertelstunde. Obwohl es noch nicht einmal acht Uhr abends war, fühlte sie sich völlig erschöpft. Hinter ihr lag eine endlos lange Schicht – eine ältere Patientin war nach kurzem Leiden an einer Lungenentzündung als Folge einer Erkältung gestorben –, und ihre Füße, ihr Rücken und ihre Knie taten so weh, dass sie sich nur noch im Bett zusammenrollen und schlafen wollte. Sie zog die oberste Kommodenschublade auf und wollte ihr Lieblingsshirt herausziehen.

Sie erstarrte.

Das weite Shirt war verschwunden, genauso wie all ihre anderen Schlafanzüge. Trotzdem war die Schublade prall gefüllt.

Spitze und hauchzarter Tüll umschmeichelten ihre Hand. Sie erblickte Satinwäsche und durchsichtige Cups in Rosa, Weiß und Schwarz; kühl, seidenweich und exquisit. Ihre Finger ertasteten einen Träger. Ganz langsam zog sie die Hand heraus und blickte auf ein zartes Negligé, dessen Seidenstoff förmlich vor ihren Augen zum Leben zu erwachen schien. Es war aus transparentem Stoff mit schwarzen Spitzencups, die allenfalls ihre Brustwarzen bedeckten, mit Spaghettiträgern mit winzigen Glitzersteinen und mit Kunstpelz besetzt. Über die Vorderseite verlief ein langer Schlitz.

Scharfe Mami stand auf dem Etikett. Erschaudernd dachte sie an das Gespräch mit Ark zurück. »Auch wenn du einen dicken Babybauch hast, kannst du immer noch wunderschön aussehen«, hatte er gesagt. »Ich will jemanden, auf den ich stolz sein kann. Meine sexy Mama.« Und: »Früher hast du dich immer für mich hübsch gemacht. Und jetzt?«

Sie ließ das Negligé in die Schublade fallen und stöberte weiter, fand jedoch lediglich teure Reizwäsche. Als Nächstes nahm sie sich Arks Sockenschublade vor, dann ihre eigene, kramte zwischen Schals, Wintermützen und Gürteln. Im begehbaren Kleiderschrank sah sie Anzüge, Kleider und Mäntel durch, ehe sie schwerfällig auf die Knie sank und Stiefel, Sandalen und Flipflops zur Seite schob. Nichts. Ihre Schlafanzüge waren weg.

Wieso? Warum hatte er das getan? Ließ sie sich tatsächlich gehen und mutierte zu einer dieser geschlechtslosen, gleichgültigen Mamis, die unter der Last der Mutterschaft kapitulierten?

Im Bademantel kauerte Jenna auf dem Fußboden und rang um Atem. Ihr Bauch lag schwer auf ihren Schenkeln, und sie spürte, wie sich ein Kloß in ihrem Hals bildete. Sie hielt sich an einem Regal fest und zog sich mühsam auf die Füße, wobei ihre Gelenke ein lautes Knacken von sich gaben.

Langsam zog sie noch einmal die oberste Kommodenschublade auf und nahm das Erste heraus, was sie zu fassen bekam: ein durchsichtiges schwarzes Babydoll mit rotem Satinsaum, dazu ein mikroskopisch kleiner String, der an einem der Träger befestigt war. Sie hob die Arme an und ließ das zarte Etwas über ihre Schultern und ihren gewölbten Leib gleiten und sah an sich hinunter. Der geschlitzte Stoff teilte sich über ihrem Bauch.

Sie trat vor den Schlafzimmerspiegel und starrte auf ihre schweren Brüste, auf das schwarze Elefantentattoo und ihre von den Schwangerschaftshormonen dunkel verfärbten Brustwarzen, die sich in dem Spitzengewebe verfangen hatten. Die Rüschen strichen über ihre Hüften, als sie sich vorbeugte, um den Tanga überzustreifen. Das Gummibund grub sich in ihre geschwollenen Finger, als sie ihn hochzog und hin und her wackelte, bis der dünne Streifen zwischen ihren Pobacken saß.

Im Spiegel erblickte sie eine Frau, vollbusig und prall wie eine überreife Frucht, geradezu obszön in diesem Ensemble aus strategisch arrangierter Spitze und Satin, die Haut glatt und bleich und unbehaart bis hinab zu ihrer Vulva. Selbst von hier aus konnte sie die dicken Hautfalten erkennen, gewaxt und entblößt, so wie Ark es haben wollte. Als Zeichen ihrer Liebe zu ihm. Um zu demonstrieren, dass ihr seine Wünsche wichtig waren und sie seine Bedürfnisse gern erfüllte. Milchig weiß und glatt wie bei einem vorpubertären Teenager und dennoch eingehüllt in sündige Seide.

Lächerlich. Sie war im achten Monat schwanger und sollte sich eigentlich wohl und entspannt fühlen – und nicht hier stehen, aufgemotzt wie eine Wichsvorlage für den *Playboy*.

Eine Träne rollte ihr über die Wange, hing zitternd für eine Sekunde an ihrem Kiefer, ehe sie auf ihre Brust fiel und im Spitzengewebe verdunstete.

KAPITEL 9

Heute

1.

Mit zitternden Händen hebt Fairlie den Schlüssel vom Boden auf.

Store-for-You, Lagerraum 8.

Wieder und wieder liest sie Jennas Brief. Der Umschlag trägt den Poststempel vom Tag vor ihrem Tod, und die Erkenntnis trifft sie wie ein Schlag ins Gesicht: Jenna hat den Brief aufgegeben und wusste, dass Fairlie ihn erst bekommt, wenn es zu spät wäre.

Vergeblich versucht sie, mit ihrem Handy ins Internet zu kommen, und auch ihr Laptop reagiert erst nach einer halben Ewigkeit. Fairlie stößt einen ungeduldigen Fluch aus. Endlich erscheint die Maske auf dem Bildschirm, und sie tippt *Store-for-You* in Google ein. Eine einfache, aber sachlich-professionell gehaltene Seite preist freundlichen Service zu niedrigen Preisen an. Mit klopfendem Herzen sucht sie die Adresse heraus: 1127 Bay Road, Mount Gambier.

Sie steht auf, steckt Jennas Schlüssel ein und sucht fieberhaft ihre Sachen zusammen, wobei sie versehentlich Yodel vom Küchentisch schubst.

Dann fällt es ihr wieder ein. Ark. Sie wollten Jennas Sachen ausräumen. Henry. Sie hat versprochen, heute vorbeizukommen.

Sie zieht ihr Handy heraus und schreibt Ark eine SMS, dass sie es leider nicht schafft, aber die Nachricht lässt sich nicht abschicken.

Noch einmal stößt Fairlie eine wilde Flut von Flüchen

aus und wirft ihr Handy in ihre Handtasche. Sie nimmt einen Plastikbehälter aus der Kühltruhe, steigt in den Wagen und rast wie ein Formel-1-Fahrer vom Parkplatz.

*

Ihre Hand schwebt über dem Türknauf. Soll sie anklopfen oder die Tür aufreißen und so wie früher einfach reingehen? Schließlich klopft sie, wartet und lässt den Blick über die Veranda schweifen. Dann versucht sie es noch einmal, diesmal etwas lauter. Schließlich hört sie Schritte und eine Männerstimme.

»Hey«, sagt sie so unbeschwert wie möglich, als Ark mit Henry auf dem Arm die Tür aufmacht. »Hier.« Sie schwenkt eine Tüte mit tiefgekühltem Essen. »Das ist von meiner Nachbarin. Rindercurry. Ich glaube, sie setzt sich für den Weltfrieden ein, indem sie einen mit Essen vollstopft.« Sie spürt, wie ihr das Blut ins Gesicht schießt.

Ark wirkt ein wenig verunsichert, nimmt die Tüte aber entgegen. Er hält Henry fest, als der Junge sich windet. Es dauert einen Moment, bis er sie erkennt, doch dann entspannt er sich, und ein schüchternes Lächeln erhellt sein kindliches Gesicht mit den riesigen Augen.

»Danke, dass du gekommen bist«, sagt Ark und tritt zur Seite, um sie hereinzulassen.

»Gern«, erwidert sie, lächelt Henry an und tätschelt ihm den Rücken. Noch immer schlägt ihr das Herz bis zum Hals.

Das hier ist unser Geheimnis, Schwester.

Ark geht vor ihr her in die Küche und fragt, ob sie einen Kaffee will. Obwohl unter seinen Augen violette Schatten liegen, als hätte er sich geprügelt, und sein Gesicht aschfahl ist, gibt er sich wie gewohnt lässig und selbstsicher und mimt das Alphatier. Nicht einmal der unvorhergesehene tragische Tod seiner Frau konnte ihm diese Eigenschaft nehmen.

Fairlie spürt Jennas geheimnisvollen Schlüssel in ihrer Handtasche. Sie setzt sich und nippt an dem heißen Kaffee, den Ark ihr hingestellt hat. Ob er es ihr ansieht? Sollte sie ihn vielleicht einfach fragen? Vielleicht könnte sie die Frage ja ganz lässig in die Unterhaltung einflechten.

Sag mal, hast du eigentlich jemals einen Raum in einem Lagerhaus gemietet?

Prompt verbrennt sie sich die Zunge und muss sich zusammenreißen, vor Schmerz nicht das Gesicht zu verziehen. Ark setzt sich auf den Stuhl gegenüber von ihr, und beide bemühen sich nach Kräften, sich nicht anmerken zu lassen, wie sehr ihnen die Situation an die Nieren geht. Es ist, als würde Jenna zwischen ihnen stehen, so groß und übermächtig und geradezu schmerzlich präsent durch ihre Abwesenheit.

Ach ja, ich wollte vielleicht einen Lagerraum mieten. Kennst du zufällig eine gute Firma?

»Wie geht's dir so?«, fragt sie laut.

»Ganz okay.«

»Und Henry?«

Ark zuckt mit den Schultern. »Nicht gut. Er fragt ständig, wo sie ist.« Ein Muskel an seinem Kiefer zuckt.

»Ich kann dich gern häufiger unterstützen.«

»Ich komme schon zurecht.«

»Ganz ehrlich«, sagt sie und berührt seine Hand. »Ruf mich einfach an. Ich würde so gern helfen. Euch beiden.«

Henry kommt angewatschelt und schlägt mit seinen Händen auf Fairlies Schenkel. »Hoch«, sagt er. Sie setzt ihn auf ihren Schoß, und er versucht, ihr seine Finger in die Nase zu schieben. Fairlie lacht, macht jedoch keine Anstalten, sie herauszuziehen. Er kichert und knetet ihren Hals.

»Dein Hals ist ganz dick«, sagt er.

»Damit mir im Winter immer schön warm ist«, gibt sie zurück, worauf er ernst nickt. Seine Löckchen wippen, und für einen Moment erkennt sie in seinem Gesicht mit den dichten dunklen Wimpern Jenna wieder.

Sie trinken ihren Kaffee aus. Ark schlägt vor, dass sie sich an die Arbeit machen.

Eilig willigt Fairlie ein und steht auf. Henry rutscht von ihrem Schoß. *Ark. Lagerraum. Was ist hier los, verdammt!*

Henry bleibt dicht bei seinem Vater und spricht kaum, trotzdem scheint er zufrieden zu sein, als Ark ihm einen Eimer Legosteine in den Flur vor die Schlafzimmertür stellt.

Unsicher, wo sie anfangen sollen, gehen Ark und Fairlie im Zimmer herum. Das Bett ist ordentlich gemacht, zwei Kopfkissen liegen nebeneinander. Ob Jennas Kissen immer noch nach ihr riecht?

»Wenn du willst, kann ich gerne schon mal mit den Kleidern anfangen«, schlägt Fairlie schließlich vor.

Ark nickt. »Okay.« Er klingt erleichtert.

Am liebsten würde sie ihn fragen, was er sich vorgenommen hat, fürchtet aber, dass sie ihm damit zu nahetreten würde. Also lächelt sie ihm nur aufmunternd zu, auch wenn das ein klein wenig unaufrichtig ist, und geht zu dem begehbaren Kleiderschrank.

Auf der einen Schrankseite hängen Kleider, Blusen und Röcke. Als Fairlie behutsam darüberstreicht, steigt ihr eine regelrechte Jenna-Duftwolke in die Nase: nach Milch und Veilchen, nach Rosmarinshampoo, vermischt mit der moschusartigen Note ihrer Haut, es ist der Geruch nach einer lebendigen Frau.

Wieder beginnt ihr Herz zu hämmern, als sie plötzlich eine leise Panik erfasst. Sie zwingt sich, mehrere tiefe Atemzüge zu machen. Erinnerungen steigen in ihr auf, als sie Jennas Kleider von den Bügeln nimmt. Das lila Strickkleid hatte Jenna an, als sie im Elektromarkt einen neuen Fernseher kaufen wollten, und der Verkäufer hat ihnen prompt einen Rabatt von knapp zweihundert Dollar gegeben. Und den schokobraunen Cordblazer hat sie für gerade einmal einen Dollar im Secondhandladen erstanden. Sie fährt über die Jeans mit dem Riss am Knie, erinnert sich daran, wie das Fett von dem Frühstücksspeck auf Jennas Jogginghose gespritzt ist. Fairlie weiß alles. Die Sehnsucht nach Jenna überkommt sie mit einer solchen Macht, dass sie sich festhalten muss.

»Die Schuhe kannst du hier reintun«, sagt Ark, der mit einem großen Karton im Türrahmen steht.

»Danke«, sagt sie, doch er ist bereits verschwunden. Augenblicke später hört sie, wie eine Kommodenschublade nach der anderen aufgezogen und achtlos ausgeleert wird, als wäre es ihm völlig gleichgültig. Stirnrunzelnd sieht sie zu, wie Ark die Schubladen herauszieht und den Inhalt aufs Bett kippt.

»Hey«, sagt sie. »Alles klar?«

Er sieht auf. Sein Gesicht ist fast so rot wie sein Haar. »Ich will es bloß hinter mir haben.« Wahllos durchwühlt er die Sachen, schiebt sie beiseite, wirft manche weg.

»Suchst du was Bestimmtes?«

»Nein«, antwortet er, ohne aufzusehen.

»Soll ich dir vielleicht helfen?«

»Bitte.« Endlich hält er inne und schaut sie an. »Bitte mach einfach nur …« Er deutet auf den Schrank.

Fairlie wendet sich ab. »Klar.«

»Aber wenn du außer Kleidern noch etwas anderes findest, zeig es mir, okay? Ich suche nichts Spezielles, aber … mir ist etwas eingefallen, das ich schon eine Weile nicht mehr gesehen habe.«

»Und zwar?«

»Es ist nichts Wichtiges«, antwortet er knapp. »Nur ein paar Bücher.«

»Bücher?«

Einen Moment lang schweigt er. »Notizbücher«, fügt er hinzu. »Handschriftliche Notizen. Geschäftskram. Total uninteressant.«

»Ich halte die Augen offen«, verspricht Fairlie. Seine Fieberhaftigkeit beunruhigt sie, doch sie hat ja noch Jennas Schlüssel in der Tasche. Gleich nachher fährt sie zum Lagerhaus. Sie kniet sich hin und räumt die Schuhe aus – wie exhumierte Leichen stehen sie nebeneinander aufgereiht auf dem Boden.

Eigentlich dachte Fairlie, dass sie einzelne Sachen von Jenna ausräumen wollten – Feuchtigkeitscreme, Taschenbücher, ausrangierte Klamotten –, aber inzwischen ist ihr aufgegangen, dass Ark alles entsorgen will. Alles, was Jenna gehört hat, soll in Kartons gepackt und weggeworfen werden, so als wolle er jede Spur von ihr beseitigen. Er zerrt Unterwäsche aus einer Schublade und wirft sie in eine Schachtel auf dem Bett – hauchzarte Spitzendessous mit Rüschen und Schnickschnack, die eigentlich überhaupt nicht Jennas Stil sind.

»Wow«, bemerkt Fairlie und deutet auf die teuren Sachen. »Ziemlich scharf.«

Ark grinst. »Während der Schwangerschaft hat sie sich mies gefühlt und die Sachen gekauft, um ein bisschen in Stimmung zu kommen. Ich habe ihr gesagt, dass ich sie auch in ihrem ausgeleierten T-Shirt sexy fände und den Plunder nicht bräuchte, aber sie wollte es unbedingt haben. Du weißt ja, wie sie manchmal sein konnte.« Er fährt mit dem Daumen über einen Träger aus Spitze.

Fairlie spürt, wie ihr heiß wird. Jenna, die all die Jahre leidenschaftlicher Fan von bequemer Baumwollwäsche war, soll auf einmal einen aufreizenden Stringtanga getragen haben, um sich sexier zu fühlen?

»Komisch«, sagt Fairlie, kehrt zum Kleiderschrank zurück. Plötzlich hat sie es eilig. Sie zieht das letzte Schuhpaar heraus – ein Paar ausgelatschte Sandalen, deren Lederriemchen zerknautscht und hart sind. Sie zieht daran, doch die Sohle hat sich anscheinend zwischen der Wand und dem Seitenteil des Schranks verkeilt.

Ächzend kriecht Fairlie weiter in die Ecke, schiebt die nach Jenna riechenden Kleider zur Seite und zieht an dem Schuh, der sich mit einem Ruck löst. Als sie ihn hochhält, entdeckt sie zwei Klebestreifen. Stirnrunzelnd beugt sie sich tiefer in den Schrank und bemerkt etwas Glänzendes, das zwischen Fußleiste und dem Seitenteil zu kleben scheint.

Fairlie dreht sich um und hält nach Ark Ausschau. Sie hört das Geräusch einer sich öffnenden Schublade, gefolgt vom Rascheln von Stoff, als er den Inhalt aufs Bett kippt.

Ihre Nackenhärchen sträuben sich, als sie leise eine kleine verschließbare Plastiktüte mit einer Handvoll Tabletten herauszieht, die an der Sohle von Jennas Sandale geklebt hat.

Das hier ist unser Geheimnis, Schwester.

Eilig lässt Fairlie die Tüte in ihrer Tasche verschwinden. Ihre Knie knacken protestierend, als sie aufsteht.

»Muss mal kurz«, sagt sie zu Ark und hastet hinunter ins Bad.

Ihr Mund ist trocken. Die weiße Badewanne, in der Jenna

gestorben ist, glänzt sauber. Einen Moment lang fürchtet Fairlie, dass ihr schlecht wird.

Sich die Pulsadern aufzuschneiden macht eine Riesenschweinerei. Ein Erwachsener hat im Durchschnitt mindestens fünf Liter Blut. Sich wie Jenna die Pulsadern der Länge nach aufzuschneiden verursacht einen massiven Blutverlust, der wiederum zu Bewusstlosigkeit innerhalb weniger Minuten und zum Tod innerhalb einer Stunde führt … Das Blut strömt aus den geöffneten Adern, vermischt sich mit dem heißen Wasser, leuchtend hellrot auf bleicher Haut … Dampf steigt auf, während sich das Badewasser dunkel färbt. Fairlie beißt sich fest auf die Unterlippe, um die Bilder zu verscheuchen.

Ein Schauder überläuft sie, als sie das Tütchen aus ihrer Tasche zieht. Mit dem Daumennagel öffnet sie es und nimmt eine runde hellgelbe Tablette heraus. Ein Nitrazepam-Präparat, wie es im Krankenhaus verschrieben wird. Aber ohne Etikett einer Apotheke, das heißt, das Medikament wurde ohne Rezept ausgegeben.

Das Blut rauscht in ihren Ohren. Es sind genug Tabletten, um eine ganze Fußballmannschaft niederzustrecken. Die Frage ist, wieso Jenna so viele Tabletten zu Hause hatte.

»Was verheimlichst du mir, Jenna?«, flüstert sie.

Sie tut die Tabletten in die Tüte zurück, drückt die Toilettenspülung und geht wieder ins Schlafzimmer.

Die folgenden zwei Stunden beseitigen sie schweigend sämtliche Spuren von Jenna, zuerst im Schlafzimmer, wo es am meisten zu tun gibt, dann im Wohnzimmer, wo sie Fotos, Bücher und weitere Kleider zusammensammeln. Fairlies Hände zittern die ganze Zeit, und sie muss so oft schlucken, dass ihre Kehle sich wund anfühlt.

Endlich sind sie fertig. Erst als sie Henry an sich drückt

und seine Ärmchen um ihren Hals spürt, gestattet sie sich, einen Moment innezuhalten. Tränen steigen ihr in die Augen.

»Ich komme bald wieder vorbei, ja?«, flüstert sie ihm ins Ohr. »Versprochen.« Sie lächelt Ark kurz zu und hastet hinaus zu ihrem Wagen.

*

Nitrazepam.

Fairlies Gedanken überschlagen sich. Das ist ein starkes Sedativum, das selbst im Krankenhaus nur in geringen Dosen und in Einzelfällen verabreicht wird. Vielleicht hat Ark es ja verschrieben bekommen, um Jennas Tod besser zu verkraften, aber dann wären die Tabletten in einem Blister gewesen und mit dem Etikett versehen.

Und die Tabletten hätten bestimmt nicht in der hintersten Ecke des Kleiderschranks gesteckt.

Sie reißt das Steuer herum und hält am Straßenrand an. Glücklicherweise gewährt Telstra säumigen Kunden zumindest den Zugang zu ihrer Homepage mit den Kontodaten, und nachdem sie ihre Kreditkartendaten eingegeben hat (immerhin hat sie ihnen zu verdanken, dass sie jetzt Jennas Brief und Schlüssel in der Hand hält), kann sie endlich wieder ins Internet.

Nitrazepam: Ein Arzneistoff aus der Gruppe der Benzodiazepine mit ausgeprägten hypnotischen und antikonvulsiven Eigenschaften, der für die symptomatische Kurzzeitbehandlung von schweren Angstzuständen und Schlaflosigkeit eingesetzt wird … Unter den akuten Nebenwirkungen bei der oralen Therapie stehen Müdigkeit, Schläfrigkeit und Beeinträchtigungen der Konzentration sowie des Reaktionsvermögens im Vordergrund, weiterhin werden Sprachstörungen,

Störungen des Erinnerungsvermögens, Aggressionen und eine Dämpfung der Gefühlsregungen beobachtet …

Schwere Angstzustände und Schlaflosigkeit. Jenna? Depressive Stimmungslage, Aggressionen, Dämpfung der Gefühlsregungen. Litt sie etwa unter all dem?

Plötzlich vibriert ihr Handy. Brian Masters' Name steht auf dem Display. Im ersten Moment überlegt sie, ob sie das Gespräch wegdrücken soll.

Er ruft schon zum dritten Mal an. Die ersten beiden Anrufe hat sie auf die Voicemail umgeleitet, wo er kurze, freundliche Nachrichten hinterlassen hat, ob es ihr gut gehe und ob sie Lust habe, sich mal wieder mit ihm zu treffen.

Will sie das? An dem Abend war sie so betrunken, dass sie sich kaum erinnern kann: die Wärme seiner Haut, der kratzige Teppich unter ihrem Hinterteil, während sich alles um sie herum drehte. Wieso will er sie wiedersehen?

Sie drückt die grüne Taste. »Hey«, sagt sie. »Ja, das würde ich sehr gern.« Sie drückt aufs Pedal und gibt Gas.

KAPITEL 10

Damals

1.

Das Krankenhauspersonal verrichtete routiniert und ohne jede Hektik seine Arbeit, während Jennas Herz wie verrückt hämmerte. Sie wirkten so unbekümmert und gleichgültig, plauderten und schwatzten, als würde der Frau vor ihnen auf dem Operationstisch nicht im gleißenden Schein der Neonbeleuchtung gleich der Bauch aufgeschnitten werden, sodass jeder hineinspähen konnte wie in eine Baugrube.

Ein freundliches Gesicht erschien über ihr. Die Frau hatte grüne Augen und trug eine Maske, die ihr Gesicht halb verdeckte, und eine leuchtend bunte Stoffhaube über ihrem Haar.

Elefanten.

Sie hatte Elefanten in Rosa, Lila und Grün auf ihrer OP-Haube. Jenna entspannte sich ein wenig. Die Schwester mit der Elefantenhaube lächelte. Jenna sah es an ihren Augen. »Bereit, Schätzchen?«, fragte sie mit gedämpfter Stimme.

Jenna brachte vor Angst keinen Ton heraus, sondern nickte nur mit aufgerissenen Augen.

»Keine Angst, wir geben Daddy gleich Bescheid, wenn es so weit ist.«

Ihr Versprechen beschleunigte Jennas Herzschlag nur noch. In diesem Moment betrat Ark mit einer Maske über seinem kreidebleichen Gesicht den OP, stand einen Augenblick lang da und sah sich mit gehetztem Blick um, ehe er eine panische, tränenerfüllte Entschuldigung hervorpresste, auf dem Absatz kehrtmachte und aus dem Saal floh.

Somit war sie endgültig allein und der Situation hilflos ausgeliefert.

Sie verspürte ein Druckgefühl, ein Ziehen und Pressen, konnte jedoch außer dem Kopf des Gynäkologen nichts erkennen, da ein aufgespanntes blaues OP-Tuch die Sicht auf ihren Unterleib verdeckte. Schließlich zog der Arzt mit einem letzten Ruck das Baby heraus und hielt es für einen Moment über das Tuch. Es hatte seine Ärmchen und Beinchen abgespreizt, die Finger und Zehen waren gekrümmt wie die Krallen einer Katze. Seine Haut war bläulich verfärbt und sein Körper von glitschigem blutigem Schleim bedeckt.

»Es ist ein Junge. Herzlichen Glückwunsch«, sagte der Arzt, als ein gurgelnder Schrei durch den Saal hallte. Kurz darauf legte man ihr den kleinen Jungen in eine Decke gehüllt auf die Brust, und sie hatte Mühe, einen Blick auf ihn zu erhaschen.

Ein Junge.

Sie war viel zu erschöpft, um sich zu bewegen. Mit einem Mal waren ihre Arme so schwer, dass sie Angst hatte, das Baby könnte ihr entgleiten.

»Hat er denn schon einen Namen?«, erkundigte sich eine Schwester gut gelaunt.

Jenna sah sie an. Ein Name. Das Baby war da – ihr Baby, Arks Baby. Es war real. Jetzt. Wieder drang ein leises Quieken aus dem Bündel, dann ein Schniefen, während der Kleine mit seinen winzigen Beinchen zu strampeln begann. Durfte sie ihn sagen? Den Namen, auf den sie sich geeinigt hatten? Ark war nicht hier. Es war sein Name. Sie spürte, wie ihr Herz heftig in ihrem Brustkasten schlug, als der Chirurg ihren immer noch gefühllosen Unterleib wieder zusammenflickte und sich währenddessen mit seinem Assistenten über eine besonders lustige Szene aus der gestrigen Folge von *Mein Haus – Deine Baustelle* amüsierte.

»Henry«, hauchte sie. Dieses eine Wort genügte, damit seine Existenz endgültig real wurde.

II.

Draußen dämmerte allmählich der Morgen, das violette Grau der Nacht wich einem bräunlichen Rosa, und die Elstern tschickerten.

Die Schutzfolie auf der Matratze knisterte, als Jenna umständlich ihr Gewicht verlagerte, um eine bequeme Position zu finden. Ein stechender Schmerz schoss durch ihren Bauch. Instinktiv berührte sie den geklammerten Schnitt, der sich wie ein Eisenbahngleis über ihren bleichen Bauch zog. Ihr Mund war trocken. Sie schluckte und blickte auf das in eine Decke gehüllte Bündel in dem Wägelchen neben ihrem Bett.

Henry begann zu zappeln und hustete, rasselnd und keuchend, wobei er mit seinen kleinen Fäusten und Füßen schlug. War dieses winzige Lebewesen tatsächlich neun Monate lang in ihrem Bauch gewesen? Waren seine Gliedmaßen gegen die Gebärmutter gestoßen?

Mühsam rutschte sie hoch und spürte, wie ihr das Blut aus dem Kopf schoss. Ihr wurde schwindlig, und weiße Punkte tanzten vor ihren Augen. Sie streckte ihre Hand aus, in der noch eine Kanüle steckte, bekam das Wägelchen jedoch nicht zu fassen. Mit zusammengebissenen Zähnen zog sie sich noch ein paar Zentimeter höher und lehnte sich über den Herausfallschutz, als sie ein heftiger Schmerz aufschreien ließ.

Henry hustete rasselnd. Sie tastete nach dem Rufknopf

neben ihrer Schulter, während das Baby immer verzweifelter gurgelte und brüllte. Entsetzt bemerkte sie, wie schaumiger Schleim aus seinem weit aufgerissenen Mund quoll, und drückte panisch wieder und wieder auf den Alarmknopf.

Endlich erschien die Hebamme.

»Ich ... komme nicht hin. Das Baby erstickt«, rief sie hektisch.

Ohne Umschweife nahm die Hebamme den fest eingewickelten Säugling aus dem Bettchen und legte ihn bäuchlings auf ihren Unterarm. »Dem geht's gut«, erklärte sie lächelnd und strich mit kräftigen Bewegungen über seinen Rücken. Sie hatte ein breites, freundliches Gesicht, trug eine Brille und strahlte eine beruhigende Entschlossenheit aus. »Und wie geht es Ihnen?«, erkundigte sie sich. »Was machen die Schmerzen?«

»Ist es ... geht es ihm gut?«, fragte Jenna.

»Alles bestens. Er hat nur ein bisschen Schleim in der Speiseröhre, das ist alles. Bei einer normalen Geburt wird das Fruchtwasser auf dem Weg durch den Geburtskanal aus der Lunge gedrückt, wohingegen die Kleinen es nach einem Kaiserschnitt eben abhusten müssen. Er schafft das schon. Keine Sorge.«

Jenna bemühte sich, möglichst kompetent zu wirken, als die Hebamme ihr Henry kurzerhand in die Arme legte. Umständlich versuchte sie, ihn so zu halten, wie sie es gerade bei ihr beobachtet hatte.

»Haben Sie ihn denn schon gestillt?«, fragte sie und griff nach Jennas Krankenblatt.

»Versucht habe ich es schon, aber er will irgendwie nicht trinken.«

»Probieren Sie es möglichst schnell wieder«, riet die Hebamme und machte eine Notiz. »Manchmal sind sie auch nach der Betäubung noch ein bisschen schläfrig, aber es ist wichtig, dass Sie ihn möglichst rasch stillen. Jetzt gleich vielleicht?«

Eigentlich wollte Jenna am liebsten nur schlafen. Sie hatte gestern Nachmittag zwölf Stunden lang in den Wehen gelegen. Offenbar hatte sich ihr Muttermund geweigert, auch nur einen Millimeter nachzugeben, wie ein sturköpfiger Esel auf dem Viehmarkt – und nun wartete sie darauf, dass das Gefühl in ihren Unterleib zurückkehrte. Wenn Henry geschrien hatte, hatte sie ihn wieder und wieder an die von dicken blauen Venen durchzogenen Brüste gehalten und zugesehen, wie er sich vergeblich bemühte, den Mund um die Warze zu schließen.

Auch jetzt schrie er aus Leibeskräften, voller Zorn, so als hätte er ihre unschönen Gedanken erraten.

»Okay«, sagte sie resigniert. »Ich versuche es noch einmal.«

*

Jenna nahm die Toastscheibe und biss hinein; sie war nicht richtig getoastet und ohne Belag, aber sie hatte Bärenhunger. Gerade als sie den zweiten Bissen nahm, ging die Tür auf, und ein riesiger Blumenstrauß – Lilien und Rosen mit Grünzeug und einem hellblauen »Hurra, ein Junge«-Luftballon dazwischen – erschien im Türrahmen, gefolgt von Ark, der so breit grinste, dass sie unwillkürlich lächelte.

»Na, wie geht es meinem kleinen Mann?« Er beugte sich über das Bettchen und nahm den Säugling heraus, als hätte er es bereits Tausende Male getan, legte ihn in seinen Arm, knuddelte ihn und küsste ihn liebevoll auf die Stirn. Er trat zu Jenna und küsste auch sie zärtlich. »Und wie geht es meiner wunderbaren Frau?«

»Meine Wunde tut weh. Und ich bin hundemüde«, antwortete sie wahrheitsgetreu.

Ark runzelte die Stirn. »Das klingt aber nicht gut«, meinte er. »Hast du gar nicht geschlafen?«

Aus irgendeinem Grund war sie plötzlich befangen. Sie fuhr sich durchs Haar und leckte ihre rissigen Lippen. »Er war ein bisschen unruhig, außerdem ...« Mit einem Mal hatte sie einen Kloß im Hals und konnte nicht weitersprechen.

»Hey«, sagte Ark und setzte sich auf die Bettkante. »Was ist denn los?«

Eine Träne rollte ihr über die Wange. Eilig wischte sie sie weg.

»Du bist erschöpft«, sagte er und legte die Hand auf ihr Bein. »Und du hast Schmerzen. Soll ich nach einem Schmerzmittel für dich fragen?« Er blickte zur Tür, als könne er mit schierer Willenskraft eine Schwester herbeizaubern.

Jenna biss sich auf die Lippe. »Ich habe schon gefragt, aber sie wollen mir nur etwas ganz Leichtes geben.«

»Aber warum denn? Du bist frisch operiert.«

»Wegen ...« Sie deutete auf ihre Brust. »Wegen des Stillens. Der Wirkstoff würde in die Muttermilch übergehen.«

»Oh.« Er sah sie mitfühlend an. »Tja, dann ist es wohl das Beste so.«

War es das? Sie fühlte sich, als hätte sie jemand in zwei Hälften zerteilt. Blut und Urin liefen an ihren Beinen hinunter. Aber es gab jetzt Wichtigeres als sie selbst – das Baby und die Milch in ihren Brüsten. Das Baby mochte zwar auf der Welt sein, trotzdem hatte sie ihren Körper noch lange nicht zurück.

Doch als sie Henry sah, mit seinem rosigen Gesichtchen und dem kleinen, zusammengekauerten Leib, so als wäre er immer noch in ihrem Bauch, wie er sich instinktiv in Arks starke Arme kuschelte, kehrte sie zurück, diese beklemmende Angst in ihrer Brust, die Tränen. Wieso hatte sie nur so egoistische, selbstsüchtige Gedanken? Natürlich ging es hier nicht um sie. Heiß und brennend flackerte der Schmerz in ihrer Hüfte auf, doch sie biss die Zähne zusammen.

Ark nahm ihre Hand, sorgsam darauf bedacht, nicht die Stelle zu berühren, wo der Zugang in ihrer Haut steckte, und drückte sie. Es war eine so beruhigende und liebevolle Geste, dass sie schluchzte. Sie bedeckte ihr Gesicht mit der anderen Hand und schloss einen Moment lang die Augen, doch sie erblickte lediglich das Gesicht ihrer Mutter vor sich, während ein Gefühl der Verantwortung für diesen winzigen Neugeborenen Besitz von ihr ergriff.

»Schlaf ein bisschen, Babe«, sagte Ark sanft.

»Aber wie denn?«, fragte sie und versuchte gar nicht erst, ihre Verzweiflung zu verbergen.

»Ich nehme ihn schon. Keine Angst«, antwortete er, als er den Ausdruck auf ihrem Gesicht bemerkte. »Wir amüsieren uns bestimmt prächtig, was, Kumpel?« Ark wiegte den Kleinen und tätschelte ihm den Rücken. »Schlaf jetzt«, sagte er. »Du musst dich erholen, schließlich hast du einiges durchgemacht. Aber sieh nur.« Er hob Henry hoch und blickte ihm ins Gesicht. »Sieh dir an, was du geschaffen hast. Du bist einfach unglaublich.« Wieder küsste er sie, zuerst auf den Mund, dann auf die Wange. »Ich kann dir gar nicht genug für dieses Geschenk danken.« Seine Stimme brach. »Du hast mich zum Vater gemacht.« Er steckte die Decke um ihre Schultern fest. »Schlaf jetzt, ich kümmere mich um ihn«, sagte er noch einmal.

Jenna ließ sich in die Kissen sinken und schlief ein.

III.

»Tut's noch weh?«, fragte Fairlie.

»Ein bisschen.« Jenna setzte sich zurück und betrachtete Henrys Wangen, glänzend von der Lanolinsalbe, mit der sie ihre entzündeten Brustwarzen während der letzten drei Wochen eingecremt hatte. Inzwischen trank er brav und entwickelte sich ganz hervorragend. »Aber wenigstens legt er jetzt ein bisschen zu.«

»Das freut die Schwester bestimmt.«

Eine Weile saßen sie in einträchtigem Schweigen auf der Liege auf der breiten Veranda und genossen den Ausblick auf die Weinberge. In den Grevilleen zwitscherten Finken, und das Rauschen des Verkehrs auf dem Highway in der Ferne drang herauf. In Fairlies Gegenwart und wegen Henrys zufriedenem Nuckeln hatte Jenna für einen kurzen Moment das Gefühl, sich zu entspannen, so etwas wie Zufriedenheit zu empfinden. Doch kaum war der Gedanke in ihr Bewusstsein gedrungen, spürte sie, wie sich etwas in ihr verhärtete, wie ein Muskelreflex. Augenblicklich war sie wieder auf der Hut, merkte, wie die Angst und das Unbehagen erneut die Oberhand gewannen. Aus dem Augenwinkel registrierte sie, dass Fairlie ihr Handy sinken ließ, sich streckte und sie ansah. Jenna blickte weiter stur auf die Weinberge.

»Alles klar?«, fragte Fairlie.

»Klar«, antwortete Jenna schnell. »Ich bin nur müde.« Sie lächelte Fairlie zu. »Nach einer gewissen Zeit wird es leichter. Wie oft haben wir das den Wöchnerinnen im Krankenhaus gesagt.«

Fairlie sah sie abwartend an. »Bestimmt ist das auch so«, meinte sie und drückte Jennas Bein. Ihre Hand fühlte sich tröstlich warm auf ihrer Haut an. »Nur Geduld. Er ist doch gerade mal drei Wochen alt.« Sie hielt inne. »Läuft es wenigstens ein klein wenig besser?«

Jenna schniefte. »Es ist okay. Ark hat viel zu tun. In ein paar Wochen fängt die Lese an, dann wird es vermutlich wieder schwieriger.«

»Was ist los?«, erkundigte sich Fairlie so beiläufig wie möglich. »Streitet ihr euch häufig?«

»Er bemüht sich, häufiger zu Hause zu sein«, antwortete Jenna und zupfte an einem losen Faden von Henrys Strampelanzug herum. »Aber er hat wirklich viel zu tun. Wahrscheinlich ist es egoistisch, dass ich ihn hier brauche. Eigentlich sollte ich das alles auch alleine schaffen.«

»Du meine Güte, Jen, das stimmt doch nicht. Du hast gerade erst entbunden. Da ist es völlig normal, dass man sich ein bisschen schwertut.«

Jenna hob abrupt die Hand. »Abbey meinte, ich sollte liebevoller sein und häufiger die Initiative beim Sex ergreifen. Im Babyforum sagen die Frauen, ich soll Henry in die Krippe bringen, damit ich mehr Zeit für mich habe und Ark nicht ständig in den Ohren liege. Linda Sommerson hat gesagt, ich könnte froh sein, dass es nicht noch viel schlimmer ist. Ihr Exmann hätte sie regelmäßig mit dem Kabel vom Wasserkessel vertrimmt.« Jenna ließ die Schultern sacken. »Ich komme mir wie die größte Jammersuse vor, Fro. Ich habe es satt, ständig bloß zu meckern.« Sie fuhr sich mit der Hand übers Gesicht. »Er sagt, dass er mich liebt. Alles andere ist unwichtig.«

»Wenn dem so wäre, würde er dich besser behandeln.«

»Aber er trägt mich doch auf Händen. Meine Ansprüche sind einfach zu hoch.«

»Na ja, froh zu sein, dass man nicht mit dem Elektrokabel vertrimmt wird, ist nicht gerade ein anspruchsvolles Ziel. Bist du denn glücklich?«

Jenna blickte sie erschöpft an. Was sollte sie darauf antworten? Dass sie sich wie in einer Falle fühlte? Wie sollte sie ihr Gefühl erklären, dass alles komplett aus dem Ruder lief und sie keinerlei Kontrolle mehr über ihr eigenes Leben hatte? Dass kein Stein mehr auf dem anderen zu stehen schien? Plötzlich war ihr alles so fremd, so als wäre ihr ganzes vorheriges Leben eine Illusion, ein Trugbild gewesen.

»Ja«, sagte sie schließlich. Die Lüge kam mühelos über ihre Lippen, und eigentlich war es noch nicht einmal eine richtige Lüge, sondern bloß eine etwas anders formulierte Wahrheit. »Ich brauche nur etwas mehr Schlaf.«

Mit einem leisen Schmatzen ließ Henry von ihrer Brust ab. Sie hob ihn an, verzog das Gesicht und legte ihn auf ihren Schoß. Ihre entzündete Brustwarze pochte noch vor Schmerz.

»Deine Mum hat mich gestern angerufen«, sagte Jenna nach einer Weile. »Sie wollte wissen, wie es Henry so geht.«

Fairlie nahm ihre Teetasse und trank den letzten Rest aus. »Deine Mum fragt mich ständig nach euch beiden«, sagte sie langsam und stellte die Tasse ab.

Wie gewohnt verdüsterte sich die Stimmung schlagartig.

»Wieso rufst du sie denn nicht einfach mal an, Jen?«

Jenna blickte Henry an, und unvermittelt überkam sie eine tiefe Müdigkeit. »Nein.«

»Aber sie ist doch deine Mum«, beharrte Fairlie. »Früher habt ihr euch so nahegestanden. Sie wollte alles über Henry erfahren.«

»Es ist so lange her.«

»Das stimmt doch nicht. Außerdem ist es egal, wie viel Zeit vergangen ist, seit ihr das letzte Mal miteinander gesprochen habt. Sie würde sich trotzdem freuen.« Fairlie zögerte. »Zwischen Müttern und ihren Kindern gibt es keine Zeitvorgaben.«

»Die Zeit ist in Wahrheit nicht der Punkt.« Jenna blickte sie mit stählerner Entschlossenheit an. »Ich habe sie verloren. Ich weiß nicht mehr, wer sie ist.«

IV.

Der Abend brach an. Selbst von ihrem Platz auf der Couch aus – mit dem scheinbar unersättlichen Henry an ihrer Brust – konnte sie die dichten Trauben an den Rebstöcken erkennen. Schwer, reif und saftig. Unwillkürlich wanderte ihr Blick zu ihren prallen Brüsten mit den blauen Venen, die über ihr Tattoo verliefen. Die Ernte versprach hervorragend zu werden. Es herrschte Hochbetrieb. Ark hatte in den nächsten Wochen alle Hände voll zu tun. Seine Kleider waren von dunkelroten Flecken übersät, ebenso wie seine Haut, und das Telefon läutete ununterbrochen, weil die Händler bereits in den Startlöchern saßen und es kaum erwarten konnten. Sie malte sich aus, wie ihre Milch plötzlich dunkelrot in Henrys kleinen Mund floss, wie ihre Brust sich aufblähte und sich tief violett verfärbte von seinem gierigen Nuckeln.

Im Haus herrschte das reinste Chaos. Die frisch gewaschene Wäsche türmte sich in drei vorwurfsvollen Bergen auf der Couch, auf dem Küchenboden lagen Müslireste vom Frühstück, die heruntergefallen waren, als sie mit einer Hand versucht hatte, sich einen Löffel voll in den Mund zu schieben. In der Spüle stapelte sich das schmutzige Geschirr von gestern Abend, und sie hatte keine Ahnung, was sie heute kochen sollte. Sie blickte auf Henry hinunter, dessen Schreie wie ein Echo in ihrem Hinterkopf widerhallten, und ihr Nacken spannte sich an. Ihre Blase meldete sich. In diesem Moment ließ Henry von ihrer Brust ab. Ungelenk rutschte sie unter ihm hervor und bettete ihn zwischen zwei Kissen auf das Sofa, ehe sie auf Zehenspitzen durchs Wohnzimmer schlich.

Und geradewegs in die Arme von Ark.

»Oh!«, rief Jenna und legte ihm die Hand auf die Brust. »Ich hab dich ja gar nicht gehört!«

»Komisch«, gab er zurück, »schließlich hast du ja nur da gesessen.« Er sah zu Henry hinüber. »Du solltest ihn nicht so auf dem Sofa liegen lassen. Er könnte runterfallen.« Er warf einen Blick in die Küche. »Was gibt es zum Abendessen?«

»Weiß nicht, ich bin noch nicht dazu gekommen, mir etwas zu überlegen.«

Er zog lediglich eine Braue hoch.

»Ich war ziemlich beschäftigt«, fügte sie mit einer Geste in Richtung des schlafenden Babys hinzu.

»Du verwöhnst ihn«, sagte er leichthin, als würden sie sich übers Wetter unterhalten. »Und dabei vernachlässigst du alles andere.«

Sie folgte ihm in die Küche, sorgsam darauf bedacht, nicht zu schlurfen. Er öffnete den Kühlschrank, nahm ein Bier heraus und warf den Deckel in den Müll. »Du kannst so nicht weitermachen, Schatz, das muss aufhören.«

»Was muss aufhören?«

»Dieses …« Er holte aus und fegte mit einer Handbewegung das Geschirr in der Spüle um. »Dieses Nichtstun.« Er hielt inne. »Nur der Kleine wird nach Strich und Faden verwöhnt. Er hat dich längst um den kleinen Finger gewickelt.«

Jenna spürte ihren Pulsschlag in den Handgelenken und in den Kniekehlen. »Versuch du mal, mit nur zwei Stunden Schlaf am Stück irgendetwas auf die Reihe zu bekommen.«

»Dann wird es vielleicht Zeit, dass er nicht mehr in unserem Bett schläft und du ihn nicht den lieben langen Tag an deinen Titten nuckeln lässt. Du brauchst einen geregelten Tagesablauf. Das ist das einzig Wahre.« Er setzte sich und zählte an den Fingern ab. »Reiß dich zusammen. Räum die Bude auf. Und eine Dusche könnte vielleicht auch nicht schaden.« Jenna fragte sich, ob sie die einzelnen Punkte vielleicht am nächsten Morgen auf der Schiefertafel neben dem Kühlschrank gemeinsam mit dem Einkaufszettel vorfinden würde. *Milch. Kaffee. Tomaten in der Dose. Aufräumen. Duschen.* »Du bist einfach stinkfaul«, fuhr er fort. »Wie stehe ich denn da? Ich reiße mich für euch den Hintern auf, aber dich kümmert das alles einen feuchten Kehricht.«

»Henry ist ein Baby«, fauchte sie wütend. »Und ich hatte vor gerade mal fünf Wochen eine Operation und habe nach wie vor Blutungen.«

War sie tatsächlich bloß faul? Überall las sie von Babys, die nach zwei Monaten bereits durchschliefen, abgestillt waren und den ganzen Tag in der Kinderkrippe verbrachten, während ihre Mütter ihre Arbeit wieder aufnahmen und zum Haushaltseinkommen beitrugen – als vollwertige Mitglieder der Gesellschaft. Wieso kriegte sie das nicht hin? Vor drei Tagen war Ark den ganzen Weg nach Mount Gambier gefahren, nur um bei ihrem Lieblings-Thai Essen zu holen, das er auf dem Heimweg in ein Handtuch gewickelt hatte, damit es warm blieb. Vielleicht hatte er ja recht, und sie war tatsächlich undankbar. Wie Billardkugeln schossen seine Vorwürfe in ihrem Kopf hin und her. *Faul. Undankbar. Egoistisch.*

»Ich hab's ja kapiert«, stieß sie mit zusammengebissenen Zähnen hervor. »Aber du brauchst dich deswegen nicht wie ein Blödmann aufzuführen.«

Ark sprang auf und schleuderte seine Bierflasche in die Spüle, wo sie an einem Geschirrstapel zerschellte. Es regnete braune Scherben, die auf dem Tisch und dem Fußboden landeten. »Eine Ehe besteht aus zwei Menschen, und ich habe keine Lust auf einen Klotz am Bein. Das ist erbärmlich.«

In diesem Moment geschah etwas. Arks Mund bewegte sich weiter, doch statt seiner Worte hörte Jenna bloß ein Rauschen. Sie sah ihre nackten Füße auf den Fliesen, dann den Toaster in ihrer Hand, das gespannte Kabel, als sie den Stecker aus der Dose riss, wobei eine Ladung Brotkrumen herausregnete.

Mit aller Kraft schleuderte sie den Toaster in Arks Richtung.

Ark stieß einen Schrei aus und duckte sich, als der Toaster über seinem Kopf gegen den Küchenschrank prallte.

»Jenna! Was soll das, verdammt noch mal!«

Scheppernd landete der Toaster auf dem Boden und zerbrach. Scherben aus Metall und Plastik flogen umher, noch mehr Brotkrumen rieselten heraus, und in der Schranktür war eine Delle. Ark war kreidebleich geworden und starrte sie an, als hätte er ein Gespenst vor sich.

Jenna spürte ein Prickeln in den Muskeln ihrer immer noch ausgestreckten Arme, während ihr Hörvermögen wieder zurückkehrte.

»Du hast mich als faul beschimpft«, sagte sie. »Und als erbärmlich.«

Wieder stieß er einen Fluch aus und starrte fassungslos auf den kaputten Toaster. »Du hättest mich ernsthaft verletzen können.«

Jenna ließ die Arme sinken und brach in Tränen aus. Die verzweifelten Schluchzer kamen tief aus ihrem Innern. Sie senkte den Kopf und blickte auf ihren schlaffen Bauch, auf ihre schweren, ausladenden Brüste, die sich unter dem Stoff ihres T-Shirts abzeichneten. Ekel stieg in ihr hoch, als sie den Geruch ihrer fettigen Haare wahrnahm.

Widerstrebend kam Ark auf sie zu. »Babe, ich sage das doch nur, weil ich es gut mit dir meine.« Er hob ihr Kinn an. »Weil ich dich liebe.« Jenna stöhnte gequält. Sie starrte ihn durch den Tränenschleier finster an und rang nach Atem.

»Du weißt doch, wie das ist, wenn du im Restaurant sitzt und dein Gegenüber Spinat zwischen den Zähnen hat, oder? Man muss es nun mal sagen. So ist das eben, Babe. Manchmal muss man grausam sein, um jemandem einen Gefallen zu tun.«

Sie befreite sich aus seinem Griff und trat einen Schritt zurück. Seine Augen weiteten sich.

»Du kannst die Sauerei hier aufräumen«, fauchte sie. »Und dann mach dir dein Scheißabendessen selbst.«

Sie fuhr herum und stapfte ins Schlafzimmer. Henry schreckte aus dem Schlaf, als sie die Tür mit voller Wucht zuknallte, doch sie kam nicht mehr heraus.

*

Sechs Tage lang sprach Ark kein Wort mit ihr – es herrschte eisiges Schweigen. Er machte ihr nichts zu essen, bot ihr keine Hilfe an, damit sie ausnahmsweise einmal ohne einen quengelnden Säugling im Schlepptau duschen oder auf die Toilette gehen konnte. Am siebten Tag brach sie in Tränen aus und entschuldigte sich, am selben Nachmittag brachte er ihr Blumen mit und weinte ebenfalls.

V.

Sechs Monate vergingen.
Ein halbes Jahr, mehr oder weniger dasselbe Muster.

VI.

Seifenstücke, eine halb leere Flasche Nagellackentferner und Haargummis flogen umher, als Jenna im Badezimmer nach der Lanolinsalbe suchte. Ihre Brustwarzen brannten wie die Hölle, sobald sie auch nur mit dem T-Shirt in Berührung kamen.

Nichts. Sie stieß ein frustriertes Schnauben aus und ging ins Schlafzimmer, wo sie sich durch die Schubladen wühlte – ihre aufreizenden Seidendessous aus der Schwangerschaft lagen mittlerweile ganz hinten, nachdem Ark ihr endlich ihre alten Schlafanzüge zurückgegeben hatte. Ihr Blick fiel auf Arks Nachttisch.

Die hölzerne Schublade quietschte leise, als sie sie aufzog. Automatisch spitzte sie die Ohren und spähte in den Flur. Henry war im Wohnzimmer, aus dem die Melodie einer Kindersendung herüberdrang. Inzwischen war er acht Monate alt, und Jenna setzte längst auf die Qualitäten des Fernsehers als Babysitter. Sie hörte förmlich die entsetzten Kommentare der Mamis auf Facebook und den Erziehungsforen.

Ihre Finger ertasteten eine Schachtel Ibuprofen, das Kabel

eines iPhone-Kopfhörers, Briefe von seiner Mutter. Früher hatte Ark sie ihr häufig abends im Bett vorgelesen, während sie in seinem Arm lag. *Du fehlst mir* und *Ich denke jeden Tag an Dich* und *Ich bin so stolz auf Dich* – völlig gebannt lauschte Jenna den wunderbaren Worten, die sie wie eine kuschelige Decke einhüllten, während sie sich ausmalte, so etwas aus dem Mund ihrer Mutter zu hören … liebevolle Beteuerungen und Zusicherungen bedingungsloser Liebe und uneingeschränkten Verständnisses.

Doch inzwischen las nur noch Ark die Briefe und bewahrte sie in seiner Nachttischschublade auf.

Vorsichtig nahm Jenna Marguile Rudolphs Briefe heraus und sah sie durch, bis sie auf einen auffallend dicken Umschlag stieß. Er war ziemlich zerknautscht, trug jedoch weder eine Anschrift noch einen Absender. Sie schaute hinein und stieß einen unterdrückten Schrei aus.

Ein dickes Bündel Bargeld lag darin, mehr, als sie je in ihrem Leben gesehen hatte, hauptsächlich Hunderter und Fünfziger, von einem Gummiband zusammengehalten. Bankautomaten gaben so große Scheine nicht aus, also musste das Geld direkt von der Bank stammen. Woher hatte Ark so viel Geld? Und wofür?

Sie löste das Gummiband und begann zu zählen.

VII.

Automatisch sah Jenna auf die Uhr, als sie Arks Landcruiser die Einfahrt heraufkommen hörte. Es war kurz nach zwölf. Eine Mischung aus Freude und Erleichterung durchströmte sie.

Sie saß barfuß im Schneidersitz auf dem kühlen, trockenen Rasen hinter dem Haus. Henry hatte Cracker gegessen, deren Reste sie nun zwischen den Fingern zerkrümelte und an ein paar mutige Finken verfütterte.

Kurz darauf vernahm sie Arks schwere Stiefel auf der Veranda. Lächelnd winkte er ihr zu und kam die Treppe herunter in den Garten, wo sie Henry gerade Sand von den Knien wischte.

»Du bist ja früh zu Hause«, sagte sie.

»Ich hatte einen Termin und hab es kurz gemacht, weil ich es kaum erwarten konnte, dich zu sehen.« Die Finken stoben auf und flogen davon, als Ark sich herunterbeugte und ihr einen Kuss auf die Wange gab. Er vollführte eine Geste und zauberte hinter seinem Rücken einen silberfarbenen Umschlag hervor.

»Was ist das?« Jenna riss ihn auf und holte eine Karte heraus – ein Geschenkgutschein für Larissa's, ein Spa in Mount Gambier. *Gutschein für eine dreistündige Verwöhnbehandlung* Blissful Body, *inklusive Brauenzupfen und Bikiniwaxing für Jenna Rudolph* stand in geschwungener rosa Schrift darauf.

Jennas Miene erhellte sich. »Wofür ist das denn?«

Ark umarmte sie und drückte sie an sich. »Dafür, dass du so bist, wie du bist«, antwortete er. »Ich sehe doch, wie müde du bist, und dachte, ein kleines Verwöhnprogramm wäre genau das Richtige für dich.«

»Drei Stunden«, murmelte sie an seiner Brust. Die Aussicht, für eine kleine Weile ihre Freiheit genießen zu dürfen, hatte etwas fast verboten Verlockendes. Die vergangenen acht Monate hatte sie sich nicht getraut, sich auch nur einen Meter von Henry wegzubewegen; der Kleine hatte sich wie ein Fortsatz ihres eigenen Körpers angefühlt. Im selben Moment überkamen sie Schuldgefühle, weil sie so etwas Schlimmes dachte, und die Last der Verantwortung legte sich erneut wie eine schwere graue Decke über sie.

Ark setzte sich neben sie auf den Rasen. »Ich passe auf ihn auf. Wir beide machen es uns so richtig nett, oder, Kleiner?«

Jetzt, dachte sie. Frag ihn.

Sie zupfte einen Grashalm. »Ark?«

»Ja?«

»Ich hab neulich Bargeld gefunden.«

Ark sah sie erstaunt an.

»Weißt du, was ich meine?« Mit dem Daumennagel zerteilte sie den Grashalm in zwei Hälften.

»Und?« Er beugte sich vor und schob Henry seinen Spielzeugbagger hin. »Ist doch immer schön, wenn man einen Zwanziger findet, von dem man gar nicht wusste, dass man ihn hat, oder?«

»Es war mehr als ein Zwanziger.«

»Tatsächlich?«

»Ark, ich habe siebentausend Dollar gefunden. Wofür sind die?«

Er musterte sie eindringlich, und sie spürte, wie sich die Härchen in ihrem Nacken aufrichteten.

»Wo hast du das Geld gefunden?«

»In einer Schublade.«

»Was hattest du dort zu suchen?«

»Wieso bewahrst du siebentausend Dollar auf?«, fragte sie barsch.

Einen Moment lang starrten sie einander an, und Ark rief: »Ach, das!« Er klopfte sich Sand von der Hose. »Das habe ich für einen Freund getan, weil seine Bank schon zuhatte und er wollte, dass es in Sicherheit ist.«

»Für einen Freund.«

»Ja. Er hat seinen Wagen verkauft.« Ark lächelte.

Jennas Finger fühlten sich mit einem Mal klamm an. Sie umfasste den Gutschein fester. Ein bitterer Geschmack breitete sich auf ihrer Zunge aus, und ihr wurde bewusst, dass sie drauf und dran war, seine Erklärung zu schlucken. Aber war es die Wahrheit? Hatte er eine Bank ausgeraubt? Jemandem die Brieftasche gestohlen? Eine Flaschenpost am Strand gefunden? Die Karte knisterte zwischen ihren Fingern, und sie hatte ein lautes Pfeifen in den Ohren, als würde ihr Gehirn anschwellen.

»Ich habe dir doch gerade eben ein tolles Geschenk gemacht, Babe«, sagte er.

»Ark, ich …«

»Das Geld hat nichts mit dir zu tun, Jenna.«

»Aber es …«

»Das Geschäft zu leiten, unsere Finanzen zu verwalten … das ist *mein* Job. Deine Aufgabe ist, dich um unser Zuhause und unseren Sohn zu kümmern. Dazu hast du dich verpflichtet – mir, dir und unserem Sohn gegenüber. Also hör auf, dir einen Kopf um unnötigen Kram zu machen. Weißt du noch, was die Therapeutin darüber gesagt hat, dass du dich ständig unter Druck setzt?«

»Ich habe nie …«

»Hör auf, so paranoid zu sein.« Er stand auf. »Du spinnst doch. Und du verstehst rein gar nichts von Geld. Ich habe dir einen Gutschein für eine Schönheitsbehandlung geschenkt, einen Tag, den du nur für dich ganz allein hast, aber du bist nicht zufrieden. Vielleicht sollte ich dir den Gutschein einfach wieder wegnehmen, wenn du so undankbar bist.« Er riss ihr den Gutschein aus der Hand, stürmte durch den Garten und verschwand im Haus.

Henry brach in Tränen aus. Jenna starrte auf ihre Hand,

auf die vier brennenden Schnitte an ihren Fingerspitzen, aus denen Blut quoll.

Es war dumm von ihr gewesen, zu nörgeln. Sie hätte sich ihre Energie für etwas aufsparen sollen, das wirklich wichtig war.

Wieder hörte sie dieses Rauschen, das in ihren Ohren, ihrem ganzen Körper widerzuhallen schien. Sie sprang auf, rannte über den Rasen und den Hügel hinunter. Vögel stoben kreischend davon. Wie von Sinnen schlug sie um sich, ihre Stimme heiser und krächzend, während sich Dornenblätter in ihre Haut bohrten, spröde Äste ihr ins Gesicht schlugen. Zornig summend flogen die Bienen um ihren Kopf. Tausende winzige Wunden auf ihrer Haut.

Und dann war es vorbei. Der Lärm verebbte und verstummte schließlich ganz, sodass sie ein Geräusch hinter sich wahrnahm.

Henry lachte.

VIII.

Jennas ganzer Körper schmerzte von der Brustdrüsenentzündung, als sie unter der Dusche stand.

Den ganzen Tag war ihr abwechselnd heiß und kalt gewesen, und ihre Haut brannte überall dort, wo Henry sich an ihr festgeklammert hatte. Ihr Kopf fühlte sich an, als stecke er in einer Schraubzwinge. Ark war nicht da, deshalb hatte sie lediglich Toast mit Butter essen können – dasselbe wie Henry, der seine Scheibe auf den Boden geworfen und gebrüllt hatte.

Henry wollte gestillt werden, doch Jenna weigerte sich.

Er hatte sie ununterbrochen mit dem Kopf angestoßen und vor Wut geschrien, weil sie keine Anstalten gemacht hatte, ihr T-Shirt hochzuziehen. Es war die reinste Tortur, mit anzusehen, wie er nach ihr verlangte, seine Hände nach ihr ausstreckte, ihren Körper mit Beschlag belegen wollte. Es fraß sie von innen her auf, beschwor ein Gefühl dumpfer Verzweiflung in ihr herauf. Ihre entzündeten Brüste, prall wie Euter, schmerzten, und ihre Haut glühte förmlich.

Ark war zu einem Freund gefahren, um ihm endlich bei der Installation eines Fernseh- und Stereosystems zu helfen, was er seit Monaten versprochen hatte. Den restlichen Samstag würden sie mit Pokerspielen und Trinken zubringen. Wahrscheinlich kam Ark erst spät in der Nacht nach Hause. Hatte er das Geld etwa beim Poker gewonnen? Blinzelnd blickte sie auf ihre zerschnittenen Finger, die Kratzer auf ihren Handrücken und Handgelenken, die sich vom warmen Wasser dunkelrot verfärbt hatten.

Schließlich trat sie aus der Dusche und trocknete sich eilig ab – sie konnte es kaum erwarten, sich endlich hinzulegen. Henry lag auf dem Bett … Er wollte immer noch nicht alleine schlafen, daher gab es nur eine Chance auf ein paar Stunden Schlaf: Sie musste ihn zu sich holen. Ins Ehebett. Ark wurde bestimmt wütend, wenn er ihn entdeckte, und ihr vorwerfen, dass sie ihn zu sehr verwöhnte. Ließ sie ihn hingegen in seinem eigenen Bettchen, und er schrie wie am Spieß, warf Ark sich hin und her und maulte, sie solle endlich etwas unternehmen.

Vom Fieber geschüttelt, schlang sie das Handtuch fester um sich und knipste die Badezimmerbeleuchtung aus.

»Hey, Babe.«

Erschrocken fuhr sie herum. Ark stand, lediglich in Boxershorts, schwankend im Türrahmen. Er schlang die Arme um sie, presste sich gegen sie und strich über die Rückseiten ihrer vom Duschen noch feuchten Schenkel.

»Ich habe gar nicht mit dir gerechnet«, sagte sie betont leise mit einem besorgten Blick auf Henry. »Ich wollte gerade ins Bett. Die Brustdrüsenentzündung ist ziemlich schlimm.«

»Bett klingt gut.« Grinsend packte er das Handtuch und wollte es wegreißen.

Henry schniefte und warf einen Arm zur Seite.

»Henry ist endlich eingeschlafen«, sagte sie mit einem schwachen Lächeln. »Und ich würde mich jetzt auch gern hinlegen.«

Wieder legte er ihr den Arm um die Taille, strich mit der Hand an ihrem Hals entlang. Dann packte er ihr Kinn und zog sie ganz nahe zu sich heran.

»Komm schon.« Sein süßlicher Rumatem schlug ihr ins Gesicht. »Liebst du mich denn nicht mehr?«

»Natürlich liebe ich dich noch«, antwortete sie und schob ihn behutsam von sich. »Aber ich fühle mich nicht gut. Vielleicht brauche ich ja sogar ein Antibiotikum.«

»Immer irgendwelche Ausreden«, maulte er und glitt mit seiner Hand unter das Handtuch. »Los, komm schon.« Seine Finger wanderten an der Innenseite ihres Schenkels hinauf. »Es ist eine Ewigkeit her. Bestimmt liebst du mich nicht mehr.«

Sie zitterte und versuchte, sich zu befreien, doch er ließ nicht von ihr ab. »Mir tut selbst die kleinste Berührung schon weh«, sagte sie. »Bitte.«

Er versteifte sich und machte einen übertriebenen Schritt rückwärts.

»Ist das weit genug?«, fragte er und wich auf unsicheren Beinen noch weiter zurück, bis er im Badezimmer stand. »Besser so?« Er hob die Hände. »Wieso ziehe ich nicht gleich aus? Das wäre bestimmt viel besser. Oder wie wär's mit Auswandern? Nach Spanien vielleicht? Wäre das weit genug?«

»Was soll das?«, stieß Jenna zwischen zusammengebissenen Zähnen hervor. »Und, bitte, sprich nicht so laut.« Wieder warf sie einen panischen Blick auf Henry.

Er schnaubte verächtlich und ergriff ihren Unterarm. Ihre Haut brannte.

»Eine Ewigkeit«, wiederholte er. »Monate.«

»Bitte, Ark.« Sie hasste den flehenden Unterton in ihrer Stimme. Ihre Beine fühlten sich bleischwer an. Das Bett war so nahe, und sie wollte sich endlich hinlegen. »Das stimmt doch nicht. Vielleicht zwei Wochen oder so. Alles ist in Ordnung. Ich fühle mich bloß nicht gut, und das weißt du auch.« Sie sah ihm in die Augen. »Bitte.«

Er ließ sie los.

Vorsichtig ging sie zum Bett, schob wie in Zeitlupe die Decken beiseite, um Henry bloß nicht zu wecken. Prompt gab er ein Wimmern von sich. Sie erstarrte und betrachtete ihn beklommen. Er verstummte. Behutsam ließ sie sich auf die Matratze sinken. Ihr Herz hämmerte so heftig, dass ihr übel wurde.

In diesem Augenblick ließ Ark sich aufs Bett plumpsen.

Henry schreckte auf, stieß einen Schrei aus und begann zu brüllen.

Jenna brauchte eine geschlagene Stunde, um ihn zu beruhigen. Abwechselnd vom Fieber geschüttelt oder vor Kälte schlotternd, trug sie den Jungen in ihren bleischweren Armen im dunklen Flur auf und ab. Als er endlich eingeschlafen war, legte sie ihn in sein Bettchen. Er murmelte etwas, und sie ahnte bereits, dass es nur eine Frage der Zeit war, bis er wieder aufwachen würde. Sie ging ins Schlafzimmer zurück und legte sich hin. Eine halbe Stunde später gab sie Arks

Drängen nach, spreizte die Beine und ließ es über sich ergehen, während sie die bleichen Lichtstreifen betrachtete, die der Mond an die Zimmerdecke warf, und seinen schweren Atemzügen an ihrem Ohr lauschte. Angewidert von ihrer Lustlosigkeit tat sie so, als würde sie etwas dabei empfinden, irgendetwas, irgendein Gefühl, nur für sich selbst, doch ihre Abneigung gärte tief in ihr, und ihre Energie erlahmte. Aber wenn sie es über sich ergehen ließ, käme vielleicht der Ark zurück, den sie liebte. Wenn sie ihre Reizbarkeit in den Griff bekäme und darauf achtete, ihn nicht gegen sich aufzubringen, würde er sie trösten und sie wieder auf Händen tragen. Also beschloss sie, es zu ignorieren – das Geld, die Kritik, das Recht, sich um sich selbst, um ihren Körper zu kümmern. Sie ließ es einfach laufen, denn in Wahrheit gab ihr diese Entscheidung – die Entscheidung nachzugeben – ja ebenfalls so etwas wie Kontrolle. Oder nicht?

Als Ark fertig war, küsste er sie und rollte von ihr herunter. Am Ende des Flurs hörte sie Henry schreien und wusste, was das bedeutete: eine weitere schlaflose Nacht.

KAPITEL 11

Heute

1.

Während der gesamten vierzigminütigen Fahrt hält Fairlie das Steuer fest umklammert.

Trotz der kühlen Luft, die aus der Klimaanlage bläst, steht ihr der Schweiß auf der Stirn, und sie zittert am ganzen Leib. Dunkle Wolken türmen sich am Himmel, und die Luft ist feucht und schwer. Die Monterey-Pinien am Rand des Highways schwanken im Wind. Zweimal muss sie anhalten, weil sie pinkeln muss. Sie hockt sich hinter die geöffnete Tür. Der Fahrer eines vorbeidonnernden Lasters hupt laut, worauf Fairlie ihm den Mittelfinger zeigt.

Beim Anblick der Kraterseen von Mount Gambier vergisst sie für kurze Zeit das Nitrazepam, Brian Masters und die verschwommenen Erinnerungen an Pferdeschwänze und Hautabschürfungen vom rauen Teppich. Sie lässt den Blick über die Skyline von Mount Gambier schweifen – Skyline ... In Wahrheit ist Mount Gambier eine Kleinstadt, die sich für eine Metropole hält; ein Kaff, in dem Namen, die sonst kein Mensch auf der Welt kennt, mit andächtiger Ehrfurcht ausgesprochen werden, als handle es sich um Mitglieder der Königsfamilie; ein Kuhdorf, in dem Boutiquen auf der Hauptstraße wie Pilze aus dem Boden schießen, nur um wenige Monate später wieder dichtzumachen, und das so tut, als wäre es viel mehr als eine bloße Ansammlung von Kalksteinhäusern zwischen Milchfarmen und Rindenmulchhaufen.

Da ist es, 1127 Bay Road, gleich neben der Tankstelle. Sie nimmt den Fuß vom Gas. Schluckt. Am liebsten würde sie eine Kehrtwendung machen.

Sie hält vor einem flachen Bürogebäude an, bleibt einen Moment lang hinter dem Steuer sitzen und sieht sich um, während die kalte Luft auf ihre Beine bläst. Das Ziegelgebäude sieht aus wie eine Reparaturwerkstatt oder eine Gartenbaufirma, mit dem obligatorischen Klimagerät am Fenster und dem Geruch nach in der Mikrowelle aufgewärmtem Mittagessen.

Nach einer Weile macht sie den Motor aus und steigt aus. Sie steht am Straßenrand und zwingt sich, langsam und tief durchzuatmen. In der Ferne grollt der Donner, und die feuchte Luft scheint förmlich zu stehen.

In ihrer Tasche vibriert es. *Freue mich auf morgen xxxx.* Brian Masters. Ihre Finger zittern so heftig, dass sie drei Anläufe braucht, um die Antwort zu tippen. *Ich mich auch.*

Noch einmal holt sie tief Luft, fährt sich mit den Fingern durchs Haar und macht sich auf den Weg.

Der Türöffner summt, als sie den spärlich möblierten Empfangsbereich betritt. Ein brusthoher dunkelbrauner Tresen, an dem ein paar ausgebleichte Poster mit welligen Ecken hängen, erstreckt sich über die gesamte Länge des Raums. Dahinter befindet sich ein verspiegeltes Fenster und eine Tür, die aufgeht. Ein Mann mittleren Alters in Karohemd und blauer Hose erscheint. Er zieht eine nach kaltem Zigarettenrauch stinkende Wolke hinter sich her.

»Kann ich Ihnen helfen?«, fragt er krächzend.

»Lagerraum Nummer acht«, presst Fairlie hervor. Was, wenn er sie nicht reinlässt?

Was wird sie wohl finden?

Seine Miene ist ausdruckslos. »Haben Sie den Schlüssel dabei?«

Fairlie holt den Schlüssel heraus.

Der Mann zuckt mit den Schultern. »Das vorletzte Tor, den Gang runter.«

Das ist alles? Einfach den Gang runter und aufschließen? Eigentlich hat sie mit Widerstand gerechnet. Mit Fragen. Aber vielleicht ist das, was Jenna aufbewahrt, ja gar nicht so wertvoll.

Wieder ertönt der Summer, als die Tür aufgeht, und Fairlie kommt auf einen kleinen Hinterhof. Hinter einem durchhängenden Maschendrahtzaun steht eine rostige Blechhütte mit Rolltoren. Argwöhnisch geht Fairlie den Kiesweg entlang und an den Rolltoren vorbei bis zum Ende. Das vorletzte Tor. Es sieht genauso aus wie die anderen, trotzdem fühlt sich ihr Mund an, als wäre er voller Federn.

Sie blickt auf den Schlüssel in ihrer Faust. Ein einzelner Löwenzahn ragt entschlossen aus einer Ritze im Boden. Das Leben kämpft sich durch, wo es nur kann.

Am Tor hängt ein kleines, harmlos aussehendes Schloss. Sie stellt sich vor, wie sie den Schlüssel hineinschiebt, wie die Zuhaltungen im Inneren klicken. Was wird sie zu sehen bekommen?

Fairlie betrachtet ihre zitternde Hand, als würde sie einer Fremden gehören. Der Schlüssel nähert sich dem Schloss, verharrt wenige Zentimeter davor, ehe er hineingleitet. Bevor sie der Mut verlässt, dreht sie ihn um, und das Schloss springt auf.

Mit angehaltenem Atem umfasst sie den Türgriff und zieht das Tor hoch, das sich mit einem lauten metallischen Rattern öffnet.

KAPITEL 12

Damals

1.

»Das ist eine Krankheit«, sagte Dr. Jones und lächelte Jenna über den Rand seiner Brille hinweg an. »Und noch dazu eine ziemlich weitverbreitete. Sie können nichts dafür.«

»Eine Depression«, wiederholte Ark. »Das erklärt natürlich alles. Danke, Herr Doktor.«

»An sich würde ich es als eine postnatale Depression diagnostizieren«, fuhr der Arzt fort. »Aber da Henry ja bereits achtzehn Monate alt ist, bezeichnen wir diesen Zustand schlicht als Depression. Der Begriff ›postnatal‹ wird eigentlich lediglich innerhalb der ersten zwölf Monate nach der Entbindung benutzt.«

Jenna versuchte, die passende Bezeichnung für die Farbe des Teppichs zu finden. Er war heller als grau und auch nicht silbern, dafür war er zu farblos.

»Aber Sie glauben trotzdem, dass es etwas mit Henrys Geburt zu tun hat?«, hakte Ark nach.

»Wenn der Zustand bereits einige Zeit andauert, ja.«

»Das ist der Fall. Und zwar schon sehr lange. Wir hätten viel früher zu Ihnen kommen sollen.«

Gebrochenes Weiß? Nein.

»... Medikamentengabe, sollten Sie rasch eine Besserung feststellen.«

»Wir kennen auch eine sehr gute Psychologin«, sagte Ark in niedergeschlagenem, fast demütigem Tonfall. »Wir waren schon einmal zur Paarberatung bei ihr, und es hat wahre Wunder gewirkt.« Er drückte Jennas Knie.

Eierschale, dachte sie.

Es war viel zu warm im Zimmer. Jenna zupfte am Kragen ihres T-Shirts. Henry kreischte vor Vergnügen, als Ark ihn auf seinem Knie wippen ließ. Jenna wandte den Blick ab.

»Jenna?«

»Hm?« Sie sah auf.

Ark lächelte den Arzt entschuldigend an. »Dr. Jones wollte wissen, ob du einverstanden bist.«

»Klar«, sagte sie. »Antidepressiva. Therapie. Ich hab's verstanden.«

»Ich schlage vor, Sie nehmen an einer Müttergruppe teil.« Der Arzt unterschrieb das Rezept. »Damit Sie häufiger aus dem Haus kommen. Die Unterstützung und der Zuspruch, den Sie dort bekommen, helfen Ihnen zusätzlich.«

»Dr. Jones, wie würden Sie eigentlich die Farbe bezeichnen?«, fragte Jenna und zeigte auf den Teppich.

Der Arzt wechselte einen Blick mit Ark. »Gute Besserung, Jenna«, sagte er.

*

Als sie die Praxis verließen, bat Jenna Ark, kurz beim Krankenhaus anzuhalten.

»Wieso?«, fragte er stirnrunzelnd.

»Ich habe ein Formular noch nicht unterschrieben. Für die Kündigung.«

»Aber du hast doch schon vor einer halben Ewigkeit gekündigt«, sagte er.

»Die Verwaltungsmühlen mahlen immer so langsam«, gab sie zurück.

Ark stoppte vor dem Krankenhaus, ließ jedoch den Motor laufen. Als sie aussteigen wollte, packte er sie am Handgelenk. »Fünf Minuten«, sagte er und blickte mit einer Mischung aus Nervosität und Abneigung zum Krankenhaus hinüber. »Henry muss nach Hause.«

Jenna zögerte. »Es könnte aber vielleicht etwas dauern. Ich habe mir überlegt, bei der Gelegenheit in der Entbindungsstation nach Müttergruppen zu fragen.«

Ark musterte sie. »Wieso?«

»Der Arzt hat doch gerade gesagt, ich sollte häufiger unter die Leute gehen.«

Ark seufzte. Er presste den Kiefer zusammen. »Wir reden später darüber. Du solltest erst mal zusehen, dass zu Hause alles rund läuft und du ein bisschen Struktur in deinen Alltag bekommst, bevor du dich unters Volk mischst. Das bringt nur alles wieder durcheinander.« Widerstrebend ließ er ihren Arm los.

Er wartete mit Henry im Wagen. Ihre Handtasche fest an ihre Brust gepresst, stieg sie ein, sorgsam darauf bedacht, sich nicht umzudrehen, und in der Hoffnung, dass er nicht mitbekam, wie heftig ihr Herz schlug.

*

Das Adrenalin pumpte noch durch ihre Venen, als sie die Tabletten aus dem Blister auf den Waschtisch im Badezimmer drückte. Durch die geschlossene Tür hörte sie Ark Henry in der Küche laut etwas vorsingen.

Sie zerknüllte die Verpackungen und versteckte sie weit hinten in einer Schublade zwischen Tampons und Monatsbinden. Morgen, wenn Ark bei der Arbeit war, würde sie sie verbrennen.

Sie schloss die Plastiktüte, schob sie in ihren Ärmel und verließ das Badezimmer.

11.

Schreie drangen durch die Dunkelheit. Unglückliches, zorniges Weinen, das in den Ohren schrillte und sich wie eisige Hände um ihr Herz legte, als wollten sie es ihr aus der Brust reißen.

»Herrgott noch mal«, murmelte Ark unter der Decke. »Wie lange soll das noch so gehen?«

Jenna biss die Zähne aufeinander. »Drei Nächte, steht in dem Buch.«

»Und jetzt dauert es schon eine Woche.«

»Ich weiß, ich bin ja nicht taub«, herrschte sie ihn an.

»Kein Grund, auf mich sauer zu sein. Das ist doch nicht meine Schuld.«

Sie drehte Ark den Rücken zu und kniff die Augen zusammen, als könne sie dadurch das Geschrei ausblenden.

Inzwischen waren die Schreie in lang gezogenes Schluchzen umgeschlagen. *Maaaaa-maaaa. Maaaaaa-maaaa.* Tränen tropften auf das Kissen und liefen ihr in die Ohren.

Es dauerte lange, bis Henry sich beruhigte – eine Stunde, vielleicht auch zwei –, doch als endlich Stille eingekehrt war, spürte sie, wie Arks Hand über ihre Taille wanderte und er sie wie gewohnt auf ihren Bauch legte. Sie spannte sich an, als er sie zu sich heranziehen und sich mit seiner Erektion an sie pressen wollte.

»Nein«, sagte sie. Doch ihre Ablehnung war ihm gleichgültig. Er schob ihr T-Shirt hoch, rollte sich auf sie und drang ohne jedes Vorspiel in sie ein. Mit angehaltenem Atem, das Gesicht ins Kissen gedrückt, damit er ihr unterdrücktes Schluchzen nicht hörte, ließ sie es über sich ergehen.

Danach kletterte sie aus dem Bett und tastete sich an der Wand den Flur hinunter, wobei sie versuchte, das Brennen und die Flüssigkeit zwischen ihren Beinen zu ignorieren. Der Mond schien so hell in Henrys Zimmer, dass sie seine Umrisse ausmachen konnte. Mittlerweile war er beinahe zu groß für das Gitterbettchen. Sie betrachtete ihn und fragte sich, warum sie sich bloß so leer fühlte. Ihr Kopf war wie leer gefegt, ihr Körper nichts als eine nutzlose Hülle.

Ark schnarchte, als sie ins Schlafzimmer zurückkehrte. Wie ein tödliches Virus schienen sich die Laute in ihrem Körper und ihren von der Schlaflosigkeit angespannten Nerven auszubreiten. Auf Zehenspitzen schlich sie in den begehbaren Kleiderschrank und kniete sich lautlos hin. Einen Augenblick lang hielt sie die Tablette zwischen den Lippen, ehe sie sie hinunterschluckte.

Jetzt konnte sie sich ins Bett legen und warten, bis der Schlaf sie endlich einhüllte.

III.

Jenna lehnte gegen die Arbeitsplatte und massierte sich die Schläfen. Henry saß am Tisch und verwandelte einen gebutterten Toast in eine klebrige Pampe aus Weizenmehl und Sabber. Dicke, feuchte Krümel lagen überall herum. Ein Stück eingespeichelte Kruste entglitt ihm und landete auf dem Fußboden. Henry starrte zuerst auf die Fliesen, dann sah er Jenna an, während sich sein Gesicht vor Wut verzerrte.

Jenna nahm ihn hoch, damit er nicht hysterisch losschrie.

»Ist ja gut«, sagte sie. »Ich hebe es auf.« Sie bückte sich und spürte, wie das Hämmern in ihrem Kopf schlimmer wurde, so als würde ihr Gehirn gegen ihre Schläfen drücken, und ihr drehte sich der Magen um, als sie sich die Hände an ihrer Jogginghose abwischte.

Ihre Linke war immer noch zur Faust geballt. Sie stellte sich vor die Spüle, löste die Finger und blickte auf die winzige Tablette in ihrer Handfläche. Der Regen prasselte gegen das Fenster, und sie dachte an Ark. Er war in den matschigen Weinbergen unterwegs und kontrollierte die Arbeiter, die er für die Lese angeheuert hatte. Die Worte, die er im Morgengrauen zu ihr gesagt hatte, kamen ihr wieder in den Sinn: *Du wirst schon sehen, bald geht es dir wieder besser. Bald ist alles wieder normal.*

Aber was war normal? Der Regen lief in glitzernden Rinnsalen an der Scheibe hinunter. Hinter ihr am Tisch begann Henry zu quengeln.

Normal. Was für eine Vorstellung, so absurd und unerreichbar. Jenna wusste, dass sie sich eigentlich danach sehnen, Glück und Zufriedenheit anstreben sollte, doch es schien ihr, als wären ihre Muskeln verkümmert und ihr Verstand nur noch eine matschige Pampe, wie Henrys Toast. Sie war bloß noch ein verschwommener Schatten ihrer selbst, sodass niemand sie mehr erkennen konnte, ohne jede Struktur und ohne Ziel.

Das Fluoxetin in ihrer Hand war nahezu gewichtslos. Es lag da, voller Versprechungen. Die Antwort! Eine am Tag. Vertrau diesem Menschen all deine Kümmernisse und dein Leid an, und all deine Probleme werden wie durch ein Wunder verschwinden, wie ein Furz im Wind. Du wirst jemand sein. Dein Leben bekommt eine Bedeutung. Als ließe sich alles mit einer Tablette und einer Zweihundert-Dollar-Sitzung beim Psychiater einfach wegpusten.

Eine gute Woche lang hatte sie es versucht, hatte jeden Morgen brav eine Tablette geschluckt, doch seit Tagen geschah nichts. Nur Magen- und Kopfschmerzen. Keine Anzeichen von Zufriedenheit, kein Fünkchen Glücksgefühle. Jeden Morgen wachte sie auf, und ihr Körper weigerte sich beharrlich zu erkennen, dass ihre Existenz in Wahrheit sinnlos war. Der Atem kam und ging, und ihr Herz verrichtete weiter seine Arbeit, ein sinnloser Schlag nach dem anderen.

Wie schwer war es wohl, den Atem anzuhalten, so lange, bis sie ohnmächtig wurde?

Ark hatte festgelegt, dass sie nur einen der Therapeuten aufsuchen durfte, bei dem sie beide schon einmal gewesen waren: Karen McPherson, die Frau mit dem langen grauen Zopf und dem Abschluss in Psychologie oder den stämmigen älteren Mann, der immer die Finger aneinanderlegte und sie vor den Gefahren schwindender Intimität warnte. Wann waren sie bei ihm gewesen? Vor einem halben Jahr? Sie konnte sich nicht einmal mehr an seinen Namen erinnern. Jenna hatte erwidert, dass keiner von beiden ihr habe helfen können und sie allenfalls zu jemand Neuem gehe, doch Ark hatte sich nicht erweichen lassen. Sie würde sich keinem Fremden anvertrauen. Entweder einer der beiden oder gar keiner. Es gehe doch darum, eine Beziehung aufzubauen. Vertrauen zu entwickeln. Wie könne er seine kostbare Frau jemandem anvertrauen, den er nicht im Vorfeld genauestens auf Herz und Nieren geprüft habe? Ich liebe dich, hatte er mit Tränen in den Augen gesagt und ihre Hände genommen.

Ihr Magen rebellierte. Sie bewegte die Hand und sah zu, wie das Antidepressivum mit einem leisen Klicken im Waschbecken landete. Dann drehte sie den Wasserhahn auf, und es verschwand im Abfluss. So wie die Tablette vom Vortag. Und die vom Tag davor.

IV.

Sie weiß es.

Noch bevor die Linie erscheint, kennt sie die unvermeidliche Wahrheit.

Es waren nicht nur die Antidepressiva ... die Übelkeit, die eine Woche lang anhielt, die ständigen Kopfschmerzen, ihr plötzlich empfindlicher Geruchssinn.

Sieben Tage ist sie schon überfällig. Jenna weiß Bescheid, noch bevor die zweite rosafarbene Linie im Sichtfeld erscheint.

Und sie weiß, dass sie es nicht über sich bringt.

Liebe Jenna,

da warst Du also nun – ein rosiges, strampelndes Würmchen. Und für einen Moment war alles perfekt – Du, ich und Dein Vater.

Ich sah Dich an, flüsterte Dir zärtliche Worte ins Ohr, doch dann spürte ich diesen Schmerz, als der Arzt zwischen meinen Beinen herumzerrte. Ich bat ihn, damit aufzuhören, weil es wehtue.

Er entschuldigte sich. Sein Gesicht unter der Maske war ernst, als er sagte, ich solle noch einmal pressen, weil die Nachgeburt seltsamerweise nicht herauskomme. Er zog und zerrte, und plötzlich spürte ich einen grauenvollen Schmerz, der durch meinen ganzen Körper schoss.

»Scheiße«, rief der Arzt.

Dann bellte er irgendwelche Anweisungen, worauf die Schwestern hektisch um mich herumschwirrten. »Was ist denn?«, hörte ich Stephen besorgt fragen.

»Da ist noch ein zweites Baby.«

Ein zweites Baby.

Noch ein Baby.

Ich hatte es ganz deutlich gehört, Jenna, aber das musste ein Irrtum sein. Ich hatte doch gerade ein Baby zur Welt gebracht. »Überraschend Zwillinge«, hörte ich jemanden sagen, aber die Stimmung im Raum war alles andere als fröhlich.

Im Lauf der Jahre habe ich mir immer wieder das Hirn zermartert, aber ich kann mich einfach nicht mehr erinnern, was dann passierte. Ich höre noch die Schreie – meine eigenen? –, habe den metallischen Geruch von Blut in der Nase, spüre, wie das Blut in einem heißen Schwall aus mir herausschießt. Es fühlte sich an, als würde ich in zwei Hälften zerrissen werden. Ich war durcheinander und völlig verängstigt. Panisch. Und benommen von all den Medikamenten. Ich hörte, wie jemand sagte, der Kopf sei draußen. Und dass da so viel Blut sei. Der Arzt schrie mich an, ich solle pressen.

Also habe ich noch einmal gepresst.

Und auf einmal war es still im Raum.

Ich dachte, es sei der Tod. Nur der Tod kann diese Stille hervorbringen, die sich über mich senkte wie ein Fallbeil. Aber nicht ich war tot. Im Gegenteil. Ich war quicklebendig.

Die Schmerzen, die in meinem Körper tobten, waren unbeschreiblich. Stephen hielt meine Hand so fest, dass ich kein Gefühl mehr darin hatte. Am anderen Ende des Raums hörte ich Dich schreien und das stetige Piep, Piep, Piep einer Maschine, die den Herzschlag maß. Der Arzt räusperte sich, und obwohl er den Kopf gesenkt hatte, sah das Weiße in seinen Augen, als er auf irgendetwas hinter dem verdammten Schutzlaken starrte.

»Es ist ein Mädchen«, sagte er, doch er klang verunsichert. Eine Schwester blickte ihm über die Schulter und schlug die Hand vor den Mund.

»Ist sie gesund?«, hörte ich Stephen mit schwacher Stimme fragen.

Noch heute bin ich nicht sicher, wen er damit meinte. Mich? Dich? Wen?

Schließlich sah der Arzt hoch und starrte mich so eindringlich an, dass ich am liebsten den Blick abgewandt hätte. Dann wandte er sich an Stephen. »Noch ein Mädchen.«

Im Hintergrund hörte ich Dich brüllen. Aber ... wo war unser neues Baby? Das andere Mädchen?

Der Arzt hob die Hände. Und ich wusste, dass das Leben nie wieder so sein würde wie zuvor.

Verstehst du jetzt, wie schwer es für uns war?

Bis zum nächsten Mal,
alles Liebe,
Mum

KAPITEL 13

Heute

I.

Mit zusammengekniffenen Augen steht Fairlie vor dem aufgehenden Rolltor. Sie spürt das Hämmern ihres Herzens bis zum Schlüsselbein, als sie zitternd Luft holt.

Steht sie wirklich hier?

Sie wartet nur darauf, dass sie aufwacht und feststellt, dass sich die letzten beiden Wochen als grauenvoller Albtraum entpuppen. Wieder donnert und blitzt es, diesmal deutlich näher. Die Vögel sind still geworden.

Langsam schlägt sie die Augen auf.

Ordentlich gefegter grauer Betonboden, Rigipswände, zwei Neonleuchten an der Decke. In der linken hinteren Ecke steht ein schlichter brauner *She's Apples*-Karton. Ansonsten ist der Lagerraum leer.

Fairlie verharrt reglos, mit schlaff herabhängenden Armen, und betrachtet den Karton. Jenna mochte keine Äpfel, weil sich die Schale immer zwischen den Zähnen verfing. Fairlie drückt auf den Lichtschalter neben dem Tor, worauf die Neonbeleuchtung knisternd angeht. Die Luft ist schal und abgestanden.

Die Schachtel hat keinen Deckel. Fairlie späht hinein. Einen Moment lang hat sie Angst, ihr Herz könnte ihren Brustkasten sprengen.

Ein großer Stapel Spiralbücher mit einem Gummiband darum liegt darin. Acht Stück. Sie zieht das oberste heraus und beginnt zu blättern: Seitenweise aufgelistete Daten und Zahlen wie in einem altmodischen Kassenbuch, mit Überschriften wie *Monat, Verkauf, Barsumme, Lieferant*. Fairlie hat keine Ahnung, was sie bedeuten. Sie legt das Spiralbuch zurück und nimmt einen A4-Umschlag mit Blättern heraus, dann einen gelben gefütterten Umschlag, an dem mehrere Seiten mit einer Büroklammer befestigt sind. *Ich liebe dich* steht mit roter Schrift – Jennas Handschrift – darauf.

Fairlie nimmt den letzten Gegenstand heraus, hält ihn behutsam mit zitternden Fingern fest, als wäre er eine Seifenblase, die sogleich zerplatzen könnte. Es ist eine kleine, quadratische Schatulle aus dunkelrotem Samt, in der man üblicherweise Schmuckstücke wie Ketten oder Armbanduhren aufbewahrt. Vorsichtig streicht sie mit dem Daumen über die winzigen Scharniere und den Verschluss.

In diesem Augenblick zerreißt das Läuten ihres Handys die Stille. Erschrocken fährt Fairlie zusammen, umfasst die Schatulle fester und kramt ihr Handy aus der Tasche.

Es ist Ark.

Ihre Stimme hallt von den kahlen Wänden wider, als sie sich meldet.

»Fairlie? Wie kriegt … wie hat Jenna Henry dazu gekriegt, etwas zu essen?«

»Hey, ich freue mich auch, von dir zu hören«, sagt Fairlie.

Ein frustriertes Schnauben dringt durch die Leitung. »Er isst einfach nichts.«

Fairlie runzelt die Stirn und kann immer noch nicht den Blick von der Schatulle lösen. »Sicher hat er die letzten zwei Wochen nicht gefastet.«

»Natürlich hat er etwas gegessen«, schnauzt er sie an. »Aber die meiste Zeit schreit er nur, wenn ich ihm etwas geben will.« Sie hört die Resignation in seiner Stimme. »Allmählich habe ich es satt, Fairlie. Ich will mein Leben zurückhaben. Ich muss …« Er unterbricht sich.

Fairlies Herz krampft sich zusammen. »Für ihn ist es auch sehr schwer.«

»Für ihn? Schwer?«, gibt Ark zurück. »Du hast ja keine Ahnung.«

Sie beißt die Zähne zusammen und kämpft gegen ihre aufsteigende Verärgerung an.

»Glaubst du vielleicht, für mich ist das ein Sonntagsspaziergang?« Er stößt den Atem aus.

Fairlie leckt sich die Lippen und lockert ihren Griff um die Schatulle. Ein heftiger Donner erschüttert die Wände des Schuppens, und die ersten Regentropfen landen auf dem Blechdach.

»Bist du noch dran?«, fragt er nach einer Weile. »Es tut mir leid. Ich habe heute all die Kartons mit ihren Sachen gepackt, weil ich mein Leben wieder auf die Reihe kriegen will. Und Henrys auch.«

Er hat Jenna aus seinem Leben gestrichen. Alles, was an sie erinnert hat.

»Gebt euch beiden doch ein bisschen Zeit«, sagt sie und betrachtet die samtene Schatulle. »Trauer kann man nicht beschleunigen, Ark. Und versuch's mal mit Birnenschnitzen«, fügt sie hinzu und räuspert sich. »Mit ein bisschen braunem Zucker und Zimt gedünstet. Und Rosinen …« Sie wischt sich eine Träne ab. »Leg sie in Form einer Schlange auf den Teller, dann flippt er komplett aus. Ich bin …« Ihr versagt die Stimme. Was soll sie noch sagen? Weiß Ark von dem Lagerraum, von dem Karton, von der Schmuckschatulle, die sie gerade in der Hand hält?

Das hier ist unser Geheimnis, Schwester.

»Ich bin gerade beschäftigt«, fügt sie hinzu. »In Mount Gambier, aber …« Sie zögert, blickt nach draußen. »Ich würde gern bald wieder dich und Henry besuchen. Ich habe ein schlechtes Gewissen, weil ich nicht vorbeigekommen bin und nach ihm gesehen habe«, gesteht sie.

»Ich bin sein Vater, Fairlie.«

»Ja. Ich wollte damit auch nicht andeuten …« Sie schüttelt den Kopf. »Natürlich. Aber, bitte … ich bleibe auch nicht lange. Außerdem wollte ich sowieso noch ein paar Sachen von Jenna vorbeibringen.« Das ist eine glatte Lüge.

Wieder herrscht einen Moment lang Stille in der Leitung. »Na ja, eigentlich hätte ich ein paar wichtige Dinge zu erledigen. Wenn du ihn also unbedingt sehen willst … könnte ich ihn vielleicht für ein paar Stunden zu dir bringen?«

»Klar!«, ruft Fairlie. »Ich passe gern auf ihn auf. Jederzeit.«

»Am Wochenende?«

»Perfekt.« Sie muss lächeln.

Als sie auflegt und das Telefon wieder in die Tasche steckt, ist es, als hätte jemand eine Last von ihren Schultern genommen.

Sie betrachtet die Schmuckschatulle in ihrer Hand.

Vorsichtig öffnet sie den Deckel.

KAPITEL 14

Damals

1.

»Lass die Augen zu«, raunte Ark. Sie spürte seinen warmen Atem dicht neben ihrem Ohr. »Und pass auf, wo du hintrittst.«

Jenna kniff die Augen fest zu und hielt sich an Arks Hand fest. Zusammen gingen sie zur Haustür. Ark ließ ihre Hand los, und sie tappte über die Schwelle und die Stufen hinunter.

»Was ist denn los?« Sie kicherte nervös.

»Das wirst du gleich sehen.«

Eine sanfte Brise strich um ihre nackten Knöchel.

»Dauert es lange? Ich weiß nicht, wann Henry aus seinem Mittagsschlaf aufwacht.«

»Nur die Ruhe, okay?«

Als sie Richtung Einfahrt gehen wollte, blieb Ark hinter ihr stehen. »Okay, jetzt aufmachen.«

Die Sonne blendete sie, sodass sie die Augen mit der Hand abschirmen und heftig blinzeln musste. Ihr Blick schweifte über den Hof. Die Blätter der Rebstöcke raschelten im Wind, und vereinzelte Wolken zogen am Himmel vorüber.

»Und was ist jetzt anders als sonst?« Sie warf Ark einen Blick über die Schulter zu, während er aufgeregt auf den Zehen wippte.

»Dein Wagen«, antwortete er lächelnd.

Jenna sah zu ihrem Auto hinüber, das vor der Scheune geparkt war – ein stinknormaler Ford Laser. Sie hatte ihn nach der Ausbildung auf Kredit gekauft, und inzwischen hatte er fast zehn Jahre auf dem Buckel. Für Jenna war ein

Auto ein reiner Gebrauchsgegenstand; entscheidend waren Zuverlässigkeit und eine solide Bauart, nicht die Optik. Doch in letzter Zeit war das leuchtende Kirschrot matt geworden, und der Wagen hatte die eine oder andere Schramme abbekommen.

Aber nun spiegelte sich die Sonne im Lack und den auf Hochglanz polierten Felgen.

»Du hast meinen Wagen gewaschen«, rief sie lachend. »Danke. Er hatte es wirklich nötig.«

Ark verbeugte sich galant. »Auf dem Fahrersitz liegt eine Überraschung für dich.«

Wieder sah sie ihn fragend an und spähte durchs Fahrerfenster. »Das ist nicht dein Ernst«, sagte sie leise und öffnete die Tür, worauf ihr ein süßlich-feuchter Duft entgegenschlug. Auf dem Fahrersitz lag ein riesiger Strauß weißer Lilien – lange grüne Stängel, die fast bis zum Wagendach reichten und über das Armaturenbrett hingen. Plötzlich hatte Jenna einen Kloß im Hals. »Danke«, sagte sie.

Ark schlang die Arme um sie und gab ihr einen Kuss auf die Stirn. »Ich bin so stolz darauf, wie du die Depression meisterst. Ich sehe ja, wie sehr du dich bemühst. In letzter Zeit war es … ein bisschen schwierig zwischen uns, und das tut mir leid. Ich habe mir überlegt, dass wir noch mal ganz neu anfangen könnten.«

»Ark …«

»Du brauchst jetzt nichts zu sagen.« Er sah sie liebevoll an. »Im Streit sagen wir beide manchmal Dinge, die wir eigentlich nicht so meinen. Wir sind beide verantwortlich.« Wieder zog er sie in seine Arme und legte das Kinn auf ihren Kopf. Unter ihren Händen spürte sie seine harten Rückenmuskeln, und der Geruch nach frisch gewaschener Wäsche und Aftershave stieg ihr in die Nase.

»Ist schon okay«, flüsterte er. »Ich weiß ja, dass du mich liebst, auch wenn du es nicht zeigst.«

Sie ärgerte sich über sich selbst, weil sie ihm eigentlich sagen wollte, dass sie Angst hatte. All das hatte sie schon so oft gehört. Diese dramatischen Gesten und großartigen Geschenke brauchte sie im Grunde nicht. Sie wollte sich einfach nicht ständig mit ihm streiten, sondern wie ein Mensch behandelt werden, dem man vertraute, der zu etwas nütze war und den man respektierte. Tiefe Schuldgefühle überkamen sie, als an ihre eigenen harten, unfairen Anschuldigungen dachte. Sie sah ihn ruhig vor sich stehen, während sich ihr Frust entlud, sie mit allem um sich warf, was sie in die Finger bekam, mit den Fäusten auf seine Brust trommelte und ihm all die bitteren Kränkungen ins Gesicht schleuderte, die ihr in den Sinn kamen.

Nachdem sie die Woge der Übelkeit niedergekämpft und ihre Gedanken sich beruhigt hatten, verspürte sie den Impuls, ihm die Wahrheit zu sagen – über das, was niemals geschehen würde.

II.

Obwohl sie sich allmählich daran gewöhnt hatte, ging es ihr mächtig an die Nieren, Fairlie ein weiteres Mal per SMS abzusagen. Sie hatten sich seit Wochen nicht mehr gesehen. Jenna steckte das Handy ein, zog die Knie an die Brust, legte den Kopf darauf und ließ sich seitwärts gegen das Sofa sinken. Henry hockte am anderen Ende des Wohnzimmers auf dem Boden und hämmerte brummend mit einem Holzstab auf das Spielzeugxylofon ein.

Ihre Ausreden wurden immer erbärmlicher: *Tut mir leid, aber mir geht's nicht gut,* oder *Ark ist weg, und Henry muss ins Bett,* oder *Ich muss dringend einkaufen.*

Das Handy drückte gegen ihre Hüfte, hart und heiß, als würde es gleich ein Loch hineinbrennen. Bestimmt antwortete Fairlie ihr nicht – was das Ganze einerseits einfacher, andererseits aber noch schmerzhafter machte. Aber so hatte Ark einen Grund weniger, ihr die Hölle heißzumachen, weil sie sich mit ihrer besten Freundin traf.

Doch je seltener sie sie sah, umso mehr schien sie innerlich zu versteinern.

Henry stand auf und kam auf unsicheren Beinchen auf sie zugewackelt. Jenna merkte, dass ihre Miene ausdruckslos blieb, doch eigentlich störte es sie noch nicht einmal.

Er sah sie an und öffnete seine Faust. »Mama?« In seiner Hand lag eine Murmel aus klarem Glas mit einem länglichen grünen Klecks in der Mitte, der wie ein Zahnpastaspritzer aussah. Ark hatte ihm beigebracht, alles herzuzeigen, was er fand, damit er sich keine Gegenstände in den Mund steckte. Infolgedessen bekam Jenna jeden Tag allerlei kleine Beutestücke präsentiert: Kieselsteine, tote Insekten, Haarspangen. Henry überreichte ihr die Murmel. Der Kleine war noch nicht einmal zwei Jahre alt und legte ein größeres Verantwortungsbewusstsein an den Tag als sie.

»Das darfst du nehmen«, sagte sie zu ihm.

Es klopfte an der Haustür. Jenna lauschte kurz, doch aus Arks Arbeitszimmer drang kein Laut. Es klopfte ein zweites Mal. Seufzend stand sie auf.

Ein weißer Transporter stand in der Einfahrt. Es nieselte. Der Fahrer eines Paketdienstes mit einer roten Schirmmütze reichte ihr lächelnd einen großen gefütterten Umschlag. »Jenna Rudolph?«

Sie nahm den Umschlag entgegen. Es war das Buch mit den Rezepten für den Schongarer, das sie im Internet bestellt hatte, um abends etwas Gesundes auf den Tisch zu bringen, wenn sie zu müde zum Kochen war. *Leckere Küche aus dem Schongarer – Morgens vorbereiten, abends genießen* lautete der Titel.

»Ganz schönes Mistwetter, was?«, meinte der Paketbote und rieb sich die Arme.

»Typisch für die Gegend«, gab Jenna zurück. »In zwanzig Minuten ist es wahrscheinlich schon wieder brütend heiß.«

»Du bist doch Jenna Walker, stimmt's?«, sagte er. »Wir waren zusammen auf der Mount High.«

Jenna musterte ihn. »Tut mir leid, aber kenne ich dich?«

»Jeremy Lukas. Wir waren zusammen in der Theater-AG. Glaube ich zumindest.«

»Oh, stimmt ja! Entschuldigung, ich leide immer noch unter Babyamnesie.« Sie presste den Umschlag an ihre Brust. Im Wohnzimmer begann Henry zu schreien. »Tja, danke noch mal, ja?« Sie wich zurück und wollte die Tür schließen. »Ich sollte dann …«

»Schon klar.« Der Paketbote schob die Hände in die Taschen. »Tolles Anwesen. Gehört das alles dir?«

»Meinem Mann.« Sie konnte einen Anflug von Stolz nicht unterdrücken, dass sie dank ihres Reichtums jemand war, den man zur Kenntnis nahm, doch augenblicklich überkam sie tiefe Scham. Der Apfel fällt nicht weit vom Stamm, dachte sie.

Der Paketbote stieß einen Pfiff aus, drehte sich um und ließ den Blick über die lange gekieste Einfahrt und die malerischen Weinberge schweifen.

»In ein paar Wochen, wenn der Sommer kommt, ist es

noch viel schöner«, sagte sie. »Wenn die Rebenstöcke grün sind.«

Henry schrie.

Der Junge aus der Highschool drehte sich wieder zu ihr um. »Hat mich gefreut, dich wiederzusehen. Siehst echt gut aus«, erklärte er mit aufrichtiger Bewunderung, aber keineswegs anzüglich.

Sie verdrehte die Augen. Henry hob im Haus zu einem Geschrei an, das Tote hätte wecken können. »Ja, klar, Karottenbrei ist ja bekanntermaßen super für die Haare.«

Jeremy Lukas lachte und wollte gerade etwas erwidern, als eine Hand hinter Jenna erschien und den Umschlag ergriff. Ein Arm schlang sich um ihre Schultern, und sie machte einen Schritt nach hinten.

»Danke, Kumpel«, sagte Ark. »Schönen Tag.«

Jenna sah noch die Verwirrung auf Jeremys Gesicht, ehe sich die Tür vor ihrer Nase schloss.

Sie ging ins Wohnzimmer, wo Henry sich brüllend an ihr Hosenbein klammerte. Ark musterte sie von oben bis unten.

»Wer war das?«

»Niemand«, antwortete sie. »Wir waren zusammen auf der Schule.«

Er trat näher. »Fickst du ihn?«

»Nein«, erwiderte Jenna eisig.

Er starrte sie eindringlich an, registrierte ihr zerzaustes Haar, den Jogginganzug, ihre angespannte Haltung.

»Du solltest dir deine Aufmerksamkeit lieber für die wichtigen Männer in deinem Leben aufheben, nämlich für deinen Ehemann und deinen Sohn und nicht für irgendeinen dahergelaufenen Schwachkopf.«

III.

»Schläfst du, Babe?«

Arks Stimme kam gedämpft, wie aus weiter Ferne, sodass sie kaum durch den dunstigen Nebel in ihrem Kopf drang. Sie schwamm, trieb dahin. Es war herrlich friedlich und warm, deshalb ignorierte sie die Stimme. Sie spürte, wie die Decke weggezogen wurde und Ark näher rückte, bemerkte den kalten Lufthauch, der über ihre Haut strich ... wie ihr Haar zur Seite geschoben wurde ... wie Hände über ihren Körper wanderten, Küsse in ihrem Nacken.

»Ich liebe dich«, hörte sie ihn sagen. »Lass uns über heute reden.«

Sie zwang sich zu einer Antwort, damit er sie in Ruhe ließ. »Es ist nichts, keine Sorge«, nuschelte sie. Die Worte fühlten sich wie klebriger Teig in ihrem Mund an. »Morgen. Schlaf jetzt.«

»Nein.« Seine Stimme wurde drängender, bohrte sich wie scharfe Glasscherben in die angenehme Blase ihrer Benommenheit. »Ich hätte mit dir schimpfen müssen, weil du mit dem Paketboten gesprochen hast, aber mir ist auch klar, dass du das Gefühl hast, ich würde dir nicht vertrauen. Es ist nur ...« Seine Lippen strichen über ihre nackte Schulter. »Du bist so wunderschön«, raunte er, »und es ist dir gar nicht bewusst. Du siehst nicht, was ich sehe – jeder andere Mann, der dich sieht, will dich. Und du gehörst mir.« Er presste sich gegen sie, während seine Hand über ihren Bauch wanderte.

Sie hob die Hand, um ihm Einhalt zu gebieten, doch sie fühlte sich an wie Blei. »Ich muss jetzt schlafen.«

»Wenn du meinst.« Er lachte leise und schob seine Finger zwischen ihre Schenkel.

Schlaftrunken versuchte sie, sich ihm zu entziehen, doch er rutschte immer näher, streichelte sie überall. Sie erschlaffte, zwang sich, langsam zu atmen, ihn nicht zu beachten, nicht auf seine Zärtlichkeiten zu reagieren, während sie in einem Zustand zwischen Realität und Traum schwebte. Aber er ließ nicht von ihr ab, sondern zog sie an sich, drang in sie ein und begann sich zu bewegen, bis er mit einem selbstzufriedenen Triumphlaut zum Höhepunkt kam.

Und sie konnte sich endlich von der betäubenden Schwärze umhüllen lassen.

IV.

»Wo ist Henry?«, fragte Ark, als er die Küche betrat.

Jenna tauchte ihre Hände wieder in das heiße Spülwasser. »Im Bett.«

»Jetzt schon? Es ist doch gerade mal sechs.«

»Er hat mir den ganzen Tag über den letzten Nerv geraubt«, sagte sie mit unüberhörbarer Verärgerung. »Ich habe zwei geschlagene Stunden gebraucht, um die Malkreide von den Wänden zu schrubben, dann hat er auch noch auf den Wohnzimmerteppich gemacht …«

»Ach, ist doch alles halb so wild. Ich bin morgen Nachmittag hier und kann dir helfen.«

»Ehrlich?« Sie drehte sich zu ihm um.

»Gönn dir eine kleine Auszeit, nimm ein Bad oder mach einen Spaziergang.«

Forschend musterte sie ihn, suchte sein Gesicht nach einem

Hinweis ab, dass er sie nur provozieren wollte, doch da war nichts. Erleichtert atmete sie auf.

»Ehrlich? Weil …« Die Worte wollten nicht über ihre Lippen kommen. »Mal ein paar Stunden für mich könnte ich gut gebrauchen«, fügte sie lahm hinzu.

»Ich weiß. Du bist müde.«

»Ja, das auch, aber …« Sie zögerte, überlegte, wie sie es ihm sagen sollte, ohne den fragilen Frieden zwischen ihnen gleich wieder zu zerstören. »Ich würde gern ins Krankenhaus fahren und mit Marg Dunbower reden.« Sie wusch einen Teller ab. »Sie hat mir neulich eine Mail geschickt und gefragt, ob ich nicht wieder ein paar Schichten übernehmen könnte.«

Das war nicht ganz gelogen. Marg hatte sich tatsächlich gemeldet, und Jenna hatte tatsächlich vor, bei ihrer ehemaligen Oberschwester vorbeizusehen und sich zu erkundigen, ob sie wieder anfangen könnte zu arbeiten. Aber sie verschwieg Ark, dass sie einen Termin bei Dr. Jones vereinbart hatte.

Und die Zeit lief ihr davon.

Ehe sie der Mut verließ, fuhr sie hastig fort: »Ich habe ihr versprochen, dass ich mal vorbeikomme. Ich würde gern wieder ab und zu arbeiten.« Die Worte sprudelten wie ein Wasserfall aus ihr heraus. »Das zusätzliche Geld könnten wir gut gebrauchen. Außerdem hat der Arzt gesagt, ich soll auch mal etwas für mich tun, nicht nur Mutter sein. Es ist nur gesund, wieder zu arbeiten.«

Als sie endete, spürte sie das Unausgesprochene in ihrem Innern nachhallen: ihr Termin beim Arzt, die Schwangerschaft, die unter keinen Umständen länger bestehen durfte.

Arks Anspannung umgab ihn wie ein elektromagnetisches Feld. Die Uhr in der Diele tickte. Vor dem Fenster zirpte eine Grille. Die letzten Sonnenstrahlen versanken hinter dem Eukalyptus, ließ sie im kühlen Weiß der Küche zurück. Heißes Wasser lief über ihre Handgelenke, während sie eine Schüssel abwusch. Sie spülte sie ab, stellte sie auf das Abtropfbrett. Dann nahm sie eine Tasse, wusch auch sie ab und spülte sie aus.

Noch immer hatte Ark nicht geantwortet.

Reglos verharrte sie und glaubte einen Moment, ihr würde das Herz stehen bleiben.

Sie wagte einen Blick über die Schulter, in der Annahme, dass er gegangen wäre.

Doch er stand immer noch hinter ihr und blickte sie mit finsterer Miene an.

»Wir haben das doch alles besprochen«, sagte er erstaunlich sanft. »Wieso fängst du überhaupt damit an?«

»Weil sie mir eine Mail geschickt hat«, antwortete Jenna so ruhig, wie sie nur konnte. »Und wie gesagt, der Arzt meinte ja, es sei eine gute Idee.«

»Also hast du alles schon eingefädelt, ja? Hinter meinem Rücken.«

»Ich habe überhaupt nichts eingefädelt …«

»Du, das Krankenhaus und der Arzt, ihr alle trefft einfach Entscheidungen ohne mich, ja?«

»Es ist überhaupt nichts entschieden. Ich rede nur mit ihr, um …«

Aus unerfindlichen Gründen lachte Ark auf und schüttelte den Kopf. »Nein, das wirst du nicht tun. Du hast gekündigt, Schluss. Dein Platz ist jetzt hier. Das hier ist dein Job.«

»Das hier?« Sie deutete um sich. Spülwasser tropfte von ihren Händen auf den Boden. »Mein Job? Ark, ich verliere den Verstand. Seit zwei Jahren hocke ich hier herum. Ich kann nicht weiterhin *nichts* tun.«

»Dich um unseren Sohn und das Haus zu kümmern ist in deinen Augen also ›nichts‹?«

»Du weißt genau, was ich meine.« Sie ergriff ein Geschirrtuch. »Ich möchte nur gern ein paar Nachtschichten übernehmen. Dafür müsste ich Henry noch nicht einmal in die Kinderkrippe bringen.«

Ark schüttelte immer noch den Kopf. »Ich brauche das einfach«, beharrte sie. »Ich war so eine gute Krankenschwester und vermisse meine Arbeit. Ich kriege ja kaum noch jemanden zu Gesicht, sondern sitze den ganzen Tag allein hier herum. Allmählich werde ich verrückt.«

»Nimmst du noch deine Tabletten?«

Jenna blinzelte.

»Ja oder nein?«

»Ich verstehe nicht, was das mit meiner Arbeit zu tun haben soll.«

»Eine ganze Menge. Deine psychische Verfassung ist entscheidend, ob du arbeiten kannst oder nicht. Wie willst du in der Krankenpflege arbeiten, wenn du selbst krank bist?«

»Ich bin kerngesund!«, schrie sie.

»Du hast doch selbst gerade gesagt, dass du ›verrückt wirst‹ und ›den Verstand verlierst‹, richtig? Willst du das dem Krankenhaus etwa verschweigen? Sie müssen das wissen.«

Jenna schleuderte das Geschirrtuch auf die Arbeitsplatte. »Ich gehe morgen zu Marg. Um drei. Um mir mein Leben zurückzuholen.«

»Das steht definitiv nicht zur Debatte«, erklärte er kühl und inspizierte seine Fingernägel. »Wir haben das schon vor langer Zeit besprochen. Was ist denn nur los mit dir?«

Jenna gefror das Blut in den Adern. Wusste er etwa Bescheid?

Seufzend setzte er sich an den Küchentisch. »Ich denke,

wir sollten noch mal bei dem Arzt vorbeigehen und deine Dosis anpassen lassen. Du benimmst dich völlig irrational.«

Sie wich zurück, als hätte er sie ins Gesicht geschlagen. »Du bist so ein Arschloch.«

Ark lachte. »Beleidigungen. Das ist ein echtes Zeichen von Reife. Und du glaubst ernsthaft, dass du in dieser psychischen Verfassung arbeiten kannst, ja?«

»Morgen um drei«, fauchte sie. »Du hast gerade gesagt, dass du zu Hause bist.« Und damit verließ sie die Küche.

*

Am nächsten Morgen verließ Ark um halb neun das Haus. Um kurz vor drei Uhr nachmittags war er unauffindbar. Anrufe auf seinem Handy landeten direkt auf der Voicemail, und trotz der vier zunehmend frustrierteren Nachrichten rief er nicht zurück.

Am liebsten hätte Jenna laut geschrien.

Sie sprang unter die Dusche, und Henry drückte sich jammernd die Nase an der Glaskabinenwand platt. Sie zog Jeans und eine Seidenbluse an – sie konnte sich nicht mehr erinnern, wann sie sich das letzte Mal hübsch gemacht hatte. Sie kam mit der Bürste der Wimperntusche ins Auge, Henry hockte die ganze Zeit auf dem Boden und riss Toilettenpapier von der Rolle.

Dann stand sie in der Diele und kämpfte gegen den heftigen Würgereiz an, während sich ihr Kopf anfühlte, als stecke er in einem immer enger werdenden Schraubstock. Henry zerrte an ihrem Hosenbein und jammerte, er wolle ein Schinkensandwich. Es war 14:58 Uhr, und das Haus schien sie förmlich zu erdrücken – seine schiere Größe, die vier Schlafzimmer, zwei Bäder, die Küche und das Wohnzimmer, all die

Versprechungen, die sich niemals erfüllt hatten, die über dreißig Hektar Weinberge, die ihr alles geschenkt, aber auch alles wieder genommen hatten, der Himmel mit seinen Milliarden funkelnder Sterne. All das drohte sie zu zermalmen.

Nichts mehr davon war noch von Bedeutung.

Sie hob Henry hoch, schnappte ihre Schlüssel und verließ das Haus. Sie schlug die Eingangstür so fest zu, dass eine Vase vom Sideboard kippte und auf dem Boden zerschellte.

*

Henry saß auf der Spielmatte in der Ecke von Dr. Jones' Sprechzimmer und fädelte bunte Glasperlen auf einen Draht.

»Ist das Ihr Ernst?«, fragte Jenna und knetete ein feuchtes Papiertaschentuch zwischen ihren Fingern. »Ich brauche vorher also eine Ultraschalluntersuchung?«

»Es tut mir leid«, sagte Dr. Jones. »Aber vor dem Eingriff muss eine Eileiterschwangerschaft ausgeschlossen werden.«

»Und das kann nicht heute gemacht werden? Jetzt gleich, meine ich?«

»Nein, es tut mir leid«, wiederholte er. »Sie müssen mindestens in der sechsten Woche sein, sonst sind die Aufnahmen nicht eindeutig, also noch eine Woche. Außerdem bieten wir diese Untersuchung hier in der Praxis nicht an. Dafür müssen Sie nach Mount Gambier, und mit dem Ergebnis können Sie dann einen Termin in der Gynäkologie des Krankenhauses vereinbaren. Das wird vermutlich recht schnell gehen, innerhalb einer Woche, nehme ich an.«

»Also noch zwei Wochen?« Sie sah zu Henry hinüber und kämpfte gegen ihre wachsende Angst an. »Ich habe schon ziemlich heftige Symptome und will nicht, dass es noch schlimmer wird. Kann ich den Abbruch nicht einfach so vornehmen lassen? Ein Formular unterschreiben, dass ich es auf eigene Verantwortung tue? Mifepriston ist doch ein ganz normales Medikament, das es auf Rezept gibt.«

»Es tut mir leid, aber das kann ich nicht machen.«

»Was ist mit meinem Patientenrecht auf die Ablehnung einer Untersuchung?«

»In diesem Fall gilt dieses Recht nicht, fürchte ich«, antwortete er mit einem Seufzer. »In South Australia gilt eine Abtreibung immer noch als Straftat, deshalb kann sie nur von einem zugelassenen Arzt und nach vorheriger Ultraschalluntersuchung vorgenommen werden.« Dr. Jones sah sie verständnisvoll an. »Was sagt Ark denn dazu?«

Jenna gab keine Antwort.

»Er unterstützt Sie in Ihrer Entscheidung, die Schwangerschaft abzubrechen?«

Noch zwei Wochen. Eine Ultraschalluntersuchung, für die sie extra nach Mount Gambier fahren musste. Und dann? Wie sollte sie die Termine vor Ark verheimlichen?

»Ja«, log sie. »Aber ich wünschte trotzdem, Sie könnten mir ein Medikament geben.« Sie hatte so fest die Fäuste geballt, dass die Fingerknöchel weiß hervortraten.

Dr. Jones seufzte abermals. »Es tut mir leid, aber mir sind nun mal die Hände gebunden.« Er musterte sie. »Jenna«, sagte er langsam. »Sind Sie wirklich ganz sicher, dass es Ihnen gut geht?«

Sie zwang sich zu einem knappen Lächeln. »Ja, es ist alles in Ordnung.« Sie nahm ihre Sachen, dankte dem Arzt und nahm Henry an der Hand.

»Bitte kommen Sie doch in ein paar Wochen wieder vorbei«, sagte Dr. Jones.

Jenna versprach es ihm.

*

Ark erwartete sie bereits.

Auf ihrem Handy waren zwölf verpasste Anrufe innerhalb von vierzig Minuten, und während der gesamten siebenminütigen Heimfahrt bekam Jenna ununterbrochen neue Nachrichten.

Henry war in seinem Kindersitz eingeschlafen. Sein Kopf hing schlaff zur Seite, und in der molligen Faust hielt er einen halb aufgegessenen, matschigen Reiscracker. Sie parkte neben der Scheune, machte den Motor aus und drehte sich um. Da war etwas, ein Gefühl, eindeutig, aber wie sollte sie es benennen? Es war nicht dieselbe Regung wie bei anderen Müttern, nicht das, wovon frischgebackene Mamis in Internetforen in den höchsten Tönen schwärmten und was sie aus dem Fernsehen kannte. Jenna empfand eher ... so etwas wie Gewissensbisse. Schuldgefühle. Scham. Sie betrachtete das Kind, das sie zur Welt gebracht hatte, und wusste, dass sie eigentlich eine wunderbare Zukunft mit zahlreichen Möglichkeiten vor sich sehen, unbeschreibliche Freude empfinden sollte, doch stattdessen war alles nur grau. Trübsinn. Fußfesseln. Eine endlose Quälerei, die keiner verdiente, schon gar nicht dieser unschuldige, bildhübsche kleine Junge. Tiefe Schuldgefühle überkamen sie beim Anblick des schlafenden Kleinen, und sie schlug die Hand vor den Mund, als ein Schluchzen in ihrer Kehle aufstieg. Sie drehte sich wieder um, löste den Gurt und holte tief Luft.

Aus dem Augenwinkel registrierte sie eine Bewegung. Ark kam die Einfahrt entlang. Sie stieg aus und starrte ihn finster an. »Du hast versprochen, dass du zu Hause sein würdest.«

»Wo warst du?«, fragte er. »Du hast nicht auf meine Anrufe reagiert. Ich habe mir Sorgen gemacht.«

»Was glaubst du wohl?«, schnauzte sie ihn an. »Ich war bei Marg, so wie wir es abgesprochen hatten.«

Ark stieß einen Seufzer aus und fuhr sich mit der Hand durchs Haar. »Ach, Jenna«, sagte er leise. »Ich bin so traurig, dass es so weit gekommen ist.« Schmerzliches Mitleid zeichnete sich auf seiner Miene ab. »Es gab keine Absprache. Wir haben gestern nur darüber geredet, dass du in deinem Zustand nicht arbeiten kannst. Erinnerst du dich?«

Wut kochte in ihr hoch. »Wie ich gestern schon gesagt habe, bin ich kerngesund.«

»Der Arzt meint aber etwas anderes.«

Sie zuckte zusammen. Hatte Dr. Jones ihn etwa angerufen? Durfte er so etwas überhaupt? Sie stellte sich Arks Gesicht vor, hörte förmlich die joviale Kameradschaftlichkeit in seinem Tonfall, während die beiden Männer sich über Jennas Geheimnisse austauschten und zu dem Schluss gelangten, dass sie sie doch viel besser kannten als sie sich selbst und deshalb wussten, was gut für sie war. Nein. Das konnte nicht sein, oder?

»Ich leide nur an einer Depression …«

»Genau. Und eine Depression ist eine Krankheit.«

»Trotzdem bin ich sehr wohl in der Lage …«

»Eine Krankheit, die dein Urteilsvermögen und dein rationales Denken beeinträchtigt.«

»Mir würde es sogar ganz prächtig gehen, wenn du mich endlich in Ruhe lassen würdest«, schrie sie und knallte ihre Handtasche auf den Boden. Tränen schossen ihr in die Augen, und sie schlug die Hände vors Gesicht. »Halt einfach endlich den Mund«, schrie sie. »Hau ab und lass mich in Ruhe!«

Henry wachte in seinem Kindersitz auf.

»Marg war sowieso nicht da«, fuhr sie fort, ohne Henrys gedämpfte Schreie zu beachten. »Deshalb konnte ich auch mit niemandem darüber reden, ob ich zurückkomme«, log sie mit brüchiger Stimme. »So, bist du jetzt zufrieden? Ich bin dein Besitz, Ark.« Sie streckte ihre Hände vor, als wollte sie ihn auffordern, ihr Handschellen anzulegen. »Du kontrollierst mich wie einen Hund.«

»Jenna«, sagte Ark ruhig und holte den brüllenden Henry aus seinem Sitz. »Du musst damit aufhören und dich beruhigen. Du bringst Henry zum Weinen.«

Verächtlich winkte sie ab.

»Überleg dir gut, was du sagst.« Mit der Hüfte drückte er die Wagentür zu. »Na, ist ja gut, Kleiner. Alles ist gut. Daddy ist da.« Ohne den Blick von Jenna zu lösen, tätschelte er Henry den Rücken, und der Knirps schmiegte sich an seine Schulter und beruhigte sich allmählich.

»Du solltest wirklich über deine Situation nachdenken«, sagte Ark. »Du bist ja völlig außer dir. Deiner Meinung nach behandle ich dich also wie einen Hund, ja?«

»Ich kann nicht mehr«, murmelte sie. »Ich kann das einfach nicht mehr.« Der Kies knirschte unter ihren Sohlen, als sie zurückwich.

»Was kannst du nicht mehr?«, fragte er aufrichtig verwirrt.

»All das hier. Ich komme mir vor, als würde ich sterben, Ark.«

»Aber genau davon rede ich die ganze Zeit, Babe. Du bist krank.«

Die Wut schoss wie ein Blitz durch ihren Körper. »Ich bin nicht krank. Ich bin … ich werde missbraucht.« Das Wort hallte in der nachmittäglichen Stille wider, von der Scheune und dem Wohnhaus, legte sich wie eine Rußdecke über die Weinstöcke.

»Ich ertrage das nicht länger. Ich darf nichts unternehmen, darf mich mit niemandem treffen.« Sie ballte die Fäuste und zerrte am Kragen ihrer Bluse. »Ich habe meine Familie verloren. Ich habe meine Freunde verloren. Ich soll Mutter, Ehefrau und ein erwachsener Mensch sein, aber ich bin bloß noch eine leere Hülle und regelrecht an dieses Haus angekettet. Ich kann nicht essen, ich kann nicht schlafen – weil du mich nicht schlafen lässt! Ich halte das nicht mehr aus. Keinen Tag länger.« Sie blickte ihn an. Ark schien zu schwanken.

»Ich will weg«, stieß sie hervor. »Ich will weg von hier.«

Er trat auf sie zu. »Jenna, Schatz, überleg dir, was du da sagst.« Seine Stimme war so glatt und kühl wie polierter Stahl. »Missbraucht?« Er war schockiert. »Wenn ich dich angefasst habe, dann nur aus reiner Liebe. Wie kannst du so etwas sagen? Das ist ein Schlag ins Gesicht all der Frauen, die tatsächlich missbraucht werden. Wie kannst du unsere liebevolle Beziehung nur so schlechtmachen?«

»Ark …«

»Wir hatten unsere Probleme, das gebe ich ja gern zu, aber jetzt hast du deine Medikamente.« Sein Atem streifte ihr Gesicht. Henry wand sich auf seinem Arm. »Und nach diesem Ausbruch sollten wir vielleicht dafür sorgen, dass du ein anderes, stärkeres Präparat bekommst. Jenna, du behauptest, du hättest deine Familie verloren?« Er sah sie stirnrunzelnd an. »*Wir* sind deine Familie, Jenna. Wir lieben dich. Begreifst du das denn nicht?« Er legte ihr die Hand auf die Schulter. Ihre Haut schien unter der Berührung regelrecht zu glühen. »Ich will auch nicht abstreiten, dass es dir schwerfällt, eine Bindung zu Henry aufzubauen, aber genau das ist ja ein eindeutiges Zeichen für deine Krankheit, und gerade bist du bloß stur. Wenn du ein bisschen lockerer wärst und dich nicht gegen alles wehren würdest, was ich sage, würde die Welt gleich ganz anders aussehen, und du wärst glücklicher.«

»Nein …«

»Doch, das wärst du. Offensichtlich kannst du im Moment nicht klar denken. Was um alles in der Welt ist los?« Seine Finger gruben sich in ihr Fleisch, und er starrte sie an. »Was verschweigst du mir?«

»Nein.« Sie schüttelte seine Hand ab und wich zurück. »Nein. Ich will gehen.«

»Jenna, bitte.« Wieder begann Henry zu schreien, und ein verzweifelter Ausdruck trat auf Arks Gesicht. »Babe?«

Auf einmal begann es zu regnen. Heftige Böen fegten über die Rebstöcke, und dicke Tropfen liefen ihr über die heißen Wangen. Sie bückte sich, um ihre Handtasche aufzuheben.

»Jenna?«

Mit den Schlüsseln in der Hand ging sie zum Wagen zurück. Ark packte sie am Arm. Sie holte aus und hieb mit den Schlüsseln nach ihm, worauf er von ihr abließ.

»Jenna, warte doch!«, rief er. »Bitte.«

Sie riss die Tür auf. Er wollte sie wieder schließen, doch sie zerrte so heftig daran, dass er zurückwich und schützend den Arm um Henry legte.

»Wir können doch in Ruhe über alles reden!« Seine Stimme drang gedämpft durch das Autofenster. Henry brüllte. »Ich bin nicht perfekt, das weiß ich ja«, schrie Ark über den Motorenlärm hinweg. »Ich brauche Hilfe. Sag mir doch, was ich tun soll!«

Jenna drückte das Gaspedal durch. Der Wagen beschleunigte. Ark schlug mit der Hand aufs Seitenfenster.

»Bitte!«, schrie er. Henry brüllte wie am Spieß, und es goss wie aus Kübeln, als Jenna vom Hof fuhr.

V.

Sie hämmerte so laut gegen die Tür, dass Fairlie innerhalb von Sekunden vor ihr stand.

»Was … Jenna! Ist alles in Ordnung?«

Nach Atem ringend, taumelte Jenna ins Wohnzimmer. Regentropfen rannen ihr über die Finger, und sie wischte ihre Nase an der Schulter ab.

Fairlie starrte sie aus großen Augen an. Ihr Haar war zerzaust und stand am Hinterkopf ab, auf dem Sofa vor dem auf stumm geschalteten Fernseher lag ein aufgeschlagenes Taschenbuch. Yodel machte sich unauffällig aus dem Staub. Im Raum hing ein schwacher Geruch nach Katze, der zugleich etwas Heimeliges, Tröstliches an sich hatte. Jenna hatte das Gefühl, keine Luft mehr zu bekommen.

»Ich habe ihn verlassen«, sagte sie.

»Okay«, sagte Fairlie langsam und kratzte sich am Hinterkopf. »Setz dich hin, ich mache uns einen Kaffee.«

Jenna setzte sich und sah geistesabwesend zu, wie Fairlie den Wasserkessel füllte, Instantkaffee in zwei Becher gab und Milch dazugoss. Dankbar nahm sie den heißen Kaffee entgegen. Sie hatte keine Ahnung, was sie sagen sollte. Sich entschuldigen? Oder konnte sie darauf zählen, dass ihre Freundschaft keine Entschuldigungen benötigte?

»Wo ist Henry?«, fragte Fairlie schließlich.

Jenna starrte in ihren Becher, aus dem warmer Dampf aufstieg. Weil er so heiß war, stellte sie ihn auf den Boden und starrte auf ihre geröteten Handflächen.

»Jen? Wo ist Henry?«

»Es geht ihm gut.«

»Ist er bei Ark?«

»Natürlich«, antwortete Jenna knapp. »Ich mag eine lausige Mutter sein, aber alleine lassen würde ich ihn niemals.«

Fairlie ließ sich von Jennas barscher Antwort nicht aus der Ruhe bringen. Sie lauschte ihr mit vollstem Verständnis. Jenna stiegen Tränen in die Augen, und eine heftige Sehnsucht ergriff sie. Die Tränen begannen zu fließen, und bald wurde sie von heftigen Schluchzern geschüttelt. Sie wiegte sich vor und zurück, und Fairlie nahm sie in die Arme.

*

Es war ein Uhr früh. Silbriges Mondlicht fiel auf die Tagesdecke. Jenna lag zusammengerollt auf der Seite, die Decke bis zu den Schultern hochgezogen, und beobachtete, wie eine von Fairlies Locken sich im Rhythmus ihrer tiefen, gleichmäßigen Atemzüge hob und senkte. Fairlie hatte sich bis zum Hals zugedeckt. Ihrer beider Knie berührten sich. Das Kissen roch nach Fairlies Orangenshampoo.

Vorsichtig strich sie Fairlie die Locke aus dem Gesicht und ließ ihre Hand auf ihrem weichen Wuschelkopf liegen, bis sie sich taub anfühlte.

*

Am nächsten Morgen meldete sich Fairlie krank. Die Gewitterwolken verzogen sich, und der Sommer hielt Einzug. Die Luft war vom Geruch nach feuchter Erde erfüllt. Sie vertrödelten den Tag im Schlafanzug. Misstrauisch beobachtete Yodel Jenna von seinem Versteck aus hinter dem Vorhang. Sie machten sich eine doppelte Portion von Mrs. Soblieskis Rindervindaloo warm, das sie aus einer Schüssel aßen. Immer wieder stießen ihre Löffel gegeneinander, und ihre Münder brannten von den scharfen Chilischoten. Jenna duschte mit Fairlies Frangipani-Limonen-Seife, putzte sich die Zähne mit ihrer Zahnbürste und ließ beim Pinkeln die Badezimmertür offen. Und sie lachte, bis ihr die Rippen wehtaten.

Fairlie wollte alles über Henry und Ark erfahren und prustete ihren Tee durch die Nase, als Jenna ihr erzählte, wie der Knirps vor einer Woche mit dem Finger auf einen Haufen Vogelkot gezeigt und »Piepsikaka« gesagt hatte. Sie erzählte ihr von Arks neuen Kunden und Abnehmern und den Preisen, die er für seine Weine eingeheimst hatte. Sie machte keinen Hehl daraus, wie müde und erschöpft sie war, erklärte, dass Ark darauf bestand, niemals im Streit zu Bett zu gehen und sie folglich manchmal bis in die frühen Morgenstunden wach hielt, bis sie endlich seinem Standpunkt nachgab. Doch ihre Schilderungen waren allesamt geschönt, liebevoll und nett, und sie verschwieg, dass Ark sie Nacht für Nacht zum Sex zwang, obwohl sie keine Lust hatte. Das Dasein als Mutter laugte sie aus, und sie vegetierte dumpf vor sich hin, doch auch das erwähnte sie nicht. Ihre Geschichten waren im Grunde nichts als Zeitungsartikel, aus denen jemand den letzten Abschnitt abgetrennt hatte.

In ihrem Bauch tickte gewissermaßen die Uhr – auch das unterschlug sie geflissentlich.

Ark wusste inzwischen, wo sie war. Jenna hatte sich beharrlich geweigert, ihr Telefon einzuschalten, deshalb hatte er irgendwann Fairlie angerufen. Es geht ihr gut, hatte sie ihn in dem beschwichtigenden Tonfall einer Krankenschwester beruhigt. Ich weiß nicht, wie lange sie hierbleiben will … Wie geht es ihm … Ja, ich werde es ihr sagen.

*

Am dritten Tag zog Fairlie sich widerstrebend für die Arbeit an.

»Bist du sicher, dass du klarkommst?«, fragte sie und knöpfte ihre Bluse zu.

Jenna schaltete den Fernseher auf stumm. »Ja, ja«, sagte sie und stellte ihren Kaffeebecher auf den Boden.

Fairlie lächelte. »Ist echt nett, was?«

Jenna sah sie an. »Ja«, antwortete sie und erwiderte das Lächeln. »Das stimmt.«

Fairlie zögerte kurz, ehe sie ihre Handtasche nahm. »Du solltest ihn heute mal anrufen. Und wenigstens mit Henry reden.« Sie schlang sich die Tasche um. »Er vermisst dich bestimmt schon.«

»Ihm geht es sicher gut«, sagte sie leise.

»Aber du bist seine Mutter«, beharrte Fairlie.

Jenna registrierte den Anflug von Ungeduld in Fairlies Stimme und rieb sich die Stirn.

»Jenna?«

»Was?«

»Willst du denn deinen Sohn nicht sehen?«

»Nein, das ist es nicht …«

»Was dann?«

Wieso sah Fairlie sie so an? Wieso die zusammengezogenen Brauen, der strenge Zug um den Mund und dieser forschende, eindringliche Blick?

»Hör auf, mich zu verurteilen«, sagte sie. »Ich weiß genau, was du denkst.«

Fairlie runzelte die Stirn. »Was denke ich denn?«

»Dass ich eine grauenvolle Mutter bin. Dass es blöd von mir war, mich überhaupt in Ark zu verlieben. Dass ich ihn nie hätte heiraten dürfen. Dass ich mein Kind nicht im Stich lassen sollte.«

»Jenna!« Fairlie ließ Handtasche und Schlüssel auf den Tisch fallen und hob die Hände. »Bitte entschuldige, das wollte ich wirklich nicht andeuten. Ich dachte nur, dass du ihn schrecklich vermisst«, sagte sie in diesem nervtötend beruhigenden Krankenschwestertonfall. Sie laberte und laberte, doch was sie sagte, war viel zu nett, viel zu betont ruhig und gelassen. Das konnte sie nicht wirklich denken. Jenna war von zu Hause weggegangen und hatte ihren Sohn einfach zurückgelassen. So etwas taten doch nur Rabenmütter. Fairlie verurteilte sie deswegen bestimmt.

»Du kannst hierbleiben, und ich hole Henry her«, schlug sie vor. »Bei der Gelegenheit könnte ich gleich ein paar Sachen von dir mitnehmen.«

Jenna starrte sie an, und der Groschen fiel. Fairlie war selbst von ihrer Mutter im Stich gelassen worden. Erst jetzt bemerkte sie den Abscheu, die Verachtung und Fassungslosigkeit in ihrem Blick. Wie konnte Jenna so etwas nur tun? Wie maßlos egoistisch, sein eigenes Kind zurückzulassen. Dies war doch die Aufgabe jeder Frau … den Preis für Evas Sünde zu bezahlen. Eine Frau musste tun, wozu sie erschaffen worden war: die Beine um die Hüften der geilen Männer schlingen, sich ihnen hingeben, um den Fortbestand der Menschheit zu sichern.

Die Erkenntnis traf sie wie ein Schlag in die Magengrube. In diesem Moment begriff sie, dass sie wie ihre eigene Mutter geworden war: Egoistisch. Nur auf sich bezogen. Und unfassbar arrogant.

Jenna sprang so abrupt auf, dass ihr Becher umfiel und sich der Kaffee über den Teppich ergoss. Sie schnappte ihre Handtasche und stürmte aus dem Haus, während Fairlie verwirrt zurückblieb.

Es war das letzte Mal, dass sie sich sahen.

KAPITEL 15

Heute

1.

Die Schmuckschatulle springt auf.

Darin liegen vier Identifikationsbändchen für Säuglinge aus biegsamem weißem Plastik mit Sichtfenstern, in denen handschriftlich die Namen stehen. Die Verschlussnoppe steckt im letzten der winzigen Löcher. Alle Bändchen wurden aufgeschnitten. Federleicht liegen sie in Fairlies Hand.

Stirnrunzelnd nimmt sie eines.

Francis, Jenna. Geschlecht: Weiblich. Geburtsdatum: 09/05/1986, 03:05 Uhr. Mutter: Francis, Evelyn.

Auf dem zweiten Bändchen stehen exakt dieselben Informationen. Offensichtlich gehörten beide Bändchen zu Jenna. Fairlie stellt sich vor, wie sie vor sechsundzwanzig Jahren um ihre winzigen Fußgelenke lagen. Aber Francis? Dann fällt es ihr wieder ein: Aus praktischen Gründen werden Neugeborene vor Ausstellung der Geburtsurkunde in der Krankenhausverwaltung unter dem Namen der Mutter geführt. Und Jennas Eltern, Evelyn Francis und Stephen Walker, waren nie verheiratet, daher bekam Jenna nach der offiziellen Registrierung auf dem Standesamt den Nachnamen ihres Vaters, wie es in Australien Usus ist.

Fairlie nimmt das dritte Bändchen.

Francis, Fairlie steht darauf.

Fairlie blinzelt.

Geschlecht: weiblich. Geburtsdatum: 09/05/1986, 03:17 Uhr.

Sie betrachtet das Bändchen eingehender, streicht mit dem Daumen über das Sichtfenster. Vielleicht hat sie ja nicht richtig gelesen. Doch als sie noch einmal hinsieht, steht immer noch dasselbe da: *Francis, Fairlie*. Zwölf Minuten nach *Francis, Jenna* geboren.

Auf allen vier Bändchen steht: *Mutter: Francis, Evelyn.*

Soll das ein Witz sein? Wieder nimmt sie die Handschrift genau in Augenschein, sucht nach Stiftspuren oder sonst etwas Verräterischem, aber die Handschrift ist klar und deutlich. Fairlie stellt die Schatulle auf den Boden und betrachtet die Bändchen noch einmal: zwei Säuglinge, im Abstand von zwölf Minuten geboren, mit demselben Nachnamen. Und derselben Mutter.

Eines der Babys heißt Fairlie.

Ein unsicheres Lächeln erscheint auf ihrem Gesicht. Hat Jenna das erfunden?

Vorsichtig legt sie die Bändchen wieder in die Schatulle zurück und nimmt den gefütterten Umschlag mit den Worten *Ich liebe dich* in Jennas geschwungener Handschrift aus dem Karton.

Darin befinden sich drei Blätter.

Das erste ist die Kopie einer Geburtsurkunde, ausgestellt auf den inzwischen geänderten Nachnamen *Walker, Jenna Eve*, geboren am 9. Mai 1986 im District Hospital in Mount Gambier. Als Mutter ist *Evelyn Francis* angegeben, *sechsundzwanzig Jahre alt, Beruf: keine Angabe.*

Fairlie muss grinsen. Das hat Evelyn garantiert überhaupt nicht gepasst, denn ihr Job war ihr Leben.

Unter *Vater* steht *Stephen Walker, achtunddreißig Jahre alt, Beruf: Anwalt.*

Datum der Eheschließung der Eltern: keine Angabe.

Fairlie überfliegt das Dokument mit dem Logo der Regierung von South Australia, einem Adler mit ausgebreiteten Schwingen, und der Unterschrift des Standesbeamten.

Als sie sich die zweite Seite anschaut, scheint eine eisige

Faust sich um ihren Magen zu schließen. Sie runzelt die Stirn. Es ist eine weitere Geburtsurkunde, mit denselben Angaben zu Mutter, Vater und Geburtsdatum, lediglich der Name ist ein anderer: *Walker, Fairlie May.*

Fairlie Walker.

Tochter von Evelyn Francis und Stephen Walker, Zwillingsschwester von Jenna Eve Walker.

»Verdammt, was hat das zu bedeuten?«, fragt Fairlie laut und legt die Geburtsurkunde beiseite.

Die dritte Seite ist ein Wikipedia-Ausdruck. *Heteroparentale Superfekundation. Gemischte Zwillinge,* lautet die Überschrift.

Gemischte Zwillinge – biologische Zwillinge von zwei verschiedenen Vätern.

Gemischte Zwillinge. Fairlies Blick fliegt über den Text. Ihr Atem wird flacher, sie flucht, liest ihn erneut. Sie lässt das Blatt sinken und hebt mit zittrigen Fingern die Schmuckschatulle mit den Bändchen auf.

Heteroparentale Superfekundation, ein biologisches Phänomen, bei dem zweieiige Zwillinge innerhalb von Stunden gezeugt werden. Bei Eltern mit unterschiedlicher Hautfarbe kann ein Zwilling die Hautfarbe der Mutter haben, der andere die des Vaters. Aber auch eine Zeugung von zwei verschiedenen Vätern ist möglich.

Also kann durchaus ein Zwilling weiß und der andere asiatischer Herkunft sein. Oder einer weiß und der andere mit Aborigine-Wurzeln.

Ein weißes Baby, das andere dunkelhäutig.

Zusammengekauert sitzt sie auf dem Betonboden und liest weiter: Üblicherweise wird von einem zwölfstündigen Zeitfenster ausgegangen, in dem sich die Eizelle auf die kurze, aber hoffnungsvolle Reise durch den Eileiter begibt und sich mit dem einzelligen Spermium und Träger des zweiten Chromosomensatzes vereint, und voilà: Schon ist die Voraussetzung für ein neues Leben geschaffen. Manchmal lässt sich eine Frau mit zwei Männern ein, sodass sie sich im Hinblick auf die Vaterschaft nicht ganz sicher ist. Und sie beschäftigt die bange Frage, ob sie die Wahrheit verschweigen soll.

In dem höchst seltenen Fall einer heteroparentalen Superfekundation wandern gleich zwei Eizellen durch den Eileiter, und zwei unterschiedliche Spermien stehen bereit.

Spermien von zwei verschiedenen Männern.

Könnte es ...?

»Das kann nicht sein«, sagt Fairlie mit spröder Stimme. »Oder etwa doch?« Sie lässt das Blatt sinken und starrt wieder auf die Bändchen.

»Ist Evelyn meine leibliche Mutter?«, fragt sie laut in den Raum hinein, ehe sie erneut die Geburtsurkunde von Fairlie Winter zur Hand nimmt. »Ist Jenna meine leibliche Schwester?«

Liebe Jenna,

die ersten Monate mit Euch beiden vergingen in einem Nebel aus Müdigkeit und Erschöpfung. Die Nächte waren von Eurem lauten, beharrlichen Weinen erfüllt.

Ich will nicht lügen – oft hatte ich das Gefühl, als wären Eure Schreie ein Vorwurf, ein lautstarker Protest, als hättet Ihr Euch auf Stephens Seite geschlagen und wolltet mir damit zeigen, dass ich in Wahrheit bloß Hure bin. Wenn ich deinen kleinen, windelgepolsterten Hintern tätschelte und

Dir beruhigend ins Ohr raunte, dass alles in Ordnung sei und Du nichts zu befürchten hättest, habe ich mich stets gefragt, ob der Betrug, die Unaufrichtigkeit wohl in meiner Stimme mitschwang.

Und während Deine Schreie meine Tage von Sonnenaufgang bis Sonnenuntergang erfüllten, drang aus dem anderen Bettchen kein Ton, fast so, als würdest Du für Euch beide sprechen – die ausgewählte Stimme der Jury, die verkündet: *Wir erklären dich für schuldig.* Wenn mich Dein Weinen nachts weckte, musste ich an Stephen denken, wie er, die Laken fest um die Schultern gezogen, im Bett lag, sich immer mehr zurückzog, jenen Teil seines liebevollen Innern verschloss, der ihn womöglich dazu veranlasst hätte, aufzustehen und der Frau, die er liebte, seine Hilfe anzubieten.

Eines Tages, als Du etwa vier Monate alt warst, kam mein ehemaliger Chef spontan zu Besuch. (Bestimmt erinnerst Du Dich nicht mehr an Jack; Du warst noch ganz klein, als er *Channel 8* verlassen hat.) Das Chaos im Wohnzimmer war mir schrecklich peinlich. Jack musste einen Stapel Handtücher zur Seite schieben, um Platz zu schaffen. Du fingst an zu weinen. Ich versuchte, Dich mit schierer Willenskraft dazu zu bringen, Dich zu beruhigen, denn im Gegensatz zu der Stille in dem Bettchen im Kinderzimmer oben hast Du es mit Deinem Weinen häufig geschafft, dass sich das schnell ändert.

Jack war nicht der Erste, der mich nach Deiner Geburt besuchen kam, und auch nicht der letzte. Wie lange können wir es noch verheimlichen?, dachte ich bitter und verbrannte mir prompt die Zunge am Kaffee, während Jack sich unbekümmert auf dem Sofa zurücklehnte und irgendetwas davon faselte, dass mein Mutterschaftsurlaub ja in vier Wochen vorüber sei, mich alle im Sender so vermissen würden und was eigentlich aus meiner Haushälterin geworden sei? Wieso hatte ich noch keine neue, wenn die bisherige so überstürzt gekündigt hätte?

Plötzlich hörte ich oben ein Geräusch. Und mir war klar, dass Jack es auch bald mitbekommen würde. Er musste schleunigst verschwinden. Also knöpfte ich meine Bluse auf, legte Dich in meine Armbeuge und stillte Dich.

Jack sprang wie von der Tarantel gestochen auf und konnte gar nicht schnell genug zur Tür hinausstürmen.

Und so verlief mein Leben, Jenna: Ich zog mich in mein Haus zurück wie ein Tier in seinen Bau. Ich hatte der Haushälterin gekündigt und konnte logischerweise niemand anderen einstellen, schließlich durfte ich nicht zulassen, dass jemand Fremdes das Haus betrat.

Zwischen Pattie und mir entwickelte sich eine unangenehme, angestrengte Distanziertheit. Ich hatte Angst, sie könnte Deine Geburt als Anlass benutzen, sich von mir zurückzuziehen, als würde ihre Sehnsucht nach eigenen Kindern jeden weiteren Kontakt unmöglich machen. Woche für Woche erlebte ich, wie sie sich weiter von mir entfernte – sie reagierte nicht auf Anrufe, machte nur noch Blitzbesuche, führte oberflächliche Unterhaltungen und gab ausweichende Antworten.

Manchmal, wenn ich wusste, dass Stephen lange arbeiten musste, trug ich sie nach unten und ließ sie eine Weile auf dem Küchenboden herumkrabbeln. Ihre feisten Patschhändchen auf den Fliesen … Du hast ihr dann immer still von der Spielmatte aus zugesehen. Manchmal ist sie auch zu Dir hinübergekrabbelt und hat Dir ihre Finger in den Mund gesteckt. Euch beide zu sehen, Euch auf dem Schoß zu haben – in diesen Momenten habe ich mich wie eine richtige Mutter gefühlt. Ich habe den Duft Eures Haars eingeatmet,

Euch gespürt, jede in einer Armbeuge. In diesen Momenten war die Welt in Ordnung, und ich glaubte wieder daran, dass wir es schaffen konnten.

Aber dann kam Stephen nach Hause, erneut war ein Tag meines Mutterschaftsurlaubs verstrichen, und die Realität rückte unaufhaltsam näher. Ich fragte Stephen, ob wir nicht zur Abwechslung ausgehen könnten, weil ich allmählich den Verstand verlieren würde, aber natürlich kam es nicht infrage, dass ich das Haus verließ.

Meistens stritten wir uns wegen meiner Arbeit. Es gab Gerüchte, eine neue Moderatorin sei als Ersatz für mich engagiert worden – ein »atemberaubendes« junges Ding aus Ballarat. Natürlich hatte ich vor, bald wieder zu arbeiten, aber Stephen wollte, dass ich kündigte.

»Wie sollen wir das anstellen?«, fragte er verärgert und besorgt. »Das funktioniert doch nie im Leben.«

Ich flehte ihn an, lag ihm in den Ohren, dass wir es irgendwie schon hinkriegen würden. Wir liebten einander doch, welche Rolle spielte es also?

»Niemand darf je davon erfahren«, erklärte Stephen dann, und ich musste ihm trotz meiner bodenlosen Verzweiflung zähneknirschend zustimmen.

Aber die ganze Zeit über musste ich ständig an ihn denken. Ich konnte ihn nicht sehen, Jenna, und das hat mich innerlich zerrissen. Ab und zu stieß ich auf Dinge, die mich an ihn erinnerten: Der Titelsong von *Zeit der Sehnsucht,* das immer mittags im Fernsehen lief, wenn wir uns trafen. Stephens Kaffeebecher aus dem Coffeeshop, wo ich ihn angesprochen hatte. Die zerdrückten Piniennadeln auf dem Boden meines begehbaren Kleiderschranks, die aus dem Schuh gerieselt waren.

Er rief mehrmals an, und seine Stimme traf mich jedes

Mal wie ein Schlag in die Magengrube. Ich hatte solche Sehnsucht nach ihm.

Aber das wusste er natürlich nicht.

Als er mich das erste Mal nach deiner Geburt anrief, habe ich ihm von Dir erzählt. Nur von Dir.

Und dann, eines Tages, kam Stephen überraschend früh nach Hause.

Die ganze Zeit schon machte ich mich wegen der Gerüchte um diese neue Moderatorin verrückt, die mir meinen Job wegnehmen würde. Die Leute klatschten, ich hätte Ärger mit dem Sender, Jack und ich hätten uns wegen meines Mutterschaftsurlaubs gestritten und dass ich einen Nervenzusammenbruch erlitten hätte. Obwohl ich zu Hause festsaß, bekam ich mit, wie die Leute sich das Maul über mich zerrissen. Ich sei eine Rabenmutter, weil ich wieder arbeiten wolle. Ich solle kündigen. Meine beste Zeit sei längst vorüber, ich sei abgemeldet.

Ich war mit Euch beiden unten, als Stephen eines Tages ohne Vorwarnung mitten am Nachmittag nach Hause kam. Als ich seinen Wagen in der Einfahrt hörte, lief ich schnell hoch und brachte Euch ins Kinderzimmer – hätte ich Euch voneinander getrennt, hätte sie nur geschrien, aber Ihr wart zum Glück beide ruhig. Vielleicht wusstet Ihr irgendwie, was gleich passieren würde.

Als ich die Küche betrat, stand Stephen mit einem Whiskey in der Hand neben der Spüle und sah auf. Mir wurde eiskalt: Er hatte eine tiefe violette Schnittwunde auf der linken Wange, sein Hemd war blutverschmiert, der Kragen zerrissen.

Er weinte. Ich habe Deinen Vater noch nie weinen gesehen.

»Daryl und Mark«, sagte er mit belegter Stimme.

Ich runzelte die Stirn. »Deine Brüder haben das getan?«

Stephen trank einen Schluck und verzog das Gesicht. »Nein«, sagte er. »Dein Liebhaber.«

Ich wich zurück. Schweigen breitete sich aus.

»Daryl und Mark kamen heute Nachmittag in die Kanzlei und sagten, sie hätten eine Überraschung für mich.«

In meinen Ohren begann es zu rauschen. Plötzlich wünschte ich mir, dass Stephen nicht weiterredete.

»Sie wollten ihm einen Besuch abstatten«, sagte er.

Meine Beine gaben nach. »Ist … geht es ihm gut?«

Er schnaubte und trank sein Glas aus. »Ich habe es ihnen schon vor Monaten gesagt – das von ihm. Damals haben sie es eigentlich ziemlich gelassen aufgenommen und seitdem auch nicht mehr darüber gesprochen.« Er blickte auf sein leeres Glas. »Natürlich war es ein Fehler, es ihnen zu erzählen. Es war direkt nach … der Geburt.«

»Stephen?« Das Herz schlug mir bis zum Hals. »Was haben deine Brüder getan?«

»Sie sagten, ich solle mir keine Sorgen machen«, fuhr er fort. »Aber dasselbe habe ich damals zu ihnen gesagt. Ich hätte meinen Standpunkt deutlicher machen sollen.« Seine Augen waren glasig und blutunterlaufen. »Trotzdem kann ich nicht behaupten, dass es mir leidtut, weil das gelogen wäre.«

Ich unterbrach ihn, wollte wissen, was passiert war, aber er hörte mir nicht zu.

»Glaubst du ernsthaft, ich könnte einfach so damit leben?«, fragte er. »Ich könnte mich mit der Tatsache abfinden, dass du eine Affäre hast? Nein, Evelyn, das kann ich nicht. Ich kann definitiv nicht damit leben, auch wenn du noch so beteuerst, dass du mich liebst. So läuft das nun mal nicht.«

»Was haben sie mit ihm angestellt?«, schrie ich.

»Zuerst haben sie ihn bloß ein bisschen herumgeschubst«, antwortete er tonlos und wischte sich mit dem Handrücken die Nase ab. »Ich … anfangs habe ich nur danebengestanden, dann habe ich versucht, sie zurückzuhalten. Aber auf einmal flogen die Fäuste … und ich geriet zwischen die Fronten. Er hat mir eins verpasst.« Wieder sah er mich an. »Er hat mir eins auf die Nase gegeben. Deshalb hat Mark …« Er brach ab.

»Mark hat ihm mit einem Holzpflock eins übergezogen. Ich … ich weiß noch nicht mal, woher er ihn hatte. Ein Vierkantholz. Mark hat ihm auf den Kopf geschlagen, und er ist zusammengebrochen …« Wieder hielt Stephen inne, hob sein Glas an die Lippen, ließ es jedoch wieder sinken, als ihm einfiel, dass es ja leer war.

»Dann haben sie seine Beine auf den Couchtisch gelegt und sind ihm auf die Schienbeine gesprungen.« Stephen stand reglos da. »Beide Beine sind gebrochen. Im Moment wird er geröntgt, und man geht davon aus, dass er auch einen Schädelbruch davongetragen hat.«

Ich sackte zu Boden.

Weinen konnte ich nicht. Tagelang. Aber als die Tränen endlich kamen, verließ Stephen das Haus und kam erst am nächsten Tag zurück.

In Mount Gambier war der Teufel los. Der ganze Bundesstaat stand kopf, weil ein Polizist scheinbar aus heiterem Himmel in seinem eigenen Haus überfallen und zusammengeschlagen worden war. Die einen vermuteten ein rassistisches Motiv, andere einen willkürlichen Angriff einer Gang. Ein besonders rechthaberischer Bürger benutzte den Vorfall, um seine These zu untermauern, dass Polizisten grundsätzlich weiß sein sollten – dann komme es erst gar nicht zu rassistischen Übergriffen.

Mein Liebhaber sagte aus, er könne sich nicht an die Täter erinnern. Sie hätten ihn von hinten angegriffen, und er sei bewusstlos gewesen.

Natürlich log er. Um mich zu schützen.

Es war alles meine Schuld.

Ich hoffe, es nimmt dich nicht zu sehr mit. Es ist ja schon so lange her.

Sich daran zu erinnern ist für mich jedenfalls immer noch sehr schwer zu ertragen.

Alles Liebe,
Mum

KAPITEL 16

Damals

1.

Der Sommer hatte endgültig Einzug gehalten – mit trockenen Vor- und trägen Nachmittagen. Die Trauben reiften hervorragend in der warmen Sonne, doch Jenna schenkte ihnen keine Beachtung.

Henry klammerte sich an ihrer Hand fest und ging vorsichtig die drei Stufen von der Veranda zur Einfahrt hinunter. Auf der letzten Stufe ließ er los und stolperte prompt. Er streckte die Arme vor und plumpste auf den Kies. Sein Kopf schnellte nach vorn, und das blonde Haar flog ihm ins Gesicht. Er begann zu weinen.

Jenna zuckte zusammen, kämpfte gegen einen Anflug von Verärgerung an. Ihre Blase war zum Bersten voll. Sie sah auf ihre Uhr. Noch eine Stunde, dann lagen die Ergebnisse ihrer Ultraschalluntersuchung vor, und sie konnte den letzten Schritt in die Wege leiten. Seufzend beugte sie sich hinunter und stellte Henry wieder auf die Füße. Er hörte sofort auf zu heulen, blickte sie mit tränenverschmierten Wangen an. Er löste sich und taumelte allein weiter. Sie kramte die Schlüssel aus ihrer Handtasche.

»Auto, Mama«, hörte sie ihn sagen.

»Moment«, rief sie. »Ich bin gleich da.«

»Auto, Mama, Auto!«

»Ja, ja.« Sie wühlte sich durch das Chaos aus Rezepten, Waschlappen, einer frischen Windel und einem alten Stofftier. Am liebsten wäre sie ohne Henry hingegangen.

»Auto, Auto, Auto!«

»Nun warte doch, Henry«, rief sie. Wo waren nur die

Schlüssel? Sie kniete sich hin und zerrte die Sachen aus ihrer Tasche: Geldbörse, Notizbuch, eine Plüschgiraffe.

»Auto!«, schrie Henry. »Auto! Auto! Auto!«

»Was ist denn, Henry?« Erst jetzt sah sie auf.

Das Rechteck aus gemähtem Rasen mit den tief eingegrabenen Furchen neben der Scheune, wo Arks Mercedes und der Landcruiser standen, war leer.

Ihr Auto war verschwunden.

*

In diesem Fall könnten sie leider nicht viel tun, meinte der Polizist. Keine Zeugen, kein weiterer Diebstahl, keine Beweise. Der junge Beamte war höflich, aber ziemlich kurz angebunden.

Kurz nachdem er aufgebrochen war, hörte sie Arks Wagen die Einfahrt heraufkommen. Sie sah auf ihre Uhr. Eigentlich sollte sie jetzt in Mount Gambier sein, bei der Ultraschalluntersuchung. Aber sie hatte den Termin verpasst und musste einen neuen vereinbaren. Noch länger warten, noch mehr planen. Sie stürmte ins Badezimmer, schloss die Tür ab und weinte vor lauter Wut.

*

Jenna schlich sich aus Henrys Zimmer, ließ die Tür angelehnt und tappte barfuß in die Küche. Draußen war es stockdunkel.

Ark war zurückgekommen, saß mit einer Tasse Kaffee am Küchentisch und spielte geistesabwesend auf dem iPad herum. Als sie sich hinsetzte, hob er den Kopf und rieb sich die Augen.

»Ich hab ihn gefunden«, sagte er.

Jennas Augen weiteten sich. »Wo?«

Seufzend ließ er sich auf seinem Stuhl zurücksinken. »In der Mulligans Road, oben beim Burke Swamp.«

Jenna runzelte die Stirn. »Wo ist das genau?«

»Hinter Wynns Estate. Eigentlich fast um die Ecke.«

Jenna stand auf. »Gut. Dann gehen wir ihn holen. Hast du der Polizei Bescheid gegeben?«

»Vergiss es, Jenna. Er ist ausgebrannt.«

Jenna stockte der Atem. »Was?«

»Dein Wagen. Es ist nichts mehr davon übrig. Er ist vollständig ausgebrannt.«

*

Am nächsten Morgen machten sie sich auf den Weg.

Die Mulligans Road war ein von Farngestrüpp überwucherter Feldweg, auf beiden Seiten begrenzt durch einen rostigen Maschendrahtzaun. Auf der einen Seite erstreckte sich bewässertes Weideland bis zum Horizont mit Milchkühen, die aus der Ferne wie schwarze und weiße Punkte aussahen, auf der anderen befand sich ein grünes Luzernenfeld.

Die Überreste von Jennas Wagen standen in einem schwarzen Aschekreis mitten auf dem Weg. Das Gras und das Grünzeug ringsum waren heruntergebrannt, und überall glitzerten Millionen von Glasscherben, die bei der Explosion der Scheiben herumgeflogen waren. Die zerschmolzenen Reifen hingen wie schwarze Gummizungen über die nackten Felgen, das Innere war nichts als ein Gewirr aus Kabeln und zerstörten Armaturen, und die Verkleidung des Dachs hing in Fetzen herab.

Ascheflocken lösten sich vom Metall, als eine Brise durch das Luzernenfeld und das Skelett ihres Wagens fuhr – und einen Geruch herantrug, den sie ihr Lebtag nicht vergessen würde: einen ekelhaften ätzenden Gestank nach geschmolzenem Gummi, verkohltem Metall, nach blindwütiger Zerstörung.

Jenna wandte sich ab und übergab sich ins Gebüsch.

II.

Jenna blickte Ark durch den Dampf an, der aus ihrer Kaffeetasse stieg. Verbissen hatte er den Blick auf das iPad geheftet und aß ein Stück Speck.

»Ich verstehe das nicht«, sagte sie. »Wieso nehmen wir nicht einfach das Geld von der Versicherung und kaufen einen neuen Wagen davon?«

»Weil wir keinen neuen Wagen brauchen, Babe.« Er lächelte sie an und tätschelte ihre Hand. »Wir haben doch schon zwei. Die meisten Familien kommen sogar mit nur einem Auto zurecht – drei sind einfach lächerlich. Henrys Kindersitz ist das Einzige, was wir ersetzen müssen. Pass auf, Henry«, sagte er mit warnender Stimme, als der Kleine Milch auf den kleinen Berg Haferflocken goss und alles zermanschte.

»Aber … es war mein Auto. Und jetzt habe ich keins mehr.«

Ark beugte sich vor und hielt Henrys Schüssel fest, damit sie nicht zu Boden fiel. »Wie gesagt, du brauchst keinen eigenen Wagen.«

»Also soll ich den Mercedes nehmen?«

Ark hörte auf zu kauen, trank einen Schluck Kaffee und stellte die Tasse wieder auf den Tisch.

»Ich möchte den Mercedes verkaufen. Er kostet nur Geld, das wir eigentlich nicht haben.«

»Und was für einen Wagen willst du stattdessen kaufen?«

»Gar keinen.«

»Das heißt, wir hätten nur noch den Landcruiser?«

»Genau. Er ist robust, zuverlässig und billig im Unterhalt.«

»Aber er ist ein Nutzfahrzeug.«

»Genau. Praktisch und funktional.«

»Er hat bloß zwei Sitze. Wo soll Henry sitzen? Hinten, beim Heu?«

»Kein Grund, gleich patzig zu werden«, meinte er. »Der Wagen hat eine durchgehende Sitzbank, und Kindersitze dürfen dort festgeschnallt werden, sofern kein Beifahrerairbag eingebaut ist.« Er lächelte.

Jenna tippte mit dem Fuß auf den Boden. Wie sollte sie nach Mount Gambier ins Krankenhaus kommen, ohne dass Ark etwas davon mitbekam? »Aber du brauchst ihn doch für die Arbeit«, sagte sie. »Was ist, wenn ich irgendwo hinmuss?«

»Wo solltest du denn hinwollen?«, fragte er argwöhnisch, als hätte sie angedeutet, dass sie einen Trip zum Mond plante. »Wir müssen uns eben absprechen. So wie andere Familien auch. Hör auf, so ein Theater zu machen. Du weißt, wie du dich dann aufführst.«

In diesem Moment fiel Henrys Schüssel hinunter und zerschellte auf dem Fußboden. Augenblicklich begann er zu brüllen, während Milch und Haferflocken durch die Gegend spritzten. Zornig schleuderte er seinen Löffel quer durch das Zimmer, der mit einem lauten Knall gegen den Küchenschrank flog.

Ark stand auf, ohne Anstalten zu machen, seinen Teller

und seine Tasse wegzuräumen. »Du brauchst nirgendwo hinzugehen«, sagte er. »Du hast hier doch alle Hände voll zu tun.« Er küsste sie aufs Haar und strich mit dem Daumen an ihrem Schlüsselbein entlang. »Wir finden schon eine Lösung, wie wir uns den Wagen teilen können. Ich bin gegen sieben wieder da. Mach etwas Schönes zu essen. Wie wär's mit diesem Hühnchen-Saltimbocca? Schick mir eine SMS, falls du noch irgendwelche Zutaten brauchst.«

Und damit verschwand er.

*

Lange Zeit saß Jenna reglos am Tisch, starrte auf die saftig grüne Wiese mit den Eukalyptusbäumen und die scheinbar endlosen Reihen aus Rebstöcken, die sich bis zum Highway in der Ferne erstreckten. Allein der Weg die Einfahrt entlang bis zum Highway war ihr schon zu viel – von den sechs Kilometern bis nach Penola ganz zu schweigen. Und was sollte sie tun? Ein Taxi rufen? Die Fahrt nach Mount Gambier würde sie zweihundert Dollar kosten, die sie später rechtfertigen musste. Oder sollte sie auf den Fernbus nach Adelaide warten, der einmal am Tag fuhr?

Sie könnte Fairlie anrufen.

Allein der Gedanke bohrte sich wie ein scharfes Messer in ihre Eingeweide. Der Raum um sie herum verschwamm, und sie fürchtete, sich gleich übergeben zu müssen. Nein, Fairlie würde sie niemals wiedersehen. Der kalte Schweiß brach ihr aus, als sie an Fairlies entsetzte Miene dachte. Wie verächtlich sie Jenna darauf hingewiesen hatte, dass eine Mutter ihren Sohn doch nicht im Stich lassen dürfe. Nein. So wie Arks Mutter ihn im Stich gelassen hatte, als er sie gebraucht hätte, um ihn vor seinem Vater zu beschützen, und wie Fairlies leibliche Mutter den winzigen, hilflosen Säugling weggegeben hatte, musste auch Jenna Opfer des Unaussprechlichen werden. Das lebenslange Band musste gekappt, die Verbindung gelöst werden.

Das war ihre Strafe.

Sie kramte ihr Handy aus der Tasche, tippte und drückte auf *Senden,* bevor sie es sich anders überlegen konnte. Wie gebannt starrte sie auf das Display und fragte sich, ob es wohl zu lange her war.

Augenblicke später leuchtete das Display auf, und das Handy vibrierte. Jenna schlug das Herz bis zum Hals.

Alles o. k. mit dir, Jenna?

Sie zögerte. Ihr Mund fühlte sich trocken an. *Nein,* schrieb sie.

Die Schweinerei auf dem Boden ließ sie als stummen Protest drei Tage lang liegen, bis alles angetrocknet war und sie es auf Händen und Knien wegschrubben musste.

III.

Es war einer dieser seltsamen Träume, in dem ein winziger Funke Klarheit mitschwang, der einem sagte, dass man tatsächlich schlief. Doch statt Trost zu spenden, verschlimmerte die Erkenntnis die Sache nur noch – weil sie wusste, dass sie schlief, es ihr aber beim besten Willen nicht gelingen wollte aufzuwachen.

Jenna tastete sich durch ein altes Haus. Die schimmeligen Zimmerdecken waren bizarr verzerrt, die Fußböden schwankten, und die Wände schienen gefährlich zu wackeln, während sie auf der verzweifelten Suche nach einem Ausgang von Zimmer zu Zimmer lief. Sie hatte keine Ahnung, in welchem Stockwerk sie sich befand, nur dass sie irgendwo hoch oben sein musste. Das Haus konnte jeden Moment einstürzen und sie unter den Trümmern aus Balken und Putz begraben. In ihrem Traum schrie sie auf, als Hände sie packten und in einen dunklen Raum neben einem schmalen Gang zogen.

Orientierungslos rang sie nach Atem und stellte erst zu spät fest, dass sie in Wahrheit wach war. Ark lag auf ihr und hielt sie mit beiden Händen fest. Sie stieß ihn von sich, doch er packte sie und hielt ihre Arme über den Kopf.

»Nein, Ark.« Sie warf den Kopf hin und her. Ihr Atem kam stoßweise. Sie sagte noch einmal Nein. Oder hatte sie es nur gedacht? Er murmelte etwas Unverständliches, und sein freudloses Lachen hallte in ihrem Ohr. Sie hob den Oberkörper an, versuchte, sich unter ihm hervorzuschieben, doch er lag mit seinem gesamten Gewicht auf ihr und spreizte ihre Beine mit dem Knie. Panik erfasste sie. Sie öffnete den Mund zum Schrei – aber was sollte das bringen? Es hörte sie ja doch niemand. Nur Henry würde sie damit wecken, aber auch davon ließ Ark sich nicht beirren.

»Halt still, Babe«, knurrte er. »Das macht es nur schlimmer.«

»Nein«, flüsterte sie. »Nicht, Ark.« Das konnte nicht real sein. Bestimmt träumte sie.

»Na gut, wenn du es unbedingt so haben willst.« Wieder lachte er, dann rammte er sich mit zwei heftigen Stößen in sie hinein, und sie begriff, dass er recht gehabt hatte – es machte alles nur noch schlimmer.

Also ließ sie es über sich ergehen und zwang sich, nicht zu schreien.

IV.

Der Mann vor der Tür hatte praktisch keinen Hals und eine Glatze – nicht altersbedingt, sondern er hatte sich den Schädel rasiert. Er war ganz in Schwarz gekleidet – polierte schwarze Stiefel, schwarze Anzughose, eine schwarze Lederjacke über einem schwarzen, halb offenen Hemd, dessen Stoff sich über seiner breiten Brust spannte. Seine sonnengegerbten, kräftigen Hände waren von einem dichten Flaum blonder Härchen bedeckt, und er trug mehrere dicke goldene Ringe.

»Hallo, Mrs. Rudolph«, sagte er, schob seine verspiegelte Sonnenbrille hoch und musterte sie mit einem Grinsen, das ihr das Gefühl gab, splitternackt zu sein. Statt auf eine Aufforderung zu warten, trat er einfach über die Schwelle. Instinktiv umschlossen ihre Finger den Ausschnitt ihrer Bluse.

»Kann ich Ihnen helfen?«, fragte sie.

»Absolut nicht, Mrs. Rudolph«, antwortete er, schlenderte ins Wohnzimmer und beäugte das Mobiliar, als wäre er Kunsthändler. »Ich weiß, dass Ark nicht zu Hause ist, und wollte mit Ihnen über die Lieferung reden, die er mir noch schuldig ist.«

»Sind Sie ein Kunde von ihm?«

»So etwas in der Art.« Sein Lächeln wurde breiter, während er sie wieder von Kopf bis Fuß musterte. »Wo ist Henry?«

Ihr Mund wurde trocken. »Es tut mir leid, aber ich kann Ihnen wirklich nicht helfen. Wieso kommen Sie nicht einfach am Nachmittag wieder, dann ist Ark zu Hause.«

Der Mann trat näher. Ein durchdringender Geruch nach Nikotin und etwas anderem – etwas Sexuellem, eine Mischung aus Damenparfum und schnellen Autos – stieg ihr in die Nase. Wieder glitt sein Blick über sie hinweg und blieb an der eng geschnittenen Hose hängen.

»Bitte sagen Sie ihm, dass er drei Wochen überfällig ist und ich Kunden habe, die nicht gern warten. Sollte er die Ware nicht liefern können, sind wir gern bereit, solange ein Darlehen für eine andere ... Ware ... in Betracht zu ziehen.« Er nahm eine ihrer Locken und zog behutsam daran, ehe er sie auf ihre Brust legte und darüberstrich.

Jenna wich zurück.

»Ich finde selbst hinaus. Einen schönen Tag noch, Mrs. Rudolph.« Lachend setzte der Glatzkopf seine Sonnenbrille wieder auf und trat hinaus. Mit einem leisen Klicken schloss sich die Haustür hinter ihm.

V.

Den Blick auf das Display ihres Handys geheftet, schrieb sie eine Nachricht und drückte auf *Senden*.

Sekunden später kam die Antwort. Es folgten weitere Nachrichten, hin und her. Jenna malte sich aus, wie die Worte durch die Atmosphäre sausten, der schmähliche Inhalt auf dem Display des Empfängers erschien. Konnte sie dem Empfänger trauen? Nein. Definitiv nicht. Das hatte sich mehr als deutlich herausgestellt. Menschen waren nun einmal egoistisch, was bedeutete, dass man niemandem trauen konnte, und auch hundertprozentige Sicherheit – frei von Machtgelüsten und Kontrollbedürfnis – existierte nicht.

Deshalb ließ sie zu, dass ihre vage Idee Gestalt annahm, sich zu einem festen Plan entwickelte.

Weil sie keine andere Wahl hatte.

In etwa einer Stunde, wenn die Unterhaltung beendet wäre, würde sie den gesamten Gesprächsverlauf löschen. Sie musste es hinbekommen, durfte sich keinen Fehler erlauben.

VI.

Jenna schob die Pasta auf ihrem Teller hin und her, formte sie zu bedeutungslosen Mustern.

Ark schien der beängstigende Besuch und die seltsamen Drohungen des Glatzkopfs keine allzu großen Sorgen zu bereiten. Vergiss es, hatte er gesagt und abgewinkt. Nur ein Freund, der sich einen Scherz erlaubt hat. Stattdessen war er völlig aus dem Häuschen; er war überschwänglich und aufgeregt, wie immer, wenn er ihr neue Geschäftsmodelle und Ideen präsentierte – in einer Geschwindigkeit, dass Jenna beinahe schwindlig wurde. Schlagworte wie »wir«, »unsere Familie« und »Zukunft« flogen ihr wie Geschosse um die Ohren, während ihm der Stolz förmlich aus sämtlichen Poren drang. Außerdem hatte er gekocht. Das war sein Friedensangebot – Linguine in Rosé-Sauce, nach dem Motto: *Ich tue das alles doch nur für uns, Schatz. Hier, ein paar Kohlehydrate tun dir bestimmt gut.*

Heute Nacht wollte er sie garantiert wieder ficken. Das wusste sie schon jetzt, so sicher, wie jeder wusste, dass die Sonne im Westen unterging, und ihr graute davor.

Sie betrachtete seine Hand, als er eine Gabel voll Nudeln aufwickelte – allein bei der Vorstellung, wie diese Hände sie später betatschen würden, wurde ihr schlecht. Er öffnete den Mund weit und schob sie hinein, während sie entsetzt auf seine Lippen, seine Zunge starrte.

Wenn sie stillhielt, ging es normalerweise schnell. So beschämend der Gedanke auch war, hasste sie sich dafür, dass sie resigniert hatte ... jedes Mal aufs Neue. Aufgeben, es einfach geschehen lassen, ihn gewähren lassen. Und danach kam der Hass, der Schmerz, der sie innerlich zu zerreißen drohte. Wenigstens konnte sie eine der Schlaftabletten nehmen, die sie im Krankenhaus gestohlen hatte, um sich zu betäuben.

Ihr Ekel vor sich selbst hatte inzwischen Dimensionen angenommen, die sie niemals für möglich gehalten hätte. Sich zu überlegen, wann sie zuletzt so etwas wie Freude empfunden hatte, war etwa so, als male sie sich aus, dass ihr plötzlich Flügel wachsen würden. Ihr Selbsthass war wie eine graue Masse, die sie nicht greifen konnte, die sich aber wie ein Ödem in ihr ausbreitete; und dazu gesellte sich eine kaum merkliche innere Lähmung, ein seltsames, pulsierendes Wabern, wie Nebel über einem Ozean. All ihre Empfindungen verschmolzen zu einem undefinierbaren Ganzen, als wäre ihre Pein so unermesslich, dass sie sie unausweichlich verschlingen würde.

Jenna schob ihren Teller beiseite.

Und ergab sich in ihr Schicksal.

Liebe Jenna,

Pattie kam mich besuchen. Sie rief nicht vorher an, weil sie bestimmt wusste, dass ich sie sowieso nur mit einer faulen Ausrede abserviert hätte.

»Hallo, Fremde, ist ganz schön lange her«, sagte sie, als ich die Tür aufmachte.

Ich behauptete, ich hätte inzwischen jedes Zeitgefühl verloren – und mir wurde bewusst, dass ich zum ersten Mal seit Monaten, wenn nicht sogar Jahren, die Wahrheit sagte. Genau das war der Grund: Die Zeit verstrich, das Leben um mich herum ging weiter, während ich in meiner freiwillig oder aus Feigheit gewählten Isolation auf … keine Ahnung … auf ein Wunder hoffte?

Als ich Pattie zögernd in die Küche folgte, lauschte ich voller Sorge auf Geräusche aus dem oberen Stockwerk. Endlich hatte ich Gesellschaft, die Wärme und den Trost eines anderen Menschen – einer lieben, wunderbaren Freundin –, und an diesem Tag war ich so froh darüber, dass ich glaubte, mir zerspringe gleich das Herz. Was würde es schon ausmachen, wenn sie es herausfände?

Ich sehnte mich danach, ihr mein Geheimnis anzuvertrauen. Ich sehnte mich danach, um meinen Geliebten zu weinen, der im Krankenhaus um sein Leben rang. Während Pattie Tee machte, sank ich erschöpft auf einen Stuhl und öffnete den Mund, um ihr alles zu erzählen: zögernd, vorsichtig, angetrieben von dem verzweifelten Wunsch, mich endlich von der Last zu befreien.

Ich war die Geheimniskrämerei, das ewige Verdrängen so unendlich leid, Jenna.

Doch trotz meines Bedürfnisses, ihr mein Herz auszuschütten, trotz der Sehnsucht nach Patties Freundschaft, dem Trost, endlich wieder jemanden um mich zu haben, und dem köstlichen Gefühl, die Berührung eines anderen Menschen zu spüren, eine andere Stimme zu hören, konnte ich es mir nicht verkneifen, auf die Uhr zu sehen; und augenblicklich war sie wieder da – die lähmende Angst, die Panik, die mich überkam, sobald jemand vor der Tür stand.

Während ich monatelang versucht hatte, mein verpfuschtes Leben vor der Welt zu verstecken, hatte Pattie sich zweifellos eingeredet, sie hätte etwas falsch gemacht und trage die Schuld, dass wir uns voneinander entfernt hatten. Natürlich hatte die lange Trennung die Kluft zwischen uns vertieft, aber was hätte ich denn tun sollen?

Pattie wollte wissen, wann ich wieder zu arbeiten anfangen würde. Als ich antwortete, Jack habe meinen Mutterschaftsurlaub verlängert, zog sie bloß die Brauen hoch und schwieg.

»Geht es dir gut?«, fragte ich schließlich.

Seufzend ließ sie ihre Teetasse sinken, fuhr mit dem Finger über den Rand und presste die Lippen aufeinander, die augenblicklich zu zittern anfingen.

»Nein«, sagte sie, ohne mir in die Augen zu sehen. »Ich war schwanger.«

War. Es fühlte sich an, als hätte mir jemand eine Kugel verpasst. Ich wusste es, noch bevor sie die Worte aussprach.

»Ich hatte eine Fehlgeburt. In der zehnten Woche.«

Sie begann zu weinen. Ich umarmte sie fest, und mir brach es das Herz, so laut, dass mein Tee von der Erschütterung zitterte. Doch als ich den Kopf senkte, bemerkte ich, dass es meine Tränen waren, die in die Tasse tropften.

Alles Liebe,
Mum

KAPITEL 17

Heute

1.

Über hundert Jahre alt ist das eindrucksvolle Kalksteinhaus, und in all der Zeit hat sich nichts daran verändert, abgesehen von einem neuen Anstrich und dem Garten, der sich mit den Jahreszeiten wandelt. Es steht ein Stück von der Straße zurückversetzt am Hang am südlichen Ende der Bay Road, die sich am Rand des Kratersees entlangschlängelt.

Benommen biegt Fairlie in die Einfahrt. Die Reifen knirschen auf dem Kies, und sie blickt zu dem Haus hinauf, das praktisch ihr ganzes Leben wie ein zweites Zuhause war. Schon jetzt weiß sie, wie es drinnen riechen wird, nach Erinnerungen ... Zimmer, die noch die Geschichte seiner Bewohner zu erzählen scheinen, an den Wänden Fotos von Jenna.

Als sie aussteigt und das Gezwitscher der Vögel in der Akazie neben der Haustür hört, unter deren Wurzelwerk eine Armee verrosteter, längst vergessener Matchboxautos vergraben liegt, spürt sie eine Mischung aus Nervosität und Verärgerung in sich aufsteigen. Sie schluckt. Ein metallischer Geschmack breitet sich in ihrem Mund aus.

Die Haustür ist offen.

Einen Moment lang sehen die beiden Frauen einander nur an. Fairlie mustert Evelyn Francis, deren Gesicht ihr einst so vertraut war wie das ihrer Mutter. Ihr Blick schweift über das mittlerweile ergrauende, zu einem eleganten Knoten frisierte Haar, über die rote Strickjacke um ihre schmalen Schultern, die vogelgleichen Ärmchen, die hohen Wangenknochen, das selbstsicher gereckte Kinn. Evelyn ist der Inbegriff der Intelligenz, sie besitzt Scharfsinn, gleichzeitig verbirgt sich eine unergründliche Tiefe in ihrem Blick, und in ihrem Tonfall schwingt eine überraschende Kraft mit, die ahnen lässt, was in ihr steckt. Alles an ihr wirkt so kontrolliert, so sorgsam ausbalanciert. Dass auch Evelyn unzulänglich ist oder Fehler begeht, ist Fairlie bislang nie in den Sinn gekommen.

Du liebe Zeit, denkt sie, wie schnell sich doch alles verändern kann. Ging es Jenna vor vier Jahren auch so? Hat sie genauso empfunden? Als würde sich die Erde auf einmal rückwärts drehen?

»Fro Winter«, sagt Evelyn, wie immer wirkt sie ruhig, selbstsicher. Fairlie spürt, wie etwas in ihr zusammenzuckt.

»Evvie«, sagt sie.

Evelyn mustert sie. »Es ist okay.« Ein dünnes Lächeln erscheint auf ihren Zügen. »Ich weiß, es ist lange her, aber Loyalität bleibt nun mal Loyalität. Tja … nun bist du also hier. Komm rein.«

Die Diele ist wie üblich schwach erleuchtet. Ein ausgebleichter rehbraun-ockerfarbener Perserläufer liegt auf den Bodenfliesen. Direkt neben der Haustür ist ein Brandfleck, wo Jenna eine Kerze hat fallen lassen, als sie zehn war.

»Eigentlich würde ich dich ja jetzt fragen, was dich herführt, aber das wäre zu viel des Klischees, findest du nicht auch?«, fragt Evelyn und geht voran in die Küche.

Fairlie weiß nicht, was sie darauf erwidern soll.

»Du brauchst nicht dazustehen, als wärst du zu Besuch.« Evelyn macht eine Geste in Richtung des Tisches, auf dem lediglich ein rotes Wollknäuel und Nadeln, ein halb fertig gestrickter Schal, liegen.

»Darf ich dir Tee anbieten?«

Fairlie verspürt eine plötzliche Übelkeit und ist mit einem Mal erschöpft und zugleich unbeschreiblich frustriert.

Klar, natürlich hätte ich gern einen Tee. Ach ja, Jenna hat sich übrigens das Leben genommen und mir eine Nachricht und Unterlagen hinterlassen, aus denen hervorgeht, dass wir Zwillinge sind. Was bedeutet, dass du meine Mutter bist. Was wird hier eigentlich gespielt? Aber eine Tasse Earl Grey wäre super, danke.

»Klar«, sagt sie laut. »Tee. Super.«

Evelyn füllt Wasser in den Kessel. Das Klirren von Gläsern in der Spüle mischt sich mit dem Rauschen des Wassers. Die Geräuschkulisse treibt Fairlie schier in den Wahnsinn. Sie blickt auf die Fotos auf der antiken Anrichte, die die gesamte hintere Wand einnimmt – Dutzende gerahmter Fotografien, darunter eine von Jenna als Kleinkind mit rosigen Pausbäckchen und mit einer rosafarbenen Kamelienblüte in der Hand. Auf einem anderen ist sie siebzehn oder achtzehn und hat den Arm um Fairlies Schultern gelegt. Die beiden Mädchen strahlen mit der typisch jugendlichen Unbekümmertheit in die Kamera.

Fairlie entdeckt ein Bild von Henry, doch es ist kein Foto, sondern ein Zeitungsausschnitt aus dem *The Border Watch*, der Lokalzeitung, die direkt nach seiner Geburt einen kurzen Artikel über den Erfolg eines hiesigen Winzers veröffentlicht hat. *ArkAcres feiert die Ankunft eines neuen Erdenbürgers* lautet die kitschige Überschrift.

Evelyn stellt die Teekanne auf den Tisch, setzt sich hin und stützt das Kinn in die Hände. »Also«, sagt sie.

Fairlie greift nach ihrer Tasse. Sie ist leer. Sie stellt sie wieder hin. Eine lähmende Stille breitet sich aus. »Jenna hat mir einen Brief hinterlassen«, sagt Fairlie schließlich.

Evelyn mustert sie wortlos.

»Es lag ein Schlüssel dabei.«

Evelyn schenkt Tee ein. »Ein Brief?«, fragt sie ruhig. »Was stand denn drin?«

Fairlie betrachtet den Dampf, der aus der Tasse aufsteigt. »Der Schlüssel gehört zu einer Lagerfirma, oben in der Bay Road ... ziemlich heruntergekommener Schuppen«, fügt sie hinzu, als wäre das wichtig.

Evelyn wird blass. Sie will nach ihrer Tasse greifen, doch ihre Hand zittert so stark, dass der Tee auf die Untertasse schwappt. Sie trocknet sie mit einem Papiertaschentuch.

»Moment. Entschuldige mich bitte, ich bin gleich wieder da.« Fairlie steht auf und hastet den Flur hinunter und zur Haustür hinaus. Eine schwüle, lauwarme Brise weht ihr das Haar ins Gesicht, als sie zum Wagen eilt.

Jennas Schachtel fest an die Brust gepresst, kehrt sie zu Evelyn zurück, die scheinbar völlig gelassen am Küchentisch sitzt.

»Hier.« Die Schachtel landet mit einem Knall auf der Arbeitsplatte. Nichts wird mehr so sein wie zuvor. Unwiderruflich. Evelyn beugt sich über die Schachtel.

»Es sind ein paar Sachen, über die wir reden müssen«, verkündet Fairlie in bedeutungsschwangerem Tonfall und nimmt die Schmuckschatulle, den Umschlag mit den Geburtsurkunden und den noch ungeöffneten Umschlag heraus.

Sie stützt sich an der Arbeitsplatte ab und fixiert Evelyn, die schluckt und allmählich die Fassung verliert.

So wie Fairlie vorhin, ergreift auch Evelyn als Erstes die Schmuckschatulle und öffnet sie. Einen Moment lang steht sie stocksteif da, reglos wie eine Statue.

Dann zucken ihre Schultern kaum merklich. Mit den Fingerspitzen streicht sie über die Bändchen, zart und vorsichtig, als wären sie aus hauchfeiner Seide.

»Tja«, sagt sie leise, »jetzt weißt du es wohl.«

»Jetzt weiß ich es?«, stößt Fairlie hitzig hervor. »Jetzt weiß ich es? *Was* weiß ich?«

Evelyn reißt vor Schreck die Augen auf.

»Sind die echt?« Fairlie nimmt den wattierten Umschlag mit den Geburtsurkunden und wedelt damit vor Evelyns erschrockenem Gesicht herum. »Denn wenn es das ist, was ich glaube, bedeutet das ...« Sie unterbricht sich, kann nicht weitersprechen.

»Fro, es tut mir leid, dass du es auf diese Weise erfahren hast.« Sie nimmt die Bändchen und hält sie Fairlie hin. »Zwei haben Jenna gehört.«

Also stimmt es. Es ist tatsächlich wahr. Fairlie erträgt es nicht.

»Und die beiden anderen ...«

»Sind deine«, beendet Evelyn den Satz.

*

Der Whiskey brennt wie Feuer in Fairlies Kehle. Inzwischen sind sie im Wohnzimmer; eine Flasche Johnnie Walker steht zwischen ihnen auf dem Couchtisch. Den Tee haben sie in der Küche stehen lassen. Fairlie umklammert ihr Glas, starrt auf die Flasche.

Evelyn blickt auf ihre Hände. »Ich hätte es nie so weit kommen lassen dürfen«, sagt sie. »Wenn ich gewusst hätte, dass sie so zu kämpfen hat ...« Sie schließt die Augen. Plötzlich ist sie den Tränen nahe, so hat Fairlie sie noch nie erlebt. »Oh, Jenna. Henry. Es tut mir so leid.«

Fairlie lässt den Whiskey im Glas kreisen. »All die Jahre«, sagt sie leise, weil sie ihrer Stimme nicht traut. »All die Jahre, und keiner hat je ein *Wort* gesagt.« Die Erkenntnis schwebt wie ein Ölteppich auf der Wasseroberfläche, will nicht nach unten sinken. »Die Geburtsurkunden sind also echt?«, fragt sie ungläubig. »Du bist meine ... ich bin deine ...«

Evelyn nickt. »Und Jenna ist deine Schwester. Deine Zwillingsschwester.«

»Aber …« Fairlie sieht Jenna vor sich, ihre sahnig helle Haut, den schlanken, grazilen Körper mit den langen Armen und Beinen, die riesigen, runden blauen Augen unter dem dichten dunklen Pony. Sie sieht an sich selbst hinunter, ihre nackten Arme, ihre korpulente Figur, die nussbraune Haut, die dicken Finger, berührt ihre krausen Locken. Dann fällt ihr wieder ein, wie sie Jennas hellen Teint bewundert und sich wegen ihrer eigenen Hautfarbe geschämt hat.

»Wie?«, krächzt Fairlie.

»Du hast den Artikel doch gelesen«, antwortet Evelyn. »Über gemischte Zwillinge.«

»Ja, aber ich verstehe es trotzdem nicht.«

»Nun ja.« Evelyn senkt den Blick und räuspert sich. »Wenn zwei Eizellen heranwachsen und zwei verschiedene Männer …«

»Den technischen Vorgang verstehe ich sehr wohl«, unterbricht Fairlie sie und hebt die Hand. »Aber alles andere leuchtet mir beim besten Willen nicht ein. Wie ist es passiert?« Ihr Kiefer schmerzt vor Anspannung. »Meine Mutter … was ist mit meiner Mutter? Ich gehe davon aus, dass sie Bescheid weiß?«

Evelyn nickt. »Ja. Natürlich weiß sie alles.«

Fairlie öffnet den Mund, schließt ihn wieder.

»Ich habe es versucht«, fährt Evelyn leise fort. »So sehr. Ein halbes Jahr lang. Ich wollte unbedingt, dass es funktioniert.«

»Aber es hat nicht funktioniert.«

»Nein.« Evelyns Blick fällt auf die Flasche. »Nein.«

»Heilige Scheiße.« Fairlie trinkt einen Schuck, verzieht das Gesicht. Sie atmet tief aus. »Tja, ich schlage vor, du erzählst es mir. Und zwar alles, was in diesen sechsundzwanzig Jahren vorgefallen ist, Evelyn. Ich will es wissen. Das bist du mir schuldig. Und Jenna auch.«

Evelyn beginnt zu erzählen.

Liebe Jenna,

in der Nacht, als alles anders werden sollte, wachte ich auf. Es war stockdunkel, und der Wind heulte ums Haus. Ein Blitz flammte auf, dann donnerte es, so heftig, dass die Scheiben klirrten, und dann – Eure Schreie.

Mein Körper fühlte sich an wie Blei, als ich mich im Bett aufsetzte. Wie spät war es? Kurz vor drei Uhr morgens. Vor gerade einmal anderthalb Stunden hatte ich Euch das letzte Mal gestillt. Stephen brummte irgendetwas, und eine heftige Abneigung überkam mich, als die Realität durch den Schleier meiner schlaftrunkenen Benommenheit drang: Kränkung. Exil. Pattie. Er. Im Krankenhaus, sediert und mit Schmerzmitteln und Antibiotika vollgepumpt, mit gebrochenen Knochen und einem halb zertrümmerten Schädel, und all das nur, weil ich so selbstsüchtig gewesen war, so gierig und lüstern und unfähig, zu kapieren, wie das Leben nun mal lief.

Patties jahrelanges Leid, meine Freundin, einsam und allein, während ihre Sehnsucht, neues Leben zu erschaffen, jeden Monat aufs Neue zunichtegemacht wurde, wenn sie ihre Periode bekam.

Und hier war ich – voller Scham und Schuld.

Ich war müde. Ich war es leid, darauf zu warten, dass Stephen mich hasste, war es leid, mich auszulaugen und darauf zu warten, dass ich ihn hasste – denn das konnte ich nicht, Jenna. Ich hasste ihn nicht. Stattdessen liebte ich ihn, und das machte mich kaputt. Natürlich litt ich unter dem Schlafmangel, keine Frage. Ich war müde, weil ich mich den lieben langen Tag allein um Euch kümmern musste, aber am meisten ermüdeten mich die nicht enden wollenden Lügen. Ich war es leid, mich in meinem Haus vor dem Rest der Welt zu verbarrikadieren.

Ich ging ins Kinderzimmer und nahm Dich aus Deinem Bettchen, aber Du wolltest Dich nicht beruhigen lassen. Du hast Dich stocksteif gemacht, und Dein Gesichtchen war rot vor Zorn. Ich zog mein Nachthemd herunter, aber Du kleines Miststück wolltest meine tröstliche Brust nicht haben.

Aus dem anderen Bettchen drang ein Wimmern. Ich lauschte, es wurde lauter, entwickelte sich zu einem wütenden Schreien, während der Regen gegen die Fenster prasselte. Eure eindringlichen, ungeduldigen Schreie bohrten sich wie Dolche in mein Herz, zerfraßen meine Nerven.

»Bitte«, stöhnte ich.

Aber Ihr habt immer weiter gebrüllt. Ich schob Dich etwas höher, hob sie mit der freien Hand aus dem Bettchen, während Euer konzertiertes Gebrüll in meinen Ohren schrillte und in meinem Kopf widerhallte.

Draußen rauschte der Regen, der sich wie das Raunen Tausender Münder anhörte, deren Botschaft bis in mein Inneres drang. Sie wussten es. Alle. Sie wussten, was ich war – ein Niemand, ein Nichts, ein Geschöpf, nicht einmal mehr ein Mensch, sondern lediglich ein Körper, der das Bett eines anderen Mannes wärmte.

Meine Beine gaben unter der Last meiner eigenen Scham nach, was war ich nur für eine selbstsüchtige Idiotin.

Stephen war am Boden zerstört. Mein Geliebter würde vielleicht sterben. Pattie war am Rande der Verzweiflung.

In diesem Moment sah ich es glasklar vor mir, Jenna: Es würde niemals funktionieren.

Ich registrierte erst, dass ich ebenfalls weinte, als Stephens Silhouette im Türrahmen erschien. Mit drei Schritten war er neben mir, sank auf die Knie, sein Gesicht schmerzerfüllt im Licht des Blitzes.

Automatisch hob er die Hände, als wollte er uns trösten, doch dann erstarrte er mitten in der Bewegung. Seine Züge verzerrten sich, dann ließ er die Hände wieder sinken und wandte den Blick ab.

Ich war mutterseelenallein. Meine Arme fühlten sich so schwer an. »Bitte, nimm sie«, flehte ich.

Stephens Blick schweifte von einem Kind zum anderen, ehe er ihn wieder auf mich richtete. »Ich kann nicht«, sagte er. »Ich kann es einfach nicht.«

Und Ihr habt beide immer noch gebrüllt, und meine Kehle brannte, weil ich meine eigenen Tränen unterdrückte. In diesem Augenblick wusste ich, was ich zu tun hatte. Ich musste den Sprung wagen, wie jemand, der an einer Klippe steht und von einem Rudel Wölfe verfolgt wird. Du denkst vielleicht, ich hätte eine Wahl gehabt, aber ich hatte nur zwei Möglichkeiten: entweder springen und vielleicht überleben oder mich dem Rudel stellen und in Stücke gerissen zu werden, ganz langsam, ein nutzloses Glied nach dem anderen.

Ich klopfte so laut und heftig gegen die Tür, dass das Baby auf meinem Arm vor Schreck zusammenfuhr. Aber ich sagte etwas Beruhigendes, worauf es wie immer augenblicklich still wurde – es zu besänftigen war das reinste Kinderspiel.

Der Regen lief mir übers Gesicht, meine Haare waren tropfnass. Wieder hämmerte ich gegen die Tür, noch fester diesmal, und drückte die Kleine enger an mich, meine Entschlossenheit wuchs.

Pattie öffnete im Nachthemd und zog mich herein.

»Es ist mitten in der Nacht«, rief sie. »Und es gießt in Strömen. Was um alles in der Welt willst du?« Sie verstummte. »Wer ... wer ist denn das?«

Ich streckte die Arme aus und merkte verblüfft, wie leicht sie sich meiner Freundin entgegenreckten, fast so, als würden sie schweben. »Du musst mir helfen.«

»Du meinst ... sie ist deine ...?« Patties Stimme überschlug sich.

Ich nickte.

»Und Jenna ist ...«

»Ihre Zwillingsschwester.«

Sie taumelte ein paar Schritte rückwärts. »Du hast Zwillinge bekommen?«

»Ja.«

»Aber ...« Panisch glitt ihr Blick zwischen mir und dem Kind hin und her. »Wie kann sie ... wie ...«

»So etwas kommt vor«, flüsterte ich.

Wie erstarrt stand Pattie vor mir und ballte und öffnete abwechselnd die Fäuste. Sie schloss die Augen, und als sie sie wieder aufschlug, erkannte ich etwas darin, das zuvor nicht da gewesen war. Eine Tür ging zu, doch eine andere öffnete sich.

Ich blieb hart, ließ die verwirrten Vorwürfe, die sie mir entgegenschleuderte, über mich ergehen, ertrug den qualvollen Schmerz, unterdrückte den Impuls, mit unserem Baby nach Hause zurückzugehen.

»Was soll ich tun?«, krächzte Pattie.

»Du musst sie nehmen.« Meine Stimme brach. »Ich schaffe es nicht mehr, Pat. Ich brauche dich. Ich brauche Hilfe. Bitte nimm sie, damit ich dafür sorgen kann, dass alles wieder so wird wie vorher. So, wie es sein soll. Nicht so. Keinen Tag länger.« Ich weinte. Tränen liefen mir übers Gesicht, tropften auf die Decke, in die ich mein süßes Kind gehüllt hatte.

Als meine Beine mich nicht länger trugen, sank ich zu Boden. Mein Baby wurde mir aus den Armen genommen, und eine tiefe Leere erfasste mich.

Ich sprach ein Gebet. »Sie heißt Fairlie«, sagte ich zu Pattie.

Jetzt weißt Du es.

Alles Liebe,
Mum

KAPITEL 18

Damals

1.

Jenna stand im Wohnzimmer und blickte auf ihre nackten Füße auf dem dicken Teppich, bewegte die Zehen, die in der weichen Wolle versanken. Aber sie spürte sie nicht. Sie sahen aus, als würden sie jemand anderem gehören, einem fremden Menschen in einem anderen Haus.

Strahlendes Sonnenlicht fiel durch die breiten Panoramafenster, ließ das Klavier schimmern, wärmte die lederne Couch. Henry lag auf dem Bauch vor dem Fernseher und wippte im Takt zu einem Wiggles-Song mit den Füßen.

Jenna war kalt. Ihr Blut schien unendlich langsam durch ihren Körper zu pulsieren wie bei einem Reptil. Und als sie auf ihre bleichen Zehen blickte, wurde ihr bewusst, dass sie vergessen hatte, wer sie war. Wer war diese Person, die mitten im Zimmer stand und mit zwiespältigen Gefühlen das Kind betrachtete? Eine lebende Tote, die von einem Zimmer ins nächste schlurfte. Was trieb sie an? Was hielt sie am Leben? Gleichgültig registrierte sie, dass sie sich nicht mehr erinnern konnte, wann sie zuletzt gelacht hatte. Bilder blitzten wahllos vor ihr auf: Ark, wie er vor einigen Jahren um Mitternacht neben ihr vor dem Kühlschrank stand und wie sie lachend Pfefferminzschokolade aßen, während es draußen in Strömen regnete. Er hatte seine starken Arme um sie gelegt, und sie hatte sich gefühlt, als könnte sie niemals fallen. Die Wärme seines Körpers, der erdige Duft seiner Haut. Es hatte eine Zeit gegeben, in der sie sich seiner Liebe so sicher gewesen war; seine Liebe war so rein gewesen, ohne jeden Makel, so verlässlich, dass sie geglaubt hatte, sie würde träumen.

Auf einmal bemerkte sie eine Bewegung im Türrahmen. Ark kam ins Wohnzimmer und seufzte genervt. Jenna folgte seinem Blick: Henry hatte überall Legosteine verstreut, und eine Plastikschüssel mit Apfelschalen war umgekippt.

Ark wandte sich zu Jenna um und deutete auf den Fußboden. »Und du stehst einfach bloß da?«

Jennas Nägel bohrten sich in ihre Handflächen. »Ich möchte mich trennen.«

Er ließ sich auf die Couch fallen und trat sich die Schuhe von den Füßen. Erfreut sprang Henry auf und wackelte zu seinem Daddy. Er berichtete ihm brabbelnd von dem toten Grashüpfer, den er auf der Hintertreppe entdeckt hatte.

»Trennen?« Ark schnappte die Fernbedienung und drückte eine Taste, worauf die Wiggles verschwanden und brutzelnde Garnelen in einer Pfanne erschienen. »Wovon?«

»Ich möchte, dass wir uns trennen.« Die Worte klangen so lahm, kaum mehr als ein leiser Hauch, der sich jederzeit in den hellen Sonnenstrahlen auflösen konnte.

»Bitte. Nicht das schon wieder.« Ark verdrehte die Augen. »Was soll das, Jenna?«

»Aber ich meine es ernst.«

Er machte den Fernseher lauter. »Wahrscheinlich kriegst du wieder mal deine Periode. Mit der Leier kommst du doch regelmäßig einmal im Monat. Nimm eine Schmerztablette und leg dich eine Weile hin.« Henry versuchte, ihm die Fernbedienung abzuluchsen. Ark tat so, als würde er sich seinem Sohn ergeben, und überließ sie ihm, während Henry vor Vergnügen krähte und auf seinem Vater herumkletterte.

Jenna verzog das Gesicht. »Diesmal ist es aber tatsächlich so.«

Er sah sie an. Seine plötzliche Aufmerksamkeit machte sie nervös. Henry zerrte weiter an ihm herum.

»Jenna, lass gut sein. Du willst doch gar nicht weg. Und ehrlich gesagt habe ich diese Gespräche allmählich satt.« Er legte den Arm auf die Sofalehne und schaute sie aus schmalen Augen an. »Wir haben das doch schon x-Mal durchgekaut. Du kannst nirgendwohin.«

»Ich will wieder arbeiten, und dann nehme ich mir eine Wohnung.«

»Okay, Kumpel«, sagte Ark zu Henry. »Daddy muss jetzt kurz mal mit Mami reden, okay? Nur eine Minute. Du kannst so lange deine Sendung ansehen.«

»Ich fange auch gleich an zu packen«, sagte Jenna.

»Hör auf damit, Jenna.«

»Du kannst mich nicht aufhalten.«

Irgendetwas passierte. Ein Ruck schien durch seinen Körper zu gehen, ein Schatten legte sich auf sein Gesicht. »Ich hoffe für dich, dass du Witze machst«, sagte er leise, »denn falls nicht«, er beugte sich vor, »haben wir ein echtes Problem.«

Jenna reckte das Kinn. »Ich mache keine Witze.«

»Und wieso willst du dich trennen?«

»Ist das wichtig?«, gab sie zurück. »Weil ich nicht glücklich bin. Wir sind nicht glücklich.«

Henry kam zu ihr und begann zu jammern. Sie beachtete ihn nicht. »Es funktioniert einfach nicht, Ark. Ich bin unglücklich. Du …« Wie sollte sie es ausdrücken? Dass er sie missbrauchte? Sie regelmäßig vergewaltigte?

Dass sie wieder schwanger war und das Kind unmöglich bekommen konnte?

»Ich mache dich nicht glücklich. Ich kann deine Erwartungen nicht erfüllen. Es geht nicht mehr.« Es klang alles so unglaublich erbärmlich.

Seelenruhig stand Ark auf, hob die Fernbedienung vom Boden auf und machte den Fernseher aus. Stille breitete sich aus, lediglich durchbrochen von Henrys Gequengel, er wollte hinausgehen und nach dem toten Grashüpfer sehen. Jenna zwang sich, Arks Blick standzuhalten.

»Wer ist es?« Seine Stimme war hart wie Stahl.

»Wer ist was?«

»Spiel hier gefälligst nicht die Dumme«, sagte Ark. »Du fickst einen anderen, das liegt doch auf der Hand. Und ich will wissen, wen.«

Wimmernd schlug Jenna sich die Hände vors Gesicht. Mit einem Mal wusste sie mit unumstößlicher Sicherheit, dass sie ihm nichts von der Schwangerschaft erzählen konnte; niemals, denn sie hörte schon jetzt seine Vorwürfe, die bösartigen, gemeinen, abscheulichen Anschuldigungen, die wie spitze Scherben nach einer Explosion auf sie herabregnen würden.

Er kam auf sie zu, und sie wich instinktiv zwei Schritte zurück.

»Das kannst du vergessen«, sagte er. »Wir gehören zusammen, du und ich. Du egoistische Schlampe – hast du vergessen, was ich für dich getan habe? Was ich dir geschenkt habe? Meine Großmutter hat mir das Haus und das Anwesen vererbt. Und ich habe alles dir geschenkt, und jetzt willst du einfach abhauen?« Seine Stimme brach, und er packte Jennas Hände. Henry fing an zu weinen. »Und du erwartest ernsthaft, ich würde dir abkaufen, dass es dir hier nicht mehr gefällt und du es dir anders überlegt hast?« Sie wollte sich aus seinem Griff befreien und Henry auf den Arm nehmen, aber er machte keine Anstalten, sie loszulassen. »Raus damit. Wer ist es?«

»Ark, du vergewaltigst mich«, platzte sie heraus und presste ihre Schenkel zusammen, die plötzlich zitterten. »Du behandelst mich seit Jahren wie ein Stück Dreck. Ich kann hier nicht länger bleiben.«

Ark wich zurück, als hätte sie ihm eine Ohrfeige verpasst.

»Dich vergewaltigen?«, wiederholte er. »Ich bin dein Mann. Deiner Ansicht nach sollten Frauen also nicht mit ihrem Ehemann ficken?« Er lachte auf. »Ich bin kein Dreckschwein, das sich in einer dunklen Gasse über ein besoffenes Mädchen in einem zu kurzen Röckchen hermacht.« Er schnaubte verächtlich und verzog das Gesicht. »Was sagst du denn da, Babe?« Endlich ließ er ihre Hände los und wandte sich ab.

Jenna sank zu Boden und nahm Henry in ihre Arme, hielt ihn vor ihre Brust wie einen Schutzschild. Eine Weile war es still im Zimmer. Als Ark sich wieder umdrehte, wirkte er gefasst.

»Du wolltest es doch auch«, sagte er. »Ich kenne dich, schon vergessen? Ich weiß, wie du tickst. Und du warst für diese Art Spielchen immer zu haben.« Er lächelte. »Glaubst du ernsthaft, dir würde irgendjemand glauben? Mein Wort würde gegen deines stehen.«

»Ich will doch einfach nur weg von hier, Ark. Ich habe gar nicht vor, jemandem zu erzählen …«

»Ich kenne dich, jeden Zentimeter von dir, absolut alles.«

»Ich will nur in Ruhe über alles nachdenken.«

»Es gibt Teile von dir, die ich so gut kenne wie meine eigenen Hände. Und die wird kein anderer jemals zu sehen bekommen oder gar anfassen.«

»Ich muss es tun«, drängte Jenna und schloss die Augen. »Bitte.«

»Du gehst nirgendwohin.«

Er baute sich vor ihr auf, sodass ihr der Waschpulvergeruch seiner Jeans in die Nase stieg. Als Henry erneut zu wimmern begann, kniete er sich neben ihn.

»Und wie willst du von hier fortkommen?«

Jenna biss die Zähne zusammen und kämpfte mit den Tränen. »Du fährst mich.«

Wieder lachte er. »In tausend Jahren nicht. Vergiss es.« Er hielt inne. »Was ist deiner Meinung nach wirklich mit deinem Wagen passiert?« Er lächelte Henry an, worauf der Kleine ihn anstrahlte.

Jenna spürte, wie sich ihr Magen zusammenzog. »Das warst du?«

»Hmm«, sagte er.

»Oh.« Mehr brachte sie nicht heraus. *Mein Wagen. Er hat ihn abgefackelt.* Unmittelbar nach ihrem Streit, ob sie wieder arbeiten gehen sollte – an dem Tag, als sie den Termin für die Ultraschalluntersuchung versäumt hatte.

Sie hatte keinerlei Kontrolle mehr über ihr Leben, war zum Besitz eines anderen Menschen geworden, der schlicht und ergreifend mächtiger war als sie. Sie war lediglich eine leere, abstoßende Hülle; ein schlagendes Herz in einem wertlosen Körper, ein hilfloser Klumpen Fleisch und Blut, der nur existierte, um einem anderen Menschen zu Willen zu sein. Ihr Leben war eine Farce, der reinste Witz.

»Hey, Kumpel«, sagte Ark zu Henry und lächelte ihn freundlich an. »Hast du deine Mama lieb?«

»Ark …«, stöhnte sie leise.

»Tja«, fuhr er mit gespielter Fröhlichkeit fort, »das ist echt blöd, weil sie nämlich weg will. Sie braucht Zeit zum Nachdenken.«

»Nicht«, sagte Jenna. »Er ist noch zu klein.«

Henry war sichtlich durcheinander, runzelte die Stirn und streckte die Ärmchen nach seiner Mutter aus, doch Ark hob ihn hoch und stand auf, worauf Henry einen wütenden Schrei ausstieß.

»Du willst also gehen, ja?«, rief Ark über Henrys Gebrüll hinweg. »Gut. Nur zu. Aber er bleibt hier.«

Jenna brach es das Herz. Noch ein Kind, das seiner Mutter entrissen wurde.

»Wie gesagt, geh nur«, sagte Ark. »Aber vergiss eines nicht: Niemand wird dir glauben. Ich zerre dich vor Gericht und sorge dafür, dass mein Sohn mindestens die Hälfte der Zeit bei mir sein darf. Du bist dann bloß eine alleinstehende Mutter, die dem Steuerzahler auf der Tasche liegt«, höhnte er. »Und wer weiß, vielleicht darfst du ihn ja eines Tages überhaupt nicht mehr sehen.« Er schnalzte mit der Zunge.

»Aber so muss es doch nicht sein …«, bettelte Jenna, noch immer auf den Knien.

Henrys Schreie wurden immer lauter. Sein Gesicht war dunkelrot verfärbt, und er streckte verzweifelt die Arme nach ihr aus. Ark trat einen Schritt vor, sorgsam darauf bedacht, dass sie den Kleinen nicht zu fassen bekam.

»Auch Väter haben ihre Rechte, Jenna«, sagte er, »und ich werde niemals aufgeben. Meine Familie hat Geld, wohingegen du noch nicht mal mehr eine Familie hast. Mir ist es völlig egal, wenn mich das Ganze ein Vermögen kostet. Ich habe Kontakt zu Gerichtspsychologen, ich habe Kontakt zu Polizisten. Du hast nichts.«

»Aber es muss nicht so ablaufen«, beharrte Jenna mit zitternden Lippen. »Bitte. Wir können das doch auch friedlich regeln.«

Er trat noch einen Schritt vor, so dicht, dass sie die getrockneten Grashalme erkennen konnte, die sich in seinen Schnürsenkeln verfangen hatten.

»Sieh den Tatsachen ins Auge, Schatz«, fuhr er fort und hielt das schreiende Kind über ihren Kopf. »Solange du auf dieser Welt bist, gehörst du mir.« Er ließ die Arme mit dem schreienden Henry ein Stück sinken, dann ließ er los. Der Kleine landete mit einem dumpfen Schlag in Jennas Schoß. Einen kurzen Moment verstummte er vor Schreck, nur um gleich darauf umso lauter loszubrüllen.

Ark wandte sich um und verließ das Wohnzimmer.

Jenna blieb mit dem schreienden Henry in den Armen auf dem Boden sitzen und spürte, wie ihr die Tränen kamen. Ark hatte recht – sie kam niemals von hier weg.

Henry fühlte sich heiß an, und er versteifte sich vor Wut. Wann war er eigentlich so groß geworden? Inzwischen war er eindeutig kein Baby mehr. Ihn von seiner Mutter zu trennen wäre eine Heuchelei sondergleichen, die nicht einmal sie je in Betracht ziehen würde. Außerdem müsste ein weiteres Kind von seiner Mutter getrennt leben, weil diese zu feige war. So weit durfte sie es nicht kommen lassen: Eine Mutter und ihr Kind, auf derselben Welt und dennoch voneinander getrennt, entfremdet. Konnte sie eine solche Schuld auf sich laden? Konnte sie zulassen, dass Henry über Jahre hinweg herumgeschubst wurde, ohne jemals richtige Wurzeln, ein richtiges Zuhause zu haben? Neun lange Monate hatten sie denselben Körper geteilt, deshalb war eine Trennung völlig unmöglich. Sie hatte ihm das Leben geschenkt, und nun sollten sie auseinandergerissen werden, wie ein Tier, das sich lieber ein in einer Falle gefangenes Bein abfraß, als dem Tod ins Auge zu blicken.

Als wäre der Tod die schlimmere Wahl.

Arks Worte kamen ihr wieder in den Sinn: *Solange du auf dieser Welt bist, gehörst du mir.*

Behutsam setzte sie Henry auf den Teppich. Sie schlug sich mit der Faust in den Bauch.

Und als sie einen brennenden Schmerz verspürte, kam ihr die Lösung.

KAPITEL 19

Heute

1.

»Vom ersten Moment an, als ich Stephen Walker gesehen habe, war ich hin und weg von ihm«, sagt Evelyn.

»Die Story kenne ich schon«, unterbricht Fairlie sie. »Die Story mit dem Supermarkt?«

Ein wehmütiges Lächeln tritt auf Evelyns Gesicht. »Mein Einkaufswagen steckte im Rinnstein fest, und er hat mir geholfen.«

»Wie süß von ihm.«

»Ja, nicht?« Entweder registriert Evelyn Fairlies Sarkasmus nicht, oder sie geht absichtlich nicht darauf ein. »Am Anfang bestand unser Leben aus einer endlosen Folge von Dinnerpartys, Wochenenden in Adelaide oder Melbourne und sonstigen gesellschaftlichen Anlässen. Er war ein höchst erfolgreicher Mann.«

»Dauert das hier noch länger?«, fragt Fairlie und schenkt sich noch einmal ein.

»Stephen Walker hat mir die Chance auf die Normalität eines Lebens in der gehobenen Mittelklasse geboten, eine Existenz, in der Menschen, denen ich noch nie vorher begegnet war, meinen Namen kannten. Wir waren einfach jemand, Fro. In diesem Kaff waren wir das Traumpaar schlechthin.«

»Erspar mir das.« Einen Moment lang glaubt Fairlie, sich gleich übergeben zu müssen.

»Ich weiß, wie erbärmlich und selbstgefällig sich das anhört. Aber du musst verstehen, dass es ein unglaubliches tolles Gefühl für mich war, plötzlich jemand zu sein.« Sie knetet ihre Hände im Schoß. »Nicht mehr länger ein Hippiemädchen aus einem gelben Kombi ohne Herkunft, ohne Freunde.«

Fairlie starrt sie finster an. »Das arme weiße Mädchen, das nichts über seine Herkunft weiß?«, ätzt sie. »Wie grauenvoll für dich.«

Evelyn besitzt zumindest den Anstand, beschämt dreinzusehen. »Um sein Geld ging es mir nicht. Niemals. Natürlich haben das alle behauptet, aber so war es nicht. Wir haben uns aufrichtig geliebt. Ich habe ihn immer geliebt.«

Das weiß Fairlie sehr wohl. Sowie sie alt genug gewesen war, um den Schmerz in Evelyns Augen zu bemerken, wenn die Sprache auf Jennas Vater kam, hatte sie gewusst, dass Evelyn ihn geliebt hatte. Dass Jennas Vater nicht bei der Familie lebte, war im Lauf der Jahre für alle normal geworden, nur Evelyn hatte sich nie damit abfinden können.

»Und dann ...« Ein angespannter Tonfall schwingt in Evelyns Stimme mit. »Ich hatte nicht die Absicht, dass etwas Festes, Dauerhaftes daraus wird. Es war nur ...« Fairlie dreht sich der Magen um, als Evelyn nach den richtigen Worten sucht. »Wir wollten uns nur ein bisschen amüsieren. Zwei Menschen, ganz spontan.«

»Sich amüsieren«, wiederholt Fairlie mechanisch.

»Eine heimliche Affäre wollte ich nie haben, ich wollte niemals jemandem wehtun.« Wieder sieht sie Fairlie mit diesem Ausdruck an, bei dem es ihr eiskalt den Rücken hinunterläuft. »Hast du noch nie jemanden wirklich geliebt? Man hat es nun mal nicht in der Hand. So ist das eben. Und das Problem ist, dass ich auch ihn geliebt habe. Er ist so ein wunderschöner Mann mit einem großen Herzen.«

Mein Vater, denkt Fairlie. Sie spricht von meinem Vater.

Jennas Mutter (meine Mutter, korrigiert Fairlie sich) spricht von der Schande und der Schuld, zwei Männer gleichzeitig zu lieben, in einer Welt, in der eine solche Großherzigkeit aufs Strengste verurteilt wird. (Fairlie muss sich auf die Zunge beißen. Narzisstin, denkt sie und nimmt einen großen Schluck Whiskey.) Dann kam die Schwangerschaft; sie bemühte sich, ihren Job zu behalten, den sie so gern gemacht und über den sie sich – und auch die anderen – definiert hat. Neun Monate der Angst und der Ungewissheit. Tief in ihrem Innern wusste sie, dass die Wahrheit durch die Hautfarbe ihres Babys ans Licht kommen würde, weil die Biologie nun einmal nicht lügt.

»Und damals«, fährt Evelyn fort, »hatten wir nicht dieselben Möglichkeiten wie heute, Routine-Ultraschalluntersuchungen und all das. Ich dachte die ganzen neun Monate, ich würde nur ein Baby bekommen.«

»Und dass es entweder schwarz oder weiß wäre«, fügt Fairlie hinzu.

Evelyn sieht sie gequält an. »Genau.« Sie krallt die Finger ineinander. »Als die Wehen einsetzten, hatte ich fürchterliche Angst.« Sie schließt die Augen. »Aber dann kam das Baby aus meinem Bauch, es war hell und rosig und schrie wie am Spieß, und ich war grenzenlos erleichtert.«

Erneut wird Fairlie übel. »Aber es war noch nicht vorbei.«

»Nein.«

Dann kam das zweite Baby, von dessen Existenz bisher keiner etwas gewusst hatte. Und Evelyns Geheimnis offenbarte sich mit hoffnungsloser Deutlichkeit.

Das zweite Kind mit der dunklen Hautfarbe war sie.

Fairlie.

*

Die Stille dauert so lange an, dass Fairlie nicht mehr weiß, wer zuletzt etwas gesagt hat.

»Es tut mir leid, dass es so lange gedauert hat, bis ich zu dir gekommen bin«, sagt sie schließlich. Sie hat ihren vierten Whiskey ausgetrunken und hockt zusammengekauert auf der Couch – so viel zu ihrem Entschluss, nicht mehr so viel zu trinken.

»Es ist meine Schuld«, sagt Evelyn. »Als sie das letzte Mal gegangen ist, habe ich mich nicht mehr bei dir gemeldet.«

»Ich genauso wenig«, gesteht Fairlie. »Ich meine, natürlich stehen Jen und ich uns nahe …« Unwillkürlich hat sie in der Gegenwartsform von ihr gesprochen, »trotzdem hätte ich dich nicht abschreiben dürfen, nur weil sie es so haben wollte.«

Wortlos legt Evelyn den Kopf schief, dann nickt sie halb zustimmend.

»War sie deshalb vor vier Jahren so wütend?«, fragt Fairlie. »Weil du ihr erzählt hast, dass …« Sie streicht mit den Händen andeutungsweise an ihrem Körper entlang.

»Ja.« Evelyn holt tief Luft. »Aber sie hat mir nie Gelegenheit gegeben, es zu erklären. Sie ist einfach davongelaufen. Wahrscheinlich lag es am Schock.« Evelyn wirkt am Boden zerstört.

»Und wieso hast du dich entschlossen, ihr endlich reinen Wein einzuschenken? Ausgerechnet an diesem Tag?«, hakt Fairlie nach. »Nach zweiundzwanzig Jahren voller Lügen?«

Der Deckenventilator über ihren Köpfen dreht sich langsam. Evelyns Nägel kratzen über den Stoff ihrer Hose. »Bei einer Routineuntersuchung wurde ein Knoten in meiner Brust gefunden. Am Ende stellte es sich als falscher Alarm heraus. Trotzdem hat es mir die Augen geöffnet. Plötzlich wurde mir meine eigene Sterblichkeit deutlich bewusst.«

»Und davor nicht?«

Evelyn lächelt wehmütig. »Ich habe Panik bekommen und erkannt, dass ich das Leben immer als Selbstverständlichkeit betrachtet hatte. Was mir vorher viel bedeutet hatte, war auf einmal nicht mehr so wichtig. Deshalb habe ich mich entschlossen, ihr endlich die Wahrheit zu sagen.« Sie schildert ihr Gespräch mit Jenna an diesem schicksalhaften Morgen vor vier Jahren, als sie ihrer völlig verblüfften, ungläubigen Tochter die Wahrheit entgegengeschleudert hat, worauf Jenna kreidebleich wurde, aufsprang und davonstürzte.

»Ich kann nicht glauben, dass sie nie ein Wort davon zu dir gesagt hat«, sagt Evelyn.

»Nein.« Fairlie zupft am Saum ihrer Shorts herum. »Keine Silbe. Jenna wusste vier Jahre lang Bescheid und hat nie ein Wort darüber verloren. Natürlich war sie anders, das stimmt. Andererseits hat sie um die Zeit auch Ark kennengelernt. Ich dachte, das wäre vielleicht der Grund. Und dann kam Henry. Ich dachte«, fährt Fairlie fort und zuckt betrübt mit den Schultern, »deswegen wäre eine Distanz zwischen uns entstanden.«

Evelyn stößt einen traurigen Seufzer aus. »Die ganze Zeit hat sie es für sich behalten.« Ihre Augen werden feucht. »Genauso wie ihre Mutter.«

Fairlie starrt auf einen Punkt an der Wand. Er bewegt sich. Es ist eine Fliege. »Vielleicht kannte ich sie ja doch nicht so gut.«

»Manchmal überraschen einen die Menschen nun mal«, erwidert Evelyn ohne jede Ironie.

»An dem Abend, als du es ihr gesagt hast, hat sie ihn kennengelernt.«

»Das weiß ich inzwischen.«

»Sie war völlig durch den Wind. Völlig fertig. Vielleicht hätte sie …«

»Ich weiß.« Kaum mehr als ein Flüstern.

»Ich fasse es nicht. All die Jahre. Verdammt!«, stößt Fairlie ärgerlich hervor und hebt abrupt den Kopf. »Das ist doch alles kompletter Irrsinn«, schreit sie und springt auf. Whiskey spritzt ihr auf die Schuhe. Sie wählt die Nummer ihrer Mutter. »Schaff sofort deinen Hintern hier rüber«, bellt sie schluchzend ins Telefon, kaum dass Pattie Winter den Hörer abgenommen hat.

*

Fairlie steht im schwindenden Tageslicht auf der Veranda und wartet auf Pattie. Sie hat versprochen, sofort zu kommen. Jeder der hundertvierzehn Schritte zwischen Jennas und ihrem Haus hat das Band gefestigt, das man ihnen verschwiegen und das trotzdem stets zwischen ihnen existiert hat.

Fairlie und Jenna. Zwei Schwestern.

Fairlie berührt ihr lockiges Haar, streicht über ihre Nasenspitze, ihre vollen Lippen. Haben sie sich deshalb immer so nahegestanden, weil sie im selben Mutterleib herangewachsen sind? Auf einmal sieht sie ihre Mutter die Straße heraufkommen. Ihr Rock bauscht sich in der abendlichen Brise, als sie den Rasen überquert.

»Ist es wahr?«, stößt sie hervor.

Pattie mustert sie, dann nickt sie knapp. »Ja. Es ist wahr.«

Fairlie stöhnt, ihre Beine scheinen jeden Moment unter ihr nachzugeben.

»Lass uns reingehen«, sagt Pattie. »Es wird dunkel, und gleich kommen die Moskitos.«

»Aber wie um alles in der Welt …?«, murmelt Fairlie.

»Wie … Obwohl, nein, eigentlich will ich es gar nicht wissen. Aber wie?«, wiederholt sie, als sie mit Pattie zum Haus geht.

Evelyn steht an der Tür. Die beiden Frauen wechseln einen Blick, in dem unzählige unausgesprochene Worte liegen.

Nachdem die beiden Frauen Fairlie aufs Sofa verfrachtet haben, verschwinden sie in der Küche. Ihre leisen Stimmen dringen herüber wie giftige Dämpfe. »Hört mit dem verdammten Getuschel auf!«, schreit Fairlie. »Ihr habt kein Recht auf noch mehr Geheimnisse.« Schlagartig verstummen sie. Pattie kehrt ins Wohnzimmer zurück, dicht gefolgt von Evelyn mit einem Tablett mit Kaffee. »Ich will keinen Kaffee«, mault Fairlie trotzig. »Sondern Antworten.«

Sie setzen sich. »Also, was willst du wissen?«, fragt Evelyn.

Fairlie lacht und wirft die Arme hoch. »Wo soll ich anfangen?« Sie kippt ihren Drink hinunter und knallt die Flasche auf den Tisch. Die beiden Frauen zucken vor Schreck zusammen. »Fangen wir doch mit dem Warum an.«

Evelyn holt zitternd Luft und lässt sie so langsam entweichen, dass Fairlie am liebsten mit den Fingern vor ihrem Gesicht herumschnippen würde, um sie aus ihrer Lethargie zu reißen.

»Fro«, sagt sie schließlich. »Als Erstes musst du versuchen zu verstehen, dass ich all das nie wollte.«

Fairlie will etwas erwidern, doch Pattie wirft ihr einen flehenden Blick zu, und sie macht den Mund wieder zu.

»Ich weiß, dass das eine ziemlich lausige Erklärung ist«, fährt Evelyn fort. »Ich kann nicht erwarten, dass du es verstehst, geschweige denn, dass du mir verzeihst. Aber bitte vergiss nicht«, sagt sie nach einer kurzen Pause, »dass nichts davon beabsichtigt war und ich es sofort rückgängig machen würde, wenn ich könnte. Meine Beweggründe sind … sie hören sich so trivial an. Aber für mich stand alles auf dem

Spiel, und darunter hättet ihr beide am Ende leiden müssen.« Sie breitet die Arme aus. »Ich musste etwas unternehmen. Wir reden hier von den Achtzigerjahren … von einer Kleinstadt, wo die Konservativen bis heute das Sagen haben. Du lieber Gott, wann hatten die Labours das letzte Mal einen Sitz in der Regierung?« Sie wirft Pattie einen Blick zu, die mit den Schultern zuckt. »1975? Und Stephen und ich, wir waren … nun ja.« Sie lächelt wehmütig. »Jeder kannte uns. Das ist bis heute so. Man will es kaum glauben, aber es gibt immer noch Leute, die mich beim Einkaufen fragen, was eigentlich zwischen mir und Stephen damals vorgefallen ist. Weshalb er mich verlassen hat, obwohl Jenna noch ganz klein war.«

Fairlie verkneift sich den Kommentar, dass sie die Lokalpolitik, das Geschwätz der Leute und Evelyns verkorkste Prioritäten einen Scheißdreck interessieren.

»Ich will nur noch eines wissen«, sagt sie. »Gleich wirst du mir erzählen, wer dieser andere Typ ist.« Sie fixiert die beiden älteren Frauen mit eisigem Blick. »Aber ich will vorher etwas anderes wissen. Hättest du mich auch weggegeben, wenn er weiß gewesen wäre?«

»Ach, Fairlie«, sagt Evelyn leise. »Diese Frage habe ich mir unzählige Male gestellt. Und es tut mir leid, aber ich kann sie dir nicht beantworten.« Sie lächelt traurig. »Woher soll ich das wissen? Es geht doch um viel mehr als nur um deine Hautfarbe.«

»Blödsinn! Es geht nur darum, um sonst gar nichts. Du konntest sie nicht verbergen. Schwarze beeinträchtigen nun mal eure weißen Privilegien.«

Aufgebracht schüttelt Evelyn den Kopf. »Das ist doch nicht der Punkt.«

»Arsch in der Hose haben …«

»Fairlie«, wirft Pattie tadelnd ein. »Hör doch erst mal zu.«

Fairlie beißt sich so fest auf die Zunge, bis sie Blut schmeckt.

»Nach deiner Geburt habe ich es ja versucht. Monatelang. Aber wir waren Gefangene in unserem eigenen Haus. Am Ende kam Stephen nicht damit zurecht, ich kam nicht damit zurecht, und alles ging in die Brüche.« Evelyn schluckt. »Ich habe Stephen geliebt und wollte ihm immer treu sein. Aber der andere …« Ihre Stimme bebt gefährlich. »O Gott, ihn habe ich ebenfalls geliebt. So sehr. Aber die Leute verstehen es einfach nicht. In dieser Welt darf man nicht zwei Männer gleichzeitig lieben. Sie können es nicht verstehen, sondern für sie bin ich bloß eine Schlampe.«

Sie hält inne. »Auch wenn es noch so schwer war, es zu verbergen: Ich habe zwei Männer gleichzeitig geliebt. Und deshalb habe ich sie alle beide verraten. Ich habe euch beide verraten. Und eines Tages wäre die Wahrheit ans Licht gekommen. Und dann hätte ich allen wehgetan, die ich geliebt habe.« Sie presst sich die Hand auf die Augen. »Ich konnte dir keine gute Mutter sein. Ich konnte dich nicht verstecken, nur um alle Beteiligten zu schützen. Du hast ein anständiges Leben verdient, und das war die einzige Möglichkeit. Du hast eine gute Mutter verdient. Und ich habe eine für dich gefunden.«

Evelyn bricht ab und beginnt leise zu weinen. Pattie drückt ihre Hand. Fairlie kommt sich vor, als wäre sie mitten in das Set einer Seifenoper geraten.

»Dich aufwachsen zu sehen, so aus nächster Nähe … Einerseits war ich unendlich dankbar, dass ich dich nicht endgültig verloren hatte, gleichzeitig hatte ich das Gefühl, als würde man mir ständig Salz in eine offene Wunde streuen.«

»Du Ärmste«, sagt Fairlie mit vor Sarkasmus triefender Stimme.

»Schon klar, Fro«, schluchzt Evelyn. »Du darfst gern wütend auf mich sein, aber ich hab mich jeden Tag so gefreut, dich zu sehen. Ich war so froh, dass ich erleben durfte, wie du aufgewachsen bist. Du bist eine wunderbare Frau geworden, und das war …« Sie sucht nach dem passenden Wort, »das war ein Geschenk für mich, ganz zu schweigen davon, Jennas Mutter zu sein. Ich war die Mutter deiner besten Freundin.« Tränen laufen ihr über die Wangen. »Für mich war das eine Gnade, die ich eigentlich gar nicht verdient hatte. Ich durfte in deiner Nähe sein.«

Stille breitet sich aus.

»Neunzehn lange Jahre habe ich direkt neben dir gelebt, Ev«, sagt Fairlie schließlich. »Wieso hast du es uns nicht schon früher gesagt?«

Jennas Mutter lässt sich mit der Antwort Zeit. »Wir wollten es dir sagen … euch beiden. Aber …« Sie erschaudert. »Es war eine schlimme Zeit. Und ich wollte daran nicht mehr erinnert werden. Mit jedem Jahr, das ins Land ging, wurde es schwieriger, die alten Narben noch einmal aufzureißen.«

Vor dem Haus startet ein Motor, heult auf, dann herrscht wieder Stille.

»Es gibt noch etwas, wovon ich dir nichts erzählt habe«, fährt Evelyn schließlich fort.

»Evie«, sagt Pattie in warnendem Tonfall. »Vielleicht reicht es auch für heute.«

»Nein, es muss jetzt sein.«

»Sie hat recht«, wirft Fairlie ein. »Jetzt ist der richtige Zeitpunkt.«

Pattie hält Evelyns Hand fest und drückt sie. »Sie haben versucht, ihn umzubringen, Fro.«

Evelyn sieht Fairlie tief in die Augen und erzählt ihr von ihrem Vater.

KAPITEL 20

Damals

1.

Mit einem schnappenden Geräusch schlossen sich die Gummibänder um die Bücher. Jenna legte sie in den Karton und steckte zerknülltes Zeitungspapier hinein. Das Klebeband löste sich quietschend von der Rolle. Sie verschloss den Karton fest und beschriftete ihn mit einem Filzstift.

In diesem Moment hörte sie den Landcruiser die Einfahrt heraufkommen. Eilig riss sie das letzte Stück Klebeband mit den Zähnen ab und drückte es fest. Ihr erster Impuls war, den Karton irgendwo zu verstecken.

Das Herz schlug ihr bis zum Hals, als die Haustür aufging und sich wieder schloss. Sie hörte Henrys freudiges »Dada« aus dem Wohnzimmer, dann betrat Ark die Küche.

Er hatte Henry hochgehoben. Jenna sah die Venen auf seinem Unterarm hervortreten. Als sie sich vor vier Jahren im Pub das erste Mal begegnet waren, hatte er auf exakt dieselbe Weise gelächelt – es war ein fröhliches, zuversichtliches Lächeln gewesen, voller Versprechungen.

Alles Schwachsinn. In Wahrheit war ihre Beziehung ein Scherbenhaufen.

Trotzdem lächelte Jenna, weil es den Druck in ihrem Brustkorb linderte, vom Zittern ihrer Hände ablenkte, als sie ein letztes Mal über das Klebeband strich. Sie sammelte Schere, Klebebandrolle und Stifte ein.

»Ich hatte einen prima Tag heute«, verkündete Ark und beugte sich vor, um ihr einen Kuss zu geben, während Henry fröhlich giggelte. »Ich habe ein Dutzend Pflücker gefunden. War überhaupt kein Problem.« Er setzte Henry auf dem Boden ab, worauf der Knirps die Ärmchen um sein Bein schlang. »Was hast du denn da?« Er las die Aufschrift auf dem Karton. »›Geburtssets‹? Was ist das denn?«

»Eine Spende«, antwortete Jenna ohne Umschweife und legte beide Hände auf den Karton. »Die Frauen in der Dritten Welt bringen ihre Kinder unter unvorstellbaren hygienischen Bedingungen zur Welt, und eine Wohltätigkeitsorganisation hat um Spenden gebeten, um sterile Scheren, Nähsets und Skalpelle kaufen zu können …«

Erschaudernd wandte Ark sich ab. »Okay, mehr brauche ich nicht zu wissen.«

Insgeheim entschuldigte sich Jenna bei allen Frauen auf der Welt, weil sie ihr Trauma missbraucht und gelogen hatte. »Tut mir leid, das wollte ich nicht. Könntest du mich in die Stadt fahren, damit ich das Päckchen zur Post bringen kann?«

Stille. Ihr Herz hämmerte. Dann nickte er knapp.

Erleichtert atmete sie auf. »Und du hast also jetzt genug Pflücker für die Lese beisammen?«

»Ja. Und ich zahle ihnen sogar nicht mehr als im letzten Jahr«, sagte er und ging zum Kühlschrank.

»Dann läuft es ja wie geschmiert, was?«, erwiderte Jenna.

»Besser könnte es nicht sein«, gab er zurück.

II.

»Hast du irgendwo Arbeitsbücher herumliegen sehen, Jen?«

Sie verspürte eine plötzliche Übelkeit. »Arbeitsbücher?«, fragte sie. »Was meinst du?«

Ark kam herein. Sein Gesicht war so kreidebleich, dass sie es mit der Angst bekam. »Spiralbücher mit festem Umschlag«, sagte er. »Mit Tabellen. Sie sind … echt wichtig. Es sind Geschäftsunterlagen, über Finanzen und wichtige Daten.«

»Nein. Tut mir leid.« Sie runzelte die Stirn und bemühte sich, besorgt auszusehen. »Sind sie so wichtig?«

»Sehr sogar.« Aufgebracht fuhr er sich mit der Hand durchs Haar. »In den Büchern steht alles Geschäftliche der letzten acht Jahre.«

»Soll ich dir suchen helfen?« Jenna hielt den Atem an.

Er fluchte leise. »Nein«, sagte er und verließ das Zimmer.

Jenna stieß den Atem aus.

III.

Zwei Wochen später.

Jenna wartete darauf, bis Ark sein Bier aus dem Kühlschrank geholt hatte. »Könntest du mich kurz wohin fahren?«

»Wohin denn?« Er schnippte den Kronkorken in die Spüle.

Sie räusperte sich und zwang sich, seinem Blick standzuhalten. »Ich würde gern zum Friedhof.«

Er versteifte sich. »Wieso?«

Nachdem sie die Lüge den ganzen Tag über geprobt hatte, kam sie ihr leichter über die Lippen als gedacht. »Heute ist der Todestag einer Kollegin, und ich würde gern ihr Grab besuchen.«

»Oh, das tut mir leid, Babe«, sagte er aufrichtig mitfühlend. Natürlich, dachte Jenna verärgert. Allen anderen gegenüber ist er mitfühlend. Es war schließlich wichtig, die Fassade des »anständigen Kerls« zu wahren und menschliche Regungen zu zeigen – Mitgefühl, Freundlichkeit, Herzlichkeit. Natürlich sollten die anderen ihn unbedingt als echt netten Typ wahrnehmen. Er zuckte flüchtig mit der Schulter. »Kanntest du sie gut?«

Jenna schüttelte den Kopf. »Wir waren nicht sehr eng befreundet, aber ich wollte trotzdem hin, verstehst du?«

»Klar.« Er nickte langsam. »Ich kann ja nicht ...« Er zupfte am Etikett seiner Bierflasche herum und sah sie um Entschuldigung bittend an. »Du weißt ja, dass ...«

»Ist schon okay.« Sie nahm ihm das Etikett aus der Hand und zerknüllte es. »Ich brauche nur ein paar Minuten. Du kannst ja mit Henry im Wagen warten, wenn du willst, okay?«

Sichtlich erleichtert stellte er sein Bier ab. »Jetzt gleich?«

»Nein, nein, trink ruhig erst aus.« Sie schnippte das Papierbällchen in die Spüle. »Hast du übrigens die Bücher gefunden, nach denen du gesucht hast?«

*

Ark bog in die Old Cemetery Road und ließ den Wagen ins Gras am Straßenrand rollen. Sein angespannter Kiefer verriet Jenna, dass er Mühe hatte, seine aufsteigende Panik in Schach zu halten.

Ark packte ihren Arm.

Sie beugte sich über Henry hinweg, der angeschnallt zwischen ihnen auf der Sitzbank saß, und küsste ihn bemüht liebevoll auf die Wange. »Ich beeile mich. Bist du sicher, dass du mit Henry nicht so lange einen Milchshake trinken gehen willst?«

»Wir warten hier.« Er ließ ihren Arm los, auf dem deutlich sichtbare Druckstellen seiner Finger zurückblieben.

»Es wird nicht lange dauern.« Sie stieg aus dem Wagen.

*

Der Friedhof tauchte vor ihr auf: Eukalyptusbäume auf vertrockneten Rasenflächen, windschiefe, von Moos bedeckte Grabsteine zwischen neueren, glänzenden aus Marmor und mit goldenen Inschriften. *Ruhe in Frieden. In den Armen des Herrn. Von ganzem Herzen geliebt und schmerzlich vermisst.*

Jenna brauchte noch nicht einmal über die Schulter zu blicken; sie wusste auch so, dass Ark sie nicht sehen konnte. Er traute sich nicht einmal in die Nähe eines Friedhofs, weil er den Anblick der unübersehbaren Mahnmale des Todes nicht ertrug: die Grabsteine, die verwelkten Blumensträuße auf halb versunkenen Gräbern. Das unvermeidliche Ende.

Außer Atem passierte sie das Tor, ihre Handtasche fest an die Brust gepresst. Schließlich wurde sie langsamer und sah sich um. Der Kies knirschte unter ihren Flipflops, als sie den Mittelweg entlangging, vorbei an verrosteten Grabumzäunungen, ausgebleichten Marmorsteinen und Gefäßen mit vertrockneten Blumen.

An einem hohen Marmorgrabstein, der eine auf einem massiven Pfeiler kniende Gottheit darstellte, blieb sie stehen. Eine warme Brise wehte flüsternd durch die Äste einer schlanken Kiefer und strich über ihre nackten Füße. Sie spürte etwas an ihren Zehen und blickte zu Boden: neben ihrem Fuß lag die ausgebleichte rote Blüte einer Seidenrose, die zart ihre Haut berührte, ehe die Brise sie davontrug.

Instinktiv drehte sie sich um, doch von Ark und dem Laster war weit und breit nichts zu sehen.

Reglos stand Jenna da, spürte die wärmenden Sonnenstrahlen, hörte das unermüdliche Zwitschern der Vögel ringsum, genoss die friedliche Stille vergangenen Lebens, das gnädige Nichts des Todes. Es war so friedlich hier, so endgültig und ohne jede Forderung. Tief sog sie die Luft ein. Ihr Kopf fühlte sich ganz leicht an, als würde sie bereits zum Himmel schweben und ihren Körper verlassen.

Sie bog nach rechts ab und ging zurück zum Auto.

*

Der leuchtend rote Briefkasten war nur hundert Meter weit entfernt. Jenna rannte darauf zu, während ihre schwere Handtasche gegen ihre Rippen schlug.

Sie holte die Notizbücher mit dem lila-schwarzen Cover heraus und schob sie in den Umschlag, den sie bereits mit der Adresse ihrer Mutter versehen hatte. Vor ein paar Tagen hatte Evelyn ihr endlich die Nachricht geschickt, auf die Jenna bereits seit Tagen sehnsüchtig gewartet hatte: *Lagerraum ist angemietet.*

Jenna hatte vor Erleichterung geweint. Dort wäre der Beweis sicher. Sicherer als bei ihrer Mutter, und Ark würde die Bücher niemals finden. Was, wenn Ark weitersuchen und ihre Mutter zur Rede stellen würde? Konnte sie Evelyn vertrauen, dass sie sie nicht verriet? Wenn sich die Bücher an einem neutralen Ort befanden, bestand zumindest die Chance, dass sie es nicht tat.

Mit zitternden Händen zog Jenna den zweiten Umschlag heraus. Er war kleiner, im Briefformat.

Zuerst warf sie das Päckchen mit den Notizbüchern in den Briefkasten. Dann küsste sie den Brief an Fairlie, wobei der Schlüssel verrutschte, und steckte auch ihn in den Schlitz.

KAPITEL 21

Heute

I.

»Beide Beine?« Fairlie schlägt entsetzt die Hand vor den Mund.

Evelyn nickt. Tränen laufen ihr übers Gesicht. »Er brauchte sogar eine Knieprothese. Beide Beine waren mehrfach gebrochen. Nachdem sie ihn bewusstlos geprügelt hatten, legten sie seine Beine auf den Couchtisch und sprangen auf seine Schienbeine.«

Fairlie spürt, wie ihr der Whiskey hochkommt. Vor fünfundzwanzig Jahren, hat Evelyn ihr soeben erzählt, sei ihr Geliebter in seinem eigenen Haus überfallen worden. »Und das haben Stephens Brüder getan?«, krächzt Fairlie. »Jennas Onkel?«

Wieder nickt Evelyn mit tränenüberströmtem Gesicht.

Pattie streichelt ihr den Arm. »Es ist so schwer für sie«, sagt sie in die Stille hinein. »Seit dem Überfall hat sie nie wieder darüber gesprochen. Er wäre fast gestorben. Dafür gibt sie sich die Schuld. Aber es ist nicht deine Schuld, Ev.«

Jennas Mutter schüttelt entschlossen den Kopf, dann sieht sie auf und wischt sich die Tränen ab.

»Hat Stephen es von ihnen verlangt?«, fragt Fairlie.

»Nein!«, stößt Evelyn so aufgebracht hervor, dass Fairlie zusammenzuckt und beinahe erneut ihren Whiskey verschüttet. »Das hätte er niemals getan. Als er nach der Geburt erfahren hat, dass es einen anderen Mann gab, hat er es für sich behalten. Monatelang. Aber irgendwann konnte er es nicht länger, deshalb hat er beschlossen, mich zu verlassen, und hat sich seinen Brüdern anvertraut. Ich glaube, er brauchte einfach Unterstützung. Aber seine Brüder sind echte Mistkerle. Stephen ist ganz anders als sie.« Ein erschütterter Ausdruck erscheint auf ihrem Gesicht.

»Nach dem Überfall …«, hakt Fairlie nach.

Evelyn kneift die Augen zusammen. »Der Überfall hat den Ausschlag für meinen Entschluss gegeben, dich wegzugeben, das stimmt«, flüstert sie. »Mir ist klar geworden, wie egoistisch ich bin. Ihr musstet wegen mir leiden, und ich musste das irgendwie wieder hinbiegen.«

Pattie beugt sich vor und nimmt Fairlies Hände. »Fairlie«, sagt sie ernst. »Sieh mich an. Du warst ein Geschenk. Ein Geschenk, für das ich ewig dankbar bin.«

Seufzend kippt Fairlie den letzten Schluck Whiskey hinunter. Ihr ist elend zumute, und sie hat keine Ahnung, was sie darauf sagen soll.

*

»Als ich noch klein war, dachte ich immer, ich bin angemalt worden«, sagt Fairlie. »Ich dachte, unter der braunen Farbe bin ich so weiß wie alle anderen.«

»Ja«, sagt Evelyn. »Pat hat es mir erzählt. Ich fand das so süß.«

»Süß? Was hast du denn bitte geraucht?«

»Fairlie!«, sagt Pattie in mahnendem Ton.

»Nein, Mom, du hast doch keine Ahnung, wie es ist, nicht zu wissen, woher man kommt. Evelyn wollte nicht so sein wie ihre Hippieeltern? Na und? Zumindest wusstest du, wer du bist! Aber was ist mit mir? Immer wenn eine neue Studie über genetisch bedingte Krankheiten herauskam, hatte ich Angst, ich könnte vielleicht betroffen sein, als wären meine Gene die reinste Zeitbombe. Brustkrebs, Herzerkrankungen, Geisteskrankheiten. Wer bin ich? Wer sind meine Vorfahren?« Fairlie fährt abrupt hoch. »Moment mal!«

Pattie und Evelyn zucken erschrocken zusammen.

»Mein leiblicher Vater stammt von hier«, sagt sie. Ihr Herz hämmert. Ihre Nasenlöcher blähen sich wie bei einem Rennpferd. »Er ist schwarz. Seine Identität musste geschützt werden. Und er hat alte schwere Beinverletzungen.«

Evelyns Lippen beben. Sie nickt. Pattie schluchzt.

»*Er* ist es, stimmt's?«, sagt Fairlie.

*

»Es tut mir so leid«, sagt Evelyn. »So unendlich leid.«

»Das macht es auch nicht besser.«

»Mag sein, dass ich es niemals wiedergutmachen kann, aber ich will es versuchen.«

»Es tut einfach nur weh.«

Fairlie merkt, dass sie betrunken ist. Wahrscheinlich redet sie nur dummes Zeug – nicht einmal für sie ergibt ihr Gefasel einen Sinn. Ihr schwirrt der Kopf, alles dreht sich wie ein Karussell. Ihre Schwester, ihre beiden Mütter, ihr Vater.

Schwester. Mutter. Vater. Heteroparentale Superfekundation.

Draußen ist es inzwischen dunkel. Der Verkehr hat nachgelassen, die Vögel sind verstummt. In der Ferne heult die Alarmanlage eines Wagens auf, dann kehrt wieder Stille ein, nur das Knistern des Heißwasserboilers ist zu hören.

»Tja, am Ende hat sie wohl ihre Rache bekommen«, sagt Evelyn.

»Inwiefern?«

»Sie ist diesem Arschloch entkommen.«

Unwillkürlich stößt Fairlie ein abfälliges Schnauben aus.

»Du bist ihm nie begegnet, deshalb steht es dir wohl nicht zu, ihn zu beleidigen. Allerdings sehe ich es ganz ähnlich wie du.«

Plötzlich piepst Fairlies Handy. Sie zieht es heraus. Eine Nachricht von Ark. *Kann ich Henry morgen Nachmittag vorbeibringen?*

Henry. *Klar. Jederzeit,* schreibt Fairlie zurück.

»Du hast recht«, sagt Evelyn. »Ich habe Ark nie getroffen, aber trotzdem kenne ich ihn.« Sie lächelt. »Erst vor Kurzem hat Jenna angefangen, mir SMS oder auch mal eine Mail zu schicken.« Ein wehmütiger Ausdruck tritt auf ihr Gesicht. »Ich dachte, das sei ein Anfang ... dass sie nach vier Jahren Funkstille wieder Kontakt zu mir haben möchte. Sie hat mir ein paar Dinge anvertraut ... Der Lagerraum. Den habe ich für sie angemietet. Sie hat mich vor ein paar Wochen darum gebeten. Die Details haben wir per SMS geklärt.«

Stirnrunzelnd stellt Fairlie ihr Glas ab. »Moment mal ... *du* hast den Lagerraum angemietet?«

»Es war Jennas Idee. Sie hat mir alles per Post zugeschickt, und ich habe ihn gemietet und ihr den Schlüssel geschickt.«

»Aber wieso?«

»Ich habe keine Ahnung, Fairlie«, antwortet Evelyn seufzend. »Wieso hat sie die Sachen erst hergeschickt, nur damit ich sie dann anderswo hinbringe? Fest steht, dass sie Angst hatte, Ark könnte sie finden. Und mir hat sie nicht über den Weg getraut. Daraus kann man ihr keinen Vorwurf machen, stimmt's?« Evelyn streicht mit dem Finger über den Rand ihrer Kaffeetasse. »Ich dachte, sie will die Bücher dort aufbewahren, damit sie mich nicht extra zu sehen braucht, wenn sie ihn verlässt und sie holen will.« Pattie schüttelt den Kopf. »Ich habe mir so gewünscht, dass sie mir vertraut«, fährt

Evelyn fort. »Deshalb habe ich alles getan, was sie wollte. Keine Fragen. Das war das Mindeste.«

Ein mulmiges Gefühl breitet sich in Fairlies Magen aus. »Moment mal. Wovor hatte sie denn so Angst? Was sollte Ark auf keinen Fall finden?«

Evelyn mustert sie ruhig. »Ich denke, Jenna hat dir noch mehr zu sagen.«

»Die Bücher? Ich habe sie gesehen.«

»Ja, die auch, aber ...«

»Ehrlich gesagt war ich mal ein paar Minuten damit beschäftigt, über meine Zwillingsschwester nachzudenken, die nach der Geburt von mir getrennt wurde. Bitte entschuldige, dass mir ein paar Bücher voller beschissener Zahlen und Daten einen kurzen Moment scheißegal waren.«

»Die Bücher sind Beweismittel«, erklärt Evelyn nachdrücklich.

»Wofür?«

»Ark hat Einnahmen unterschlagen.«

»Wahnsinn. Das ist ja mal was ganz Neues. Machen das nicht alle Geschäftsleute?«

Pattie und Evelyn tauschen einen Blick.

»Das ist noch nicht alles. Jenna wollte, dass ich dir etwas gebe.« Evelyn tritt an das Sideboard mit den vielen Fotos und nimmt etwas aus einer Schublade.

»Hier.« Sie setzt sich neben Fairlie.

»Der heutige Tag war ein ziemlicher Schock für dich«, sagte sie. »Aber Jenna wollte unbedingt, dass du das hier bekommst, nur dachte ich eben, dass sie es eines Tages selbst abholt und dir gibt.«

Sie reicht Fairlie ein Notizbuch – ein Heft im A5-Format mit lila-schwarz gestreiftem Umschlag, wie man es in jedem Supermarkt bekommt. Es hat etliche Eselsohren. Fairlie schlägt es auf und blickt auf die mit Jennas Handschrift gefüllten Seiten.

»Was ist das?«, fragt sie leise und sieht Pattie an, die neugierig die Stirn runzelt.

Evelyn ist leichenblass geworden. »Das ist Jennas Tagebuch. Es kam letzte Woche mit der Post. Sie muss es geschickt haben, direkt bevor sie ... Es lag ein Zettel dabei, auf dem stand, dass ich es dir geben soll. Vermutlich wusste sie, dass du zu mir kommen würdest, nachdem du den Lagerraum entdeckt hast.«

Fairlie betrachtet das Notizbuch, streicht mit der Hand über die Ränder und Furchen, die Jennas Stift auf dem Papier hinterlassen hat. Auf der ersten Seite steht das Datum, *12. Mai*, in ihrer geschwungenen Handschrift. Vor fast vier Jahren. Ein trauriges Lächeln erscheint auf Fairlies Gesicht, als sie das Tagebuch zu lesen beginnt.

*

Der erste Eintrag schildert ein Gespräch mit Ark. Mit sachlicher Präzision beschreibt Jenna ihre anfänglichen zwiespältigen Gefühle, als er ihr vorschlägt, ein Baby zu bekommen. Fairlie spürt einen Kloß im Hals: Sie erinnert sich genau an den Tag, als Jenna ihr in der Krankenhausteeküche davon erzählt hat.

Sie liest weiter – wochenlang hat Jenna mit sich gerungen, ob sie eine Familie gründen will, während sich die Stimmung zwischen ihr und Ark zunehmend verschlechterte. Jennas Schilderung hat etwas auffallend Sachliches; sie ist ohne jede emotionale Ausschmückungen. *Dieses und jenes ist passiert, und so habe ich mich gefühlt.* Fairlies Lächeln erstirbt, ihre Kehle wird trocken, und Angst erfasst sie.

Pattie und Evelyn reden leise miteinander.

Doch ihre Stimmen treten in den Hintergrund, bis sie gänzlich zerfließen, wie Wasser, das im Sand versickert. Es ist heiß und stickig im Wohnzimmer.

»Fro?«, sagt Evelyn. »Schatz, bitte. Sag doch etwas.«

Fairlie lässt das Notizbuch sinken. »Er hat sie umgebracht.«

Das Schweigen lastet so schwer auf ihnen, dass sie sogar die Grillen draußen im Garten zirpen hören. Pattie und Evelyn starren sie fassungslos an.

»Das ist ihr Tagebuch«, fährt Fairlie fort und schwenkt das Büchlein.

»Ich weiß …«, sagt Evelyn.

»Jennas Tagebuch der letzten vier Jahre«, unterbricht Fairlie sie, und ihr steigen Tränen in die Augen. »Ich kapiere nicht, dass ich nichts davon mitbekommen habe. Sie hat nie ein Wort davon gesagt. Ich wusste ja, dass sie unglücklich ist, aber dass es so schlimm war … o Gott, was er ihr angetan hat …«

Plötzlich kann sie nicht mehr atmen. Es ist so stickig im Zimmer. Es fühlt sich an, als würden ihre Lungenflügel zusammengepresst werden. Jenna ist weg und wird nie wieder zurückkommen, weil Ark sie getötet hat.

Atmen. Ein. Anhalten. Aus. Anhalten.

Sie beugt sich vor, lässt den Kopf zwischen die Knie sinken. Wieso wissen alle um sie herum Bescheid, nur sie nicht?

»Natürlich lief es zwischen ihnen nicht gut, und sie war unglücklich, und ich habe mir schon gedacht, dass er ein echtes Ekel sein kann, aber … doch nicht so …«

Atmen.

Das Rauschen in ihren Ohren lässt nach. Als sie aufsieht, merkt sie, dass die beiden sie abwartend ansehen.

Ihre Mütter.

Fairlie schlägt das Notizbuch wahllos auf irgendeiner Seite auf. »›Montag, 10. Oktober: Heute lief es nicht gut. Ark war wütend, weil ich Essensreste im Abfluss liegen gelassen habe, aber mein Bauch ist zu dick, um mich vorzubeugen. Er hat mich als faule Schlampe bezeichnet‹.« Fairlie blättert um.

»›Samstag, 12. Januar: Heute lief es nicht gut. Ark sagt, ich sei egoistisch und eine schlechte Mutter. Er hat Henry aus dem Bettchen genommen, und ich hatte Angst, dass er ihn nicht wieder zurückbringt. Als ich vorgeschlagen habe, dass wir eine Paartherapie machen, hat er mich ausgelacht‹.« Fairlies Stimme beginnt zu zittern.

»›Mittwoch, 12. Februar: Ich bin müde und habe Angst. Mir ist übel. Ich weiß nicht, wie lange ich das noch aushalte, aber er will mich nicht gehen lassen‹.« Wieder blättert Fairlie weiter.

»›Freitag, 3. Juni‹.« Fairlie schluckt und presst sich die Hand auf die Kehle. »›Er hat mich wieder vergewaltigt. Und wie immer behauptet er, es sei meine Schuld. Dieses Mal, weil ich in letzter Zeit immer so müde bin‹.« Fairlies Blick schweift über die Seiten, über die Worte, die sich ständig wiederholen … *schlechte Mutter* … *meine Schuld* … *Vergewaltigt*.

Fairlie klappt das Notizbuch zu. »Ich hatte ja keine Ahnung«, flüstert sie.

»Fro …«

»Mrs. Soblieski wusste, dass etwas nicht stimmte«, schluchzt sie. »Wusstet ihr es auch? Evelyn?« Sie wedelt mit dem Notizbuch. »Du hast vorhin gesagt, sie ist ›dem Arschloch entkommen‹. Wusstest du Bescheid?«

Evelyn nickt knapp. »Ja. Aber wie gesagt, erst seit kurzer Zeit. Sie schrieb mir plötzlich SMS …«

»Und du hast nichts unternommen?«

»Ich habe sie angefleht, ihn zu verlassen«, ruft Evelyn, plötzlich wütend. »Ich dachte, wir planen ihre Flucht! Ich dachte, wenn sie erst mal weg ist, geben wir der Finanzbehörde einen Tipp, damit er wegen Steuerhinterziehung drankommt. Sieh doch!« Sie zerrt den Karton zu sich und nimmt ein Buch nach dem anderen heraus. »Sie hat seine Geschäftsbücher gestohlen. Acht Jahre, in denen er Einkünfte nicht angegeben hat. Dieser Drecksack hat in seiner grenzenlosen Arroganz sogar ganz genau festgehalten, wie viel er verdient hat – wie viel er beiseitegeschafft hat. Der hat massenweise Wein verkauft, ohne es beim Finanzamt anzugeben, und zwar an reichlich zwielichtige Gestalten.« Evelyn knallt die von einem Gummiband zusammengehaltenen Bücher auf den Couchtisch. »Und hier drin«, fährt sie fort und zieht einen A4-Umschlag voller Unterlagen heraus, »sind die ausgedruckten Mails mit der Korrespondenz zwischen ihm und seinen dubiosen Kunden. Sie hat auch festgehalten, wie ein Mann kürzlich vor ihrer Tür stand, der zu Ark wollte und ihr gedroht hat. Sie hat sogar eine Liste der Arbeiter, die er in bar bezahlt hat, und von anderen Händlern, die bewusst höhere Rechnungen ausgestellt haben, damit es so aussah, als hätte er weniger verdient.« Evelyn bekommt rötliche Flecken am Hals, als sie noch mehr Dokumente auf den Tisch knallt. »Glaubst du ernsthaft, ich hätte die Hände in den Schoß gelegt und zugesehen, wenn ich geahnt hätte, dass sie so verzweifelt ist und sich …« Sie stößt ein angewidertes Schnauben aus.

»Ich schwöre dir, Fairlie«, fährt sie fort. »Ich wusste nicht, dass sie ihrem Leben ein Ende setzen wollte. Ich dachte, sie plant einen Neuanfang.«

Eine traurige Stille breitet sich aus. Die drei Frauen machen sich Vorwürfe, sind sich ihrer Mitschuld nur allzu bewusst. Schließlich bricht Pattie das Schweigen und spricht aus, was sie aus Angst bislang verschwiegen haben. »Jenna war krank. Niemand hätte es vorhersehen können.«

»Sie hat versucht, es mir zu sagen«, erwidert Fairlie leise.

»Nicht ...«

Fairlie spürt, wie eine Hand sie berühren will, doch sie schlägt sie weg, springt auf, holt ihr Telefon heraus und wählt Arks Nummer. Entsetzt blicken Pattie und Evelyn sie an. Sie bleibt vor dem Bücherregal stehen und hebt abwehrend die Hand. Ihre Miene spricht Bände.

Ark geht nicht ans Telefon. Stattdessen bietet seine gezwungen freundliche Stimme ihr an, ihm eine Nachricht zu hinterlassen.

Später kann sie nicht mehr erinnern, was sie ihm aufs Band gesprochen hat. An ihre wüsten alkoholisierten Beschimpfungen, doch die Worte sind so brutal, dass Pattie und Evelyn blass werden und Evelyn sich auf die Couch sinken lässt und die Hände vors Gesicht schlägt.

KAPITEL 22

Damals

1.

Henry fragte nicht weiter nach, als Jenna vorschlug, sich zusammen für ein Nickerchen hinzulegen. Obwohl er inzwischen zwei war und seit Monaten allein in seinem Bettchen schlief, war der Urinstinkt, sich an seine Mutter zu kuscheln, noch sehr stark ausgeprägt.

»Los, geh und leg dich in Mamis Bett«, sagte sie lächelnd zu ihm, worauf er kichernd hochkletterte, während sie die Vorhänge wegen der hellen Mittagssonne vorzog.

Sie legte sich neben ihn, streichelte seinen kleinen, schmalen Rücken, vergrub die Nase in seinem weichen Haar. Er roch nach Erdbeeren und Gras. Tief sog sie den Duft ein.

Die Zeit schien sich zu verlangsamen und wurde träge in der sommerlichen Wärme. Es war still im Haus, und nach wenigen Minuten wurde Henrys Atem tiefer, strich feucht über ihren Hals, und sein Arm um ihren Hals erschlaffte. Vorsichtig nahm sie seine Hand und presste die winzige Handfläche auf ihre Lippen, wischte mit den kleinen Fingern eine einzelne Träne ab, die ihr über die Wange lief.

»Ich weiß, dass du es nicht verstehst«, flüsterte sie, »aber vielleicht eines Tages. Es tut mir leid, dass ich nicht die sein konnte, die du verdient hast, aber du hast viele liebe Menschen um dich herum.« Sie lächelte, streichelte mit tränenerfüllten Augen seine zarte Haut an seinem Hals. »Dein Dad«, fuhr sie fort, »Evvie und Pat, deine Großmütter.« Sie schluckte. »Und Tante Fro. Sie wird immer für dich da sein.«

Jenna löste sich aus seiner Umarmung und strich über seinen Körper. »Ich liebe dich«, sagte sie.

Sie ging in die Küche, bestrich ein Sandwich mit Himbeermarmelade, schnitt es in gleichmäßige Dreiecke und entfernte die Kruste. Dann goss sie Wasser in eine gelbe Plastiktasse, trennte das iPad vom Ladegerät, klemmte es sich unter den Arm und trug alles ins Schlafzimmer. Ganz leise stellte sie die Sachen auf den bunten Läufer auf dem Boden, falls Henry aufwachte, bevor Ark nach Hause kam.

Sie bemerkte das stete Heben und Senken seines Brustkastens, betrachtete sein schlafendes Gesicht, den dichten halbmondförmigen Kranz seiner Wimpern, prägte sich seinen Anblick ein, als wollte sie ihn für immer in ihre Netzhaut brennen. Als sie die Augen schloss, war das Bild immer noch da. Jenna verspürte Erleichterung, Dankbarkeit und ein tiefes, warmes Gefühl der Liebe. Er war noch so klein, dass er sich bald nicht mehr an sie erinnern würde. Und so war es besser. Ohne sie.

Er würde es schon schaffen.

Die Uhr im Flur tickte. Eine Weile stand sie davor. Draußen kreischten die Elstern, und eine milde Sommerbrise ließ die Blätter der Eukalyptusbäume rauschen. Sie malte sich aus, wie die Trauben an den Rebstöcken in der Sonne reiften. Sie sah Ark vor sich, wie er in einem schicken Restaurant in Warrnambool, direkt hinter der Grenze zu Victoria, eine Stunde von hier, seine Kontakte pflegte, Wein in bauchigen Gläsern schwenkte, sein dröhnendes Lachen anstimmte, herzlich auf Schultern klopfte und Hände schüttelte.

Sie nahm ihr Handy und schrieb ihm eine SMS. Ihre Hände waren ganz ruhig.

Es war das letzte Mal, dass sie an Ark Rudolph dachte.

Sie ging zurück zum Schlafzimmer, blieb im Türrahmen stehen und blickte ins Halbdunkel. Henry schlief tief und fest. Sie liebte ihn, daran bestand kein Zweifel für sie. Das genügte.

Sie ging den Flur hinunter ins Badezimmer, das von einem zarten, weißgoldenen Licht erfüllt war. Das heiße Wasser lief aus den Hähnen.

Sie schloss die Tür hinter sich ab.

KAPITEL 23

Heute

I.

Fairlies Nerven flattern dermaßen, dass sie von ihrem Kater beinahe kaum etwas merkt. Die Morgenluft ist klar und frisch, und vom Sägewerk am Stadtrand weht der Duft nach frisch geschnittenem Rindenmulch herüber. Die saubere Luft verjagt den letzten Whiskeyrest aus ihrem Blut, doch gegen das beharrliche Hämmern in ihren Schläfen und die Angst, die sich in ihren Eingeweiden eingenistet hat, ist sie machtlos.

Das Polizeirevier von Mount Gambier ist nur ein paar Minuten zu Fuß von Fairlies Haus entfernt. Mit einem Anflug von Ironie zählt sie auf dem Weg die Schritte.

Gestern hat sie zum ersten Mal seit Jahren wieder einmal in Evelyns Haus übernachtet – irgendwann hat sie sich mit einer Decke auf der Wohnzimmercouch zusammengerollt und ist eingeschlafen, während die beiden älteren Frauen über sie gewacht haben, bis die ersten rötlichen Strahlen am Horizont erschienen.

Eine Flut an Bildern kommt ihr in den Sinn: Evelyn, die sie zur Welt gebracht hat. Sie weiß jetzt, wer ihr leiblicher Vater ist. Ark, der Jenna vergewaltigt hat. Henry, der ohne Mutter aufwachsen muss. Jenna ist ihre Schwester – ihre dünne, weiße Zwillingsschwester. Und dazu kommt ihre tiefe Trauer, die fürchterliche Erkenntnis: Jenna ist tot.

Sie vermisst ihre Schwester so sehr, dass es ihr regelrecht körperliche Schmerzen bereitet. Und das Schlimmste ist, dass sie nicht mit ihr darüber reden kann. Denn genau das wünscht sie sich mehr als alles andere auf der Welt – mit ihr zu reden.

Mit ihrer Schwester.

Sie steht vor dem Polizeirevier, einem massiven grauen Bau, der modern und schick und einschüchternd zugleich wirken soll ... ein Ort, der jeden Verbrecher in die Knie zwingt. Fairlies Mund fühlt sich trocken an. Fest drückt sie den Karton an sich und stößt die Tür auf.

Helles Kunstlicht, klingelnde Telefone und Stimmengewirr empfangen sie. Eine schmale, sehr junge Frau, die überhaupt nicht wie eine Polizistin aussieht, tritt an den Schalter. Sie trägt eine Hose mit breitem, schwerem Gürtel, ihr gegeltes Haar ist zu einem strengen Knoten frisiert. Fragend, aber nicht unfreundlich schaut sie Fairlie an.

»Ist Detective Dallas Morgan zufällig da?«, fragt Fairlie.

Die Möchtegernpolizistin mustert sie von oben bis unten und greift nach dem Telefon. »Sie sind?«, fragt sie und hält den Hörer ein Stück vom Ohr weg.

»Fairlie. Ich bin ... eine Freundin. Ich habe etwas für ihn ...« Sie hebt die Schachtel hoch.

Das Mädchen wirkt keineswegs überzeugt. Sie sagt etwas, lauscht kurz, dann legt sie auf. »Tut mir leid«, sagt sie. »Er ist gerade nicht da. Kann ich ihm etwas ausrichten? Oder ...« Sie deutet auf den Karton.

Jennas Tagebuch, die Krankenhausbändchen und Jennas und ihre Geburtsurkunde liegen sicher verstaut in Fairlies Handtasche. Sie schiebt den Karton über den Schalter. Beweise für Steuerhinterziehung über acht Jahre und Arks illegale Machenschaften gehen damit in den Besitz der Polizistin über.

II.

Das laute Rattern der elektrischen Mühle erfüllt das nach frisch gemahlenen Kaffeebohnen duftende Café, Geschirr klappert, Stuhlbeine scharren über den Holzboden, Stimmengewirr und Gelächter sind zu hören.

Fairlie sitzt am Tisch und wippt mit dem Fuß. Sie streicht über das Display ihres Handys, sieht auf die Uhr. Es ist immer noch nicht zehn Uhr.

Die Glocke über der Tür bimmelt, und der Straßenlärm dringt von draußen herein.

Fairlie steht auf, verkrallt die Finger ineinander, weil sie nicht recht weiß, was sie sonst mit ihnen anstellen soll, dann lässt sie sie sinken, nur um sie gleich wieder zu verschränken.

»Hallo, Fairlie, wie schön, dass wir uns wiedersehen.« Sein Lächeln ist warm und freundlich. »Wie ich höre, hat Evelyn dir alles gesagt.«

Fairlie schüttelt den Kopf. »Nein, das war Jenna. Sie hat mir alles gesagt.«

Detective Dallas Morgan streckt ihr die Hand hin, die sie zögernd ergreift und schüttelt. Wo fangen wir bloß an?, denkt sie, als sie sich setzen. Bei dem, was vor sechsundzwanzig Jahren passiert ist, oder was heute ist?

Der Detective scheint ihre Gedanken gelesen zu haben. »Ich weiß, dass wir einiges aufzuarbeiten haben, aber vielleicht möchtest du ja als Erstes hören, was jetzt mit Mr. Rudolph geschieht?«

Erleichtert atmet Fairlie auf. Jetzt, nachdem sie erfahren hat, wer ihre leiblichen Eltern sind, dass sie nach der Geburt von ihrer Schwester getrennt wurde und ihre beste Freundin ihre Zwillingsschwester war, erscheint Arks Steuerhinterziehung als halbwegs sicheres Terrain. »Ja, sehr gern.«

Dallas wartet, bis ein Mann mit einem Kleinkind im Kinderwagen an ihrem Tisch vorbeigegangen ist. »Die Ermittler der Steuerbehörde übernehmen jetzt den Fall«, sagt er. »Ark bekommt demnächst Besuch von der Bundespolizei. Aber die Ermittlungen könnten sich einige Zeit hinziehen, vielleicht mehrere Monate. Aber …«

Der Kellner, ein junger Typ mit einem Brauenpiercing, tritt an ihren Tisch. »Brauchen Sie die Mittagskarte?«, fragt er gut gelaunt. »Die Tagessuppe ist ein Gedicht. Erbsen und Schinken …«

»Gern«, antworten Fairlie und Dallas wie aus einem Munde.

Der Kellner blickt von einem zum anderen, und sie sehen sich eindringlich an. Fairlie bestellt einen Kaffee dazu, Dallas Tee.

»Ich liebe Erbsensuppe mit Schinken«, meint Dallas.

Fairlie beißt sich auf die Lippe und blickt auf ihr Tischset, fummelt mit ihrer Serviette herum, greift nach ihrem Wasserglas. Kann er die Zunge einrollen, so wie sie? Diese Fähigkeit ist erblich. Leben ihre Großeltern noch? Wer sind ihre Vorfahren? Woher stammt ihre Familie? Für einen Moment hat sie Angst, nicht gut genug zu sein. Was, wenn er enttäuscht darüber ist, wie sie sich entwickelt hat – zu einer fetten, schlampigen Frau, die mit einer Katze zusammenlebt. Gleichzeitig verspürt sie so etwas wie Verärgerung. Er wusste doch all die Jahre, wer sie war, oder? Aber er hat nie den Drang verspürt, den Hörer in die Hand zu nehmen und zu sagen: Hey, ich habe mir gerade überlegt, dass es dich bestimmt interessiert, wer du bist und wo du herkommst.

»Höchstwahrscheinlich wandert Ark ins Gefängnis.«

Fairlie verschluckt sich beinahe an ihrem Wasser. »Ins Gefängnis?«, wiederholt sie. »Im Ernst? Ich dachte, er hat nur ein paar Einkünfte unter den Tisch fallen lassen.«

»Es ist eine ganze Menge, anderthalb Millionen Dollar in acht Jahren.«

Fairlie fällt die Kinnlade herunter. Anderthalb Millionen Dollar?

»Aber wie … wo …«, stammelt sie. »Wo hat er das ganze Geld versteckt? Unter der Matratze?«

Ein belustigter Ausdruck erscheint auf Dallas' Gesicht. »Im Gegenteil. Er hat es ausgegeben, vermutlich für teure Haushaltsgeräte, für Geschenke und Renovierungsarbeiten.«

»Aber Jenna hat sich immer beschwert, er würde sie so kurzhalten«, sagt Fairlie stirnrunzelnd. »Sie haben jeden Penny zweimal umgedreht.«

»Das war nur zur Tarnung. Wenn er beim Finanzamt angibt, dass sein Einkommen gering ist, muss er es vor allen anderen auch behaupten. Außerdem«, fährt er fort, »war es eine Taktik, um Jenna immer schön unter Kontrolle zu haben.« Dallas holt tief Luft. »Leider beschränkt sich der Tatvorwurf nicht nur auf Steuerhinterziehung. Mr. Rudolph hat zudem seinen Wein illegal an ein paar Herren verkauft, die wir schon eine ganze Weile auf dem Schirm haben. Dank Jennas Hilfe ist uns bei der Fahndung nach einem Verbrecherring ein echter Durchbruch gelungen.«

Fairlies Gedanken überschlagen sich. Steuerhinterziehung, illegaler Verkauf von Alkohol. Heilige Scheiße. »Aber was passiert jetzt mit Henry?«

Dallas sieht sie betrübt an. »Das hat Mr. Rudolph bereits entschieden.«

»Aber Henry kann unmöglich in ein Heim«, ruft Fairlie

panisch. »Er darf nicht ohne seine Eltern aufwachsen. Wie grauenvoll …«

»Ark will, dass du ihn zu dir nimmst«, sagt Dallas.

*

»Ark hat also illegal Wein verhökert?« Fairlie stellt ihre Kaffeetasse auf den Tisch, während sie sich Ark bei seinen Geschäften mit irgendwelchen zwielichtigen Gestalten vorstellt: heimlich, spätabends, in einem schwach erleuchteten Wagen bei strömendem Regen. Reisetaschen voller Alkohol und Brieftaschen voller Geld, die den Besitzer wechseln. Lederjacken und schwarze Geländewagen. Tiefe Männerstimmen, die knurrend Anweisungen erteilen. Unwillkürlich bricht sie in hysterisches, ungläubiges Gelächter aus.

Ihr Handy läutet in ihrer Tasche. Sie entschuldigt sich und sieht nach. Es ist eine Nachricht von Brian – eine Nahaufnahme von ihm, grinsend, die braunen Augen fest zusammengekniffen, während er ein winziges graues Katzenbaby an seine Wange hält. *Das ist mein neuer Freund,* schreibt er. *Hat Yodel Lust, sich mal zum Spielen zu treffen?* Im ersten Moment würde sie am liebsten absagen, aber dann fällt ihr Henry wieder ein. Henry! Er wäre völlig aus dem Häuschen, wenn er mit einem Katzenkind spielen dürfte. Sie hat sich fest vorgenommen, ihr Gästezimmer auszumisten, um Platz für ihn zu schaffen. Im Wohnzimmer will sie ein paar Körbe unters Fensterbrett stellen, wo seine Spielsachen und Bücher hineinkommen, so wie in seinem alten Zuhause. Um die Ecke ist eine Kindertagesstätte mit einem schönen Garten und einem Sandkasten in Schildkrötenform, wo er bleiben kann, solange sie bei der Arbeit ist. Außerdem hat Mrs. Soblieski versprochen, ihr zu helfen, ebenso wie ihre Eltern und Evelyn. Und Dallas. Er hat ihr versprochen, dafür zu sorgen, dass die Vormundschaft für Henry nicht den umständlichen Gerichtsweg gehen muss. Das ist das Mindeste, was ich tun kann, hat er gesagt.

Ihre ganze Familie steht hinter ihr. Henrys Familie.

Yodel ist einverstanden, schreibt sie.

Der Kellner kehrt mit zwei Tellern dampfender Suppe an ihren Tisch zurück, und die Unterhaltung wird weniger offiziell. Dallas erkundigt sich nach ihrer Arbeit im Krankenhaus, und Fairlie erzählt ihm von Mrs. Soblieskis Kochexzessen, deren Resultat sie regelmäßig vor ihrer Haustür vorfindet. Trotzdem kann sie sich die Frage nicht verkneifen. »Wieso hast du nie Kontakt zu mir aufgenommen?«, fragt sie, als sie ihre Suppe aufgegessen haben.

Dallas legt seinen Löffel weg. »Das wollte ich ja.«

»Und wieso hast du es dann nicht getan?«

Der Kellner bringt noch eine Karaffe Wasser, die Dallas mit einem freundlichen Lächeln entgegennimmt. Fairlie mustert ihn: die winzigen Muttermale unter seinem rechten Auge, die weißen Bartstoppeln auf Wangen und Kinn, sein Lachen, aber auch die tiefen Furchen, die der Kummer und das Leid um seine Augen, links und rechts seines Mundes und an seinem Hals hinterlassen haben.

Mit der Hand streicht Dallas über eine Schramme in der Tischplatte. »Ich wollte niemandem in die Quere kommen«, sagt er schließlich. »Ich wollte dich nicht durcheinanderbringen oder so.« Er lächelt traurig. »Deine Eltern sind ganz wunderbare Menschen, und du hattest eine herrliche Kindheit, das weiß ich.«

»Das stimmt«, wirft sie ein, »trotzdem habe ich immer darauf gewartet, dass mich meine richtigen Eltern abholen kommen. Wann immer das Telefon geläutet hat, dachte ich, es wäre vielleicht meine Mum, die wissen will, ob es mir gut geht und ob man sich auch anständig um mich kümmert. So wie es eine richtige Mum tun würde.« Fairlie weiß, dass Pattie zusammenzucken würde, wenn sie sie jetzt hören könnte, aber so liebevoll Pattie als Adoptivmutter auch gewesen sein mochte, hat Fairlie sich doch immer gefragt, wer ihre richtige Mutter ist. Und hat auf sie gewartet.

»Evelyn hatte Angst«, fährt Dallas fort. »Davor, was die Leute dir antun könnten, wenn sie Bescheid wüssten. Ich musste ihr versprechen, so lange zu warten, bis sie bereit dazu war. Aber dieser Tag kam einfach nie.«

»Aber jetzt ist ja etwas passiert«, meint Fairlie. »Jenna ist tot.«

Tiefer Kummer zeichnet sich auf Dallas' Gesicht ab. »Evelyn hat all die Jahre immer von euch gesprochen. Sie hat euch beide geliebt. Beide gleichermaßen. Dass das geschehen konnte, ist …« Er schiebt seinen Teller weg und fährt sich erschöpft mit der Hand übers Gesicht.

Fairlie spielt mit ihrem Messer herum. Auf der anderen Seite des Raums erzählt eine Frau lautstark von ihrem neuen Wagen. Der Kellner stellt einen Brotkorb auf den Nebentisch, und ein kleiner Junge bestellt höflich noch eine Portion Butter.

»Der Tag, an dem Jenna gestorben ist …«, sagt Fairlie. »Als ich zu ihr nach Hause gekommen bin … du wusstest, wer ich bin?«

Er sieht sie an. »Ja.«

»Was für ein bittersüßer Augenblick das für dich gewesen sein muss.«

»Das trifft es nicht mal ansatzweise.«

»Ich habe auf den Fußboden gekotzt.«

»Eine durchaus nachvollziehbare Reaktion.«

Fairlie sieht ihn an, ihren leiblichen Vater. »Sie fehlt mir«, sagt sie. »Ich weiß nicht, ob ich das aushalte.«

Dallas streckt die Hand aus; die Handfläche zeigt nach oben. Er bietet sie ihr an. Bittet sie um Erlaubnis. Seine Haut ist nur ein klein wenig dunkler als die ihre, aber er hat dieselben rostbraunen Augen und dieselben kaum sichtbaren Sommersprossen auf der Nase.

»Kannst du die Zunge einrollen?«, fragt sie.

Dallas streckt die eingerollte Zunge heraus.

Fairlie zögert kurz, dann legt sie ihre Hand in seine.

III.

Yodel ist alles andere als begeistert von der Idee, mit Brians Kätzchen zu spielen.

Während das Katzenkind vergnügt einem von Fairlies Haargummis durchs Wohnzimmer nachjagt, hat Yodel sich unter die Fernsehkommode verkrochen und stößt abwechselnd hohe Jammerlaute aus oder faucht verdrossen, wenn der flauschige Eindringling auch nur in seine Nähe kommt – doch der zeigt sich in seiner kindlichen Naivität völlig unbeeindruckt von dem frostigen Empfang.

Brian Masters liegt auf dem Ellbogen aufgestützt auf dem Boden. Fairlie lässt den Blick über ihn schweifen – die hervortretenden Sehnen an seinen nackten Füßen, die Knöchel, die unter seinen dunkelblauen Jeans hervorschauen, sein weites T-Shirt, die ausgefransten Lederbändchen um seine gebräunten Handgelenke, den blonden Dreiwochenbart, der an ihren Wangen kratzt, sich aber ganz weich anfühlt, wenn sie mit den Fingern darüberstreicht. An Jennas Kaffeefleck auf der Höhe seiner Hand bleibt ihr Blick schließlich hängen.

»Und, wie war's?«, fragt er und zieht eine Papierschlange über den Boden, auf die sich das Katzenkind voller Enthusiasmus stürzt. »Aua!« Das Kleine hat seine winzigen Krallen in seine Finger geschlagen.

»Ziemlich schräg«, antwortet Fairlie. Gemessen daran, dass Jenna ihre Zwillingsschwester war, Ark den Staat um anderthalb Millionen Dollar betrogen und schwarz Alkohol verhökert hat, sie mit Brian Masters im Suff Sex auf dem Wohnzimmerteppich hatte und dieser jetzt stocknüchtern auf demselben Teppich mit einem Kätzchen spielt, ist »schräg« schon beinahe normal. Sie schlingt die Arme um die Knie. »Aber gleichzeitig auch leicht. Es war fast, als würde ich ihn schon mein ganzes Leben kennen.« Was läuft hier eigentlich gerade? Sie sitzt mitten in ihrem Wohnzimmer auf dem Boden, plaudert mit einem ehemaligen Klassenkameraden, der sie mit seiner neuen Katze besuchen kommt. Das Katzenkind versucht, Brians Pferdeschwanz zu fassen zu bekommen, der ihm über die Schulter gefallen ist.

»Er hat mir erzählt, meine Urgroßmutter ist unter einem Felsvorsprung am Mount Schant geboren worden«, platzt Fairlie heraus.

Brian befreit sich von dem Kätzchen und sieht sie an.

»Ich bin eine Boandig. Aus Mount Gambier«, erklärt sie, nimmt ihm das Kätzchen ab und schmiegt ihr Gesicht in sein flauschiges Fell. »Viele meiner Vorfahren stammen von hier. Es ist echt Wahnsinn ... plötzlich zu wissen, dass ich meine Wurzeln hier habe. Mein Leben lang haben mir so viele Puzzleteilchen gefehlt, und jetzt passt auf einmal alles zusammen. Ich weiß, woher ich, woher meine Familie stammt.«

Ihr Handy läutet. Sie sieht aufs Display. »Wenn man vom Teufel spricht«, sagt sie und geht ran. »Yo.«

»Die Steuerfahndung hat gerade eine Razzia bei Ark durchgeführt«, sagt Dallas.

KAPITEL 24

Sieben Monate später

Fairlie spürt Schmetterlinge in ihrem Bauch. Sie steht am Straßenrand, eine angenehm kühle Brise weht ihr ins Gesicht. Sie streicht sich eine Locke hinters Ohr und reibt ihre Handflächen an den Schenkeln trocken.

Sie sind zu spät dran. Fünf Minuten. Sie reckt den Hals, doch noch sind sie nirgendwo zu sehen. In diesem Moment entdeckt sie einen Wagen auf der Hauptstraße. Ihr Herz beginnt zu hämmern. Doch der Wagen fährt an der Kreuzung vorbei.

Yodel steht miauend hinter der Fliegentür. »Ich komme gleich«, ruft sie ihm zu. Durch die Maschen erkennt sie den blitzsauberen Wohnzimmerboden – mit Teppichschaum und Bürste hat sie sogar den Kaffeefleck herausbekommen – und die aufgeräumte Küche, und nimmt den Duft von frisch gebackenem Brot wahr.

Sie wendet sich wieder zur Straße um, als eine weiße Limousine um die Ecke biegt. Marguile Rudolphs Wagen. In der letzten Woche war sie in ArkAcres, um auf Henry aufzupassen, während Ark vor Gericht stand. Fairlie kann nur mutmaßen, wie sie sich gefühlt haben muss.

Acht Monate sind seit Jennas Tod vergangen.

Der Wagen hält in der Einfahrt. Fairlie sieht sein kleines Gesicht aus dem hinteren Fenster spähen. Sie lächelt und winkt ihm zu.

Arks Mutter steigt aus und streicht ihr graues Haar glatt. Sie wirkt, als könnte sie selbst die leiseste Brise davonwehen. Sie macht den Kofferraum auf, nimmt Taschen und Kartons heraus und stellt alles neben den Wagen.

Ark steigt ebenfalls aus. Er sieht fürchterlich aus. Schlimmer als in der Zeit unmittelbar nach Jennas Tod. Seine Haut wirkt grau, wie der Bauch eines Fisches, und seine Hände zittern. Einen Augenblick empfindet sie einen Anflug von Mitleid, doch dann fällt ihr wieder ein, was in Jennas Tagebuch gestanden hat. Seltsam distanziert verfolgt Ark, wie seine Mutter Henrys Sachen auslädt.

Einen Moment lang stehen sie verlegen da – Ark, seine Mutter, Fairlie.

Fairlie ergreift als Erste das Wort. »Morgen ist der letzte Tag.«

»Ja.« Sie registriert, dass seine Fingernägel abgeknabbert sind. Außerdem hat er innerhalb kürzester Zeit so stark abgenommen, dass die Haut an seinem Arm schlaff herunterhängt.

»Weißt du schon, wie lange …«

Marguile holt scharf Luft. Fairlie fragt sich, ob sie wütend auf das Justizsystem ist oder auf ihren Sohn, der zum Verbrecher geworden ist.

»Nein, aber mein Anwalt sagt, womöglich mehrere Jahre. Wenn ich Glück habe, bin ich in sieben Jahren wieder draußen.«

Du lieber Gott! Sieben Jahre Gefängnis.

»Fairlie, ich …« Seine Stimme bricht, und er blickt sie verzweifelt an. »Von mir kannst du halten, was du willst, aber ich weiß, dass du dich gut um ihn kümmerst.«

»Natürlich tue ich das«, sagt Fairlie. »Er ist schließlich mein Neffe.«

Ark hebt Henry aus dem Wagen. Die Beine seiner roten Latzhose sind hochgekrempelt, sodass man seine nagelneuen Turnschuhe sieht.

Fairlie geht in die Hocke und breitet die Arme aus, worauf Henry auf sie zutapst, doch dann bleibt er abrupt stehen, als ihn die Schüchternheit unvermittelt einholt.

»Ich nicht zwei«, sagt er mit seiner Kleinkinderstimme, die sie augenblicklich dahinschmelzen lässt.

»Nein?«, fragt sie. »Wie alt bist du dann? Siebenundvierzig?«

»Zweieinhalb«, antwortet er und lacht sich über seinen eigenen Witz halb kaputt. Unvermittelt macht er einen Satz nach vorn und wirft sich in ihre Arme. Fairlie gerät kurz ins Straucheln, sie drückt ihn an sich, küsst seine Wangen und sein Haar.

Er riecht genauso wie Jenna.